シャロン・モアレム　中里京子［訳］

THE DNA RESTART

Unlock Your Personal Genetic Code to Eat for Your Genes, Lose Weight, and Reverse Aging

DNA再起動

人生を変える最高の食事法

ダイヤモンド社

THE DNA RESTART
by
Sharon Moalem, MD, PhD

Published by arrangement with Rodale, Inc., Emmaus, PA, USA
through Tuttle-Mori Agency, Inc., Tokyo

はじめに

クレア*は出版社に勤める30代後半の女性。わたしと出会ったときには、すでに百戦錬磨のダイエット経験者だった。それでも友人や家族はみな何らかのダイエット効果を手にしていたのに、自分にぴったり合うダイエットさえ見つけられていなかった。一番難しいのは、炭水化物とタンパク質と脂質のバランスをとることだとクレアは言った。

じりじり上がる服のサイズを抑え、過去数年間に増えてしまった7キロの体重を落とすため、クレアは炭水化物を減らそうと必死に頑張った。だが困ったことに、炭水化物を減らせば減らすほど調子が悪くなる。日中ほぼ完全に炭水化物を抜いていた彼女は、編集作業にまったく身が入らなくなってしまった。

ついに頭痛に耐えられなくなったクレアは、「非常用」として机にしまっておいた徳大サイズのプレッツェルの箱に手を伸ばした。夢中でほおばっていると、中身は、1章分の原稿整理を終えるより早く空になった。それでも、炭水化物を食べると頭が働きはじめ、残りの仕事が

*個人、患者、その家族の匿名性を確保するため、各症例では氏名と個人情報を変更している。

何とかはかどることに気づかずにはいられなかった。

クレアには知る由もなかったのだが、午後になってプレッツェルが食べたくなるのは、じつは彼女のせいではなく、原因は彼女の遺伝子にあったのだった。プレッツェルのドカ食いを恥ずかしく思っていたものの、それ以外に午後集中できる方法がわからなかったクレアは、すっかり途方に暮れていた。

そこでわたしは、クレアが自分に合った炭水化物の摂取量を知ることができるように、第1のルール「自分の遺伝子に合わせて食べよう」にある、最初の遺伝子自己診断テストを逐一手ほどきすることにした（このあと、あなたも実際にやってみることになる！）。

「いろんなダイエットをむやみにやるより、自分に合う量の炭水化物を食べたほうがよくないかい？」とわたしが訊くと、

「もちろん、そのほうがいいに決まってるわ！」とクレアは答えた。

「そうだろう。だけどDNA再起動のために遺伝子自己診断テストをやるには、ぼくの指示に従ってもらわなきゃならない。その過程で、君は自分のことや自分の遺伝子について、いくつか重要な情報を手にすることになる。じゃあ、さっそく始めようか。最初の遺伝子診断に必要なものはすべて用意してきたよ――といっても、クラッカーとタイマーだけだけどね」

「クラッカー……？」

クレアは冗談だと思ってほほえんだ。

「いや、本気さ。君にはグルテンや小麦の問題がないから、この無塩クラッカーを使おう。グルテンアレルギーのある人にDNA再起動のためのクラッカー自己判断テストをやるときは、生のジャガイモを使うんだけど」
「でも、クラッカーなんて今までに何百回も食べてきてるわ」
「そうだろうね。でも自分の遺伝子を調べるために食べたことはなかったろう？」

クレアが「DNA再起動のためのクラッカー自己診断テスト」で知ったのは、AMY1と呼ばれる遺伝子のコピーを複数受け継いでいることだった。この遺伝子については、このあとで詳しく説明することになる。このテストによって自分の遺伝子に適した1日の炭水化物摂取量を知ったクレアは、生まれて初めて自分の遺伝子に合ったやり方で食べ物が摂れるようになった。その結果、集中力の問題が解消したうえ、何より嬉しいことに、6キロ体重が減り、理想体重に楽に到達できたのだった。クレアは生まれて初めて、遺伝子を敵ではなく味方にして食生活を送るようになったのである。

さて、あなたもクレアと同じように、むやみに炭水化物を抜くのではなく、1日の炭水化物摂取量を自分のDNAに合わせて増やすべきかもしれないと思ったなら、ぜひ本書を読んで実際に確かめてほしい。DNA再起動のための遺伝子自己診断テストをやり、本書の5つのルールで説明する健康上のアドバイスに従えば、自分の遺伝子に適したダイエット法がわかる。今まで自分独自の遺伝子に関する知識なしに食事を摂ってきた人は、いわば目隠しをしてものを食べてきたようなものだ。現代人の生活は、自らのDNAにそぐわないものになってしまっている。ヒトのゲノム〔配偶子内の染色体に存在する全DNAの1セット〕には30億もの塩基対《えんきつい》が含まれており、それらからなる遺伝暗号は、何千世代にもわたって、祖先たちが入念に注釈を施し、子孫に残してくれたものだ。にもかかわらず、現代に生きるわたしたちは、こうした遺伝暗号に込められた祖先の知恵に背を向けてしまっている。

医師であり科学者でもあるわたしは、ここ20年間にわたり、歴史、遺伝子、そして人が自分の人生で選ぶ物事が作用しあう方法について研究してきた。その結果見えてきたのは、現代の健康問題をたった1つの万人向け手段で解決しようとすることの無意味さだ。クレアの例からもわかるように、万人向けのダイエット法は持続可能な手段にはなりえない。

そこでわたしは20年の科学研究を踏まえ、遺伝学と栄養学と料理学の知識を融合して最適な生き方を導く実際的な方法を見つけるために、世界五大陸をめぐる2年間の旅に出た。

旅を続ければ続けるほど、それぞれの人の祖先が使っていた食料調達方法や、火や発酵作用を使う古代の調理法が、その人の遺伝子形成に決定的な役割を果たしていることがわかってきた。わたしたちの祖先はみな、共通の問題を抱えていた。生き延びることだ。どんな人でも食べ物が足りないという圧倒的に不利な状況にいたから、知恵を振り絞って材料を手に入れ、加工し、調理する方法を編み出していた。

こうした祖先の努力は、それぞれの人の遺伝子に反映されている。簡単な例をあげれば、大人になってからも乳製品を摂ることができる人は、かつて祖先が乳を得るための動物を飼っていて、動物の乳が飲める遺伝子をあなたに受け渡してくれたからだ。しかし、あらゆる人が同じ遺伝的財産を受け継いでいるわけではない。それは、乳製品が世界中で広く手に入るようになって以来、問題を抱える人が出てきたことからもわかるだろう。

こうした祖先の深い知恵は、隠されたものでも体の奥底に秘められたものでもなく、誰でも手にできるものだ。そのことは、20年におよぶわたしの研究が裏づけている。本書はこれから、読者のみなさんの水先案内人となって、あなたのDNAに隠された、あなただけに合わせてつくられている食べ物のルールを見つけ出すお手伝いをしていくことになる。遺伝子レベルから見れば、あらゆる人は唯一無二の存在だ。だとすれば、なぜ、ほかの人と同じように食べたり暮らしたりする必要がある？　今こそ、自分の遺伝的な運命の主導権を握り、DNAを再起動して人生を変えよう！

本書は5つのパートに分かれており、個々のパートにはそれぞれ1つのルールがあてられている。

第1のルールは「自分の遺伝子に合わせて食べよう」だ。ここでは、自分独自の遺伝子に合った炭水化物、脂質、タンパク質の摂取量がわかる遺伝子自己診断テストを行う。また、自分にとって最適な健康レベルが維持できるアルコール摂取量を調べる遺伝子自己診断テストもやることになる。さらに、こうした遺伝子自己診断テストの結果に応じて、DNA再起動プログラムを実践するときに使う、自分に合った献立プラン、レシピ、健康になるためのヒントも提供する。

第2のルール「エイジングを押し戻そう」で紹介するのは、遺伝時計の針を巻き戻す方法だ。DNA再起動プログラムを通じて食生活と生活習慣を改善することにより、あなた個人の体にそなわっているアンチエイジング・システムを活性化する方法、そして、そもそもDNAが老化のダメージを受けないようにする方法を手ほどきする。

「ウマミ（うま味）」――「おいしさ」を意味する日本語――は、人間にそなわっている第5の味覚だ。これが、28日間のDNA再起動プログラムで体重を落とすための武器になる。第3のルール「うま味を摂ろう」は、うま味を使った実践的なダイエット戦略だ。この戦略を使えば、食べる量を減らしても、食事中そしてそのあともずっと、自然に満腹感が維持できるようになる。うま味のルールを日々巧みに活用している世界中のミシュラン3つ星レストランのシェフに会って開発した戦略にもとづく、おいしくて、かつ自然に減量ができる調理テクニックを伝授しよう。

第4のルール「ウーロン茶を飲もう」では、ウーロン茶を毎日飲むことで得られる大きなメリットに目を開かされるに違いない。この特別な茶は、肥満よりも健康を好む微生物を増やすことによって、腸の微生物叢《そう》（マイクロバイオーム。いわゆる腸内フローラ）を好ましい方向に変える可能性を秘めている。さらには、ウーロン茶をＤＮＡ再起動プログラムに沿って飲めば、嬉しいボーナスが得られる。食物からの脂質の吸収を抑えてくれるだけでなく、「胴回りの脂肪」として知られる内臓脂肪を狙い撃ちにしてくれるのだ。

第4のルールでは、28日間のＤＮＡ再起動プログラムの実践中に、カロリーを増やすことなく酸化ストレスを軽減してくれるウーロン茶の最適な淹《い》れ方も紹介する。

せわしない現代の世の中では、常に睡眠不足に陥り、いつも大急ぎで食事を摂り、愛する人と過ごす時間がなかなかとれないことが当たり前になってしまった。こうした生活が生み出すストレスは、あなたの体、何よりあなたのＤＮＡに深刻な影響をおよぼしている。第5のルール「ゆっくり暮らそう」は、ＤＮＡ再起動プログラムのまさに要となる部分で、自分の遺伝的なポテンシャルを最大にするための人生再調整のコツを伝授する。継続的なストレスは不健康な状態をもたらし、次の世代に受け継ぐＤＮＡさえ変化させてしまう。

第5のルールには、あまりにも多い選択肢、あり余るカロリー、極端な忙しさ、という現代の諸問題に取り組むための重要なエクササイズが含まれている。これも、ＤＮＡ再起動プログラムのために特別に考案したものだ。

ＤＮＡ再起動プログラムによる改善には、努力をともなうものがある。なぜかというと、自分の行動だけではなく、自分のＤＮＡのふるまいまで再プログラミングする必要があるからだ。そこで、目標に向かうあなたを一歩一歩サポートするために、本書の最終セクションに、

「ＤＮＡ再起動　最高の健康と長寿を手にするためのロードマップ」と題した実践ステップを載せた。ロードマップには、５つのルールの要約が記載されているほか、体重を落として理想的な遺伝子の健康状態を取り戻すための献立プラン、レシピ、そしてエクササイズが含まれている。これは、わたしが14キロ近い減量に成功し、遺伝時計の針を巻き戻したときに使ったプランとまったく同じものだ。

とはいえ、ＤＮＡ再起動プログラムの真の効果は、やらなければ実感できない。

では、さっそく始めることにしよう！

序文

「ノブ・トウキョウ」でシャロンに初めて会った日のことは生涯忘れないでしょう。彼をわたしのレストランに招いた理由は、人間の第5の味覚「うま味」を、わたしが創作料理でどのように使っているか、じかに見てもらいたかったからです。人の健康と真摯に取り組む医師かつ科学者でありながら、わたしと同じように食べ物を深く愛するシャロンとの出会いは心躍るものでした。

その晩、わたしたちはうま味について話しあいました。じつは、どんな人でもうま味は口にしています。食べるときにそれとわからないだけで、トマトやパルメザンチーズといったありふれた食材にも含まれており、今や世界中のトップシェフが、こぞって理解しよう、料理に取り入れようとしている味覚です。シェフの独創性を高め、料理の味をいっそう引き立ててくれるうま味。今までわたしはレストランで働く若手シェフたちに、美味と健康は矛盾しない、カロリーを低く抑えながら満足感が得られる料理をつくるのは不可能ではないと伝えてきました。シャロンとわたしは、おいしい料理と健康増進を融合させようとする、料理界の新たな潮流を推し進める同志です。

本書でシャロンが明確に示しているように、うま味は、正しく使う方法を知れば、満腹感を得る手段、そしてその感覚を持続させる強力なツールになりえます。つまり、うま味を利用すれば、理想的な体重に早く近づくことができるのです。これはダイエットに革命を起こすことになるでしょう。

しかし本書は、単においしい食べ物にまつわる本ではありません――もっとずっと重要なことにかかわっています。それは、すべての人を、自らの遺伝子に合った食べ方ができるように導くことです。シャロンの本のすばらしいところは、特定の食べ物を除外しようとするのではなく、読者ひとりひとりのＤＮＡを案内役として、楽しい食生活と人生経験が取り戻せるように導いてくれることにあります。そのためこの本には、遺伝子の自己診断テストをはじめ、自らの遺伝子に合った食べ方や飲み方をするために知っておくべき情報が満載されています。

本書『ＤＮＡ再起動　人生を変える最高の食事法』は、健康と長寿に関するあなたの考えを一変させ、遺伝子にもとづく発見の旅へといざなってくれることでしょう。

どうか本書とお健やかな人生を楽しまれますように！

ノブ・マツヒサ（松久信幸）
２０１６年、ロサンゼルスにて

DNA再起動

人生を変える
最高の食事法

CONTENTS

PART1

DNA再起動　第1のルール

自分の遺伝子に合わせて食べよう

PART 2

DNA再起動　第2のルール

エイジングを押し戻そう

PART3

DNA再起動 第3のルール

うま味を摂ろう

PART4

DNA再起動 第4のルール

ウーロン茶を飲もう

PART5

ゆっくり暮らそう

DNA再起動 第5のルール

PART6

DNA再起動

最高の健康と長寿を手にするためのロードマップ

［編集部注］
・＊印は原著者による注記を表し、奇数ページの小口寄りに傍注の形で示した。
・〔 〕亀甲括弧内の小さい文字は、訳者による注記を示した。
・本書の参考文献は、以下のＵＲＬよりＰＤＦファイルをダウンロードできます。
https://www.diamond.co.jp/go/pb/DNA_RESTART_notes.pdf

PART 1

DNA再起動

第1のルール

自分の遺伝子に合わせて食べよう

DNA RESTART

「DNA再起動プログラム」を行う人は、自分が遺伝で受け継いだものをまったく新しい観点からとらえることになるだろう。最初のルール「自分の遺伝子に合わせて食べよう」では、自分と食事の関係、ひいてはあなたと遺伝子との関係を根底から変える28日間のDNA再起動プログラムの立ち上げを手助けしていくことになる。

とはいえ、前もってお断りしておきたい。このプログラムの中には、そう簡単には実行できないものもあると。

おそらくあなたも経験ずみだろうが、ダイエットで体重を落としても、その効果はたいてい長続きしない。医師かつ科学者であるわたしには、ダイエット失敗の理由として、主に2つの致命的な欠陥にあることがわかっている。1つ目はなんといっても、食べられる食品と料理の種類があまりにも少なくて味気ないため、長期間続けられないのだ。

2つ目のもっと重要な問題は、あらゆる人の状況に配慮したダイエット法など、今までなかったという事実にある。あなたも心の底では、自分は特別な存在であり、ほかの人に似ているところなど、少しもないことがよくわかっているだろう。実際、そのとおりだ。これを遺伝子の観点から見ると、たとえあなたが誰かにとてもよく似ているように見えたとしても、この広い世界に、あなたとまったく同じ人はひとりとしていないことを意味する。*

ちょっと似ている、ということさえない。

だから、ほかの人の遺伝子に適切であっても自分の遺伝子には不適切な食べ方をしたら、無害どころか、死を招く可能性さえある。

トマスという男性の例を紹介しよう。高校と大学を通してランニングと水泳の選手として活躍してきたトマスは、体重の増加を意識的に抑える必要などまったくなかった。だがその後、ふたりの子供の父親になって忙しい家庭生活を送り、仕事でもたびたび出張をともなうあわただしい日々を過ごすうちに、運動のようなセルフケアに費やす時間はほとんどなくなってしまった。スニーカーを履くことも、早朝の水泳に出かけることも、ほぼなくなった。この運動不足に、学生時代から変わらない食生活が加わって、トマスの胴回りはどんどんふくらんでいった。そして47歳になり、あの恐れていた〝みじめな中年オヤジのビール腹〟を抱えてしまったのである。

スーツに無理やり体を押し込んだあと、ズボンのボタンをはめるのに苦労していたある朝、トマスは、もうこんな生活はこりごりだと思った。何かを変えるべきときに来ていた。近いうちに生活を大きく変えなければ、糖尿病と初期の心臓病を抱えるふたりの兄と同じ運命をたどることもわかっていた。

新たなモチベーションを得たトマスは、若きスポーツマンだったころの熱意と持久力を取り

＊シークエンシング（DNAを構成しているヌクレオチドの塩基配列を決定すること）を同じ領域で何度も行う「ディープ・シークエンシング」により、「そっくりな双子」の一卵性双生児でさえ常に同じDNAを持つとは限らないことが解明されている。この研究結果は、遺伝または環境による無数のエピジェネティックな差異にかかわらず得られたものだ。

戻して邁進《まいしん》した。パーソナル・トレーナーの指導のもとに、最初は徐々に運動を始めたが、1年も経たないうちに毎日のようにジムに通い、水泳とランニングを週に6回も行うようになっていた。さらには、食生活も大幅に変えた。穀物をすべて断ち、タンパク質の摂取量を増やしたのだ。

それからまた1年が経ったころには、2年前には夢見ることさえできなかった身体能力を手に入れていた。嬉しいおまけもあった。ぜい肉とあのビール腹がもはや過去のものになっていたのだ。そこにいたのは、50歳の誕生日を目前にして、ハワイで行われるアイアンマン世界選手権大会〔世界各地で開かれるアイアンマン・トライアスロン大会で資格を得た者だけが参加できる、トライアスロンの世界大会〕への参加を目指す、絶頂期のアスリートだった。

だが、その時点で、思いがけずトマスのエネルギーレベルが下がりはじめた。当初はほとんど気にもならない程度だったが、早朝の水泳に出かけるさい、元気にベッドから飛び起きられなくなったことに妻が気づいた。そのうち、どれほど寝ても疲労感がとれなくなり、6か月が経つころには、疲れ果てているという感覚を抱くようになった。

それでも、とりたてて思い当たるふしはなかった。もしかしたらトレーニングしすぎたのかもしれない、もしかしたら体がチャレンジに向いていなかったのかもしれない、とトマスは思った。だが、いつもは家族より早く起きて早朝のランニングに出かけていたのに、それができなくなったことに気づいたとき、ついに医学的診断をあおぐべきときがきたと決心した。しかし、医師の診察を受けても、健康上の問題はまったくないと言われるばかり。それ以上何をしていいかわからず、トマスは途方に暮れた。そしてトレーニングを続けるエネルギーも失ってすっかり気落ちし、アイアンマン世界選手権大会への出場資格を得る可能性も週を追って薄れていった。

当時のトマスに知りようもなかったのは、食生活の変化そのものが健康状態の悪化をもたらしていたという事実だ。覚悟を決めてＤＮＡ再起動プログラムを行ったのちに、ようやく不調になった理由がわかったのである。その理由は単純だった。高タンパク質ダイエットをそもそも勧めたパーソナル・トレーナーをはじめ、誰ひとりとして、トマスのＤＮＡに思いを馳せた人がいなかったのだ。しかし、赤い肉（鶏肉《とりにく》などの白っぽい肉ではなく、赤味がかった牛、豚、羊などの肉）という形でより多くタンパク質を摂っていたトマスの体は、着実に死に向かって錆《さ》びつつあった。

トマスがわたしのもとを訪れたときに、体調の劣化は彼のせいではなく、遺伝子が原因だったことがわかった。トマス自身もついぞ知らなかったのだが、遺伝性ヘモクロマトーシスと呼ばれる病気をもたらすＨＦＥという遺伝子の変異を受け継いでいたのである。

この病気を持つ人は、食物から過度に鉄分を吸収してしまう。トマスの場合は、赤い肉を多く摂るようになったことでさらに状況が悪化し、文字どおり体が内側から錆び出していた。遺伝性ヘモクロマトーシスを持つ人の臓器には、食物を介して摂った余分な鉄分が溜まってしまい、そのままにしておくと、やがてこの錆びが、がんや心臓病、糖尿病といった病気を招く。

トマスは自分の遺伝子に合った食べ方がわかるＤＮＡ再起動プログラムにより、健康悪化の原因を知ることができた。また、不調の原因が遺伝性へモクロマトーシスだけではなかったことも知った。遺伝子自己診断テストをやって炭水化物が多く摂れることがわかったので、赤い肉の摂取量を大幅に減らし、再び穀物や豆類を食べはじめた。その結果、体調が回復したことは言うまでもない。

炭水化物の摂取量を増やしたおかげで、日々激しいトレーニングを行う力や回復力が大いに高まった。これは、トマス自身にとっても、またトレーナーにとっても驚きだった。トマスのエネルギーレベルは完全に回復し、ついこの前、アイアンマン世界選手権大会の参加資格を得ただけでなく、初めて参加したこの世界大会で全競技を完遂することができたと知らせてきた──この成果は小さいものなどとは言えないだろう。

今の今まで、１人１人の遺伝的ニーズに合わせてカスタマイズされたダイエット法というものは存在しなかった。そのため、自分の遺伝子に合わせて、システマティックな食べ方を意図的に行ってきた人もいないはずだ。

しかし、こうした状況は今変わろうとしている。ＤＮＡ再起動のための自己診断テストは、もっとも適切な科学的結果が得られるようにデザインされている。さらにこのテストは、自宅で簡単に行える。自己診断テストにより自分の遺伝子に合わせて食べることのメリットを知った多くの人々と同じように、あなたも一度自分の遺伝子に合う食べ方を始めたら、二度と目隠しをしてものを食べるような日々に戻りたいとは思わなくなるだろう。

この自己診断テストのさらなる利点は、その結果の使い道を自分で管理できることにある。じつは現行のアメリカ連邦法では、遺伝情報差別から人々を守る包括的な手段が存在しない。この事実は、ほとんどの人にとって初耳だろう。つまり、第三者機関の遺伝子診断を受けた場合、あなたの遺伝情報や結果が秘匿される保証はないのだ。「遺伝情報差別禁止法」（ＧＩＮＡ《ジーナ》）によって得られる保護は限定的だ。そのため、自分が持つ障害に関する情報が知られたり、生命保険に加入するさいに遺伝的な差別を受ける可能性があったりすることを知って、ショックを受ける人も少なくない。遺伝情報差別禁止法の盲点を埋めようと努力している州もあるにはあるが、まだまだ先は長い。どうかこの点に留意して、第三者に遺伝子検査を依頼するさいには、くれぐれも慎重になってほしい。

じつはこの点こそ、将来的に差別にさらされる危険を冒すことなく自宅で行える遺伝子自己診断テストをわたしが考案した理由だ。あなたの遺伝子はあなただけのものであり、あなたの許可なしに他人がアクセスするようなことがあってはならないのだから。

1

なぜ自分の遺伝子に合わせて食べることが大切なのか

これから紹介するもっとも重要な遺伝子自己診断テストは、炭水化物の摂取量を自分の遺伝子に合わせて最適化できる強力なツールだ。この最初の遺伝子自己診断テストを行えば、自分が、3つの炭水化物許容摂取カテゴリーのどれに属しているかがわかる。

最近まで、あらゆる人は父親と母親から遺伝子のコピーを1つずつ受け継いでいるものとみなされてきた。だから、どんな人でも各遺伝子のコピーを2つ持っていると考えられてきたのだ。ああ、わたしたちはなんと間違っていたことか。じつは、わたしたちの中には、特定の遺伝子のコピーの数が、ふつうの人より多かったり少なかったりする人がいる。そして遺伝子のコピーの数の違いは、ささいな問題どころか、その人の人生や健康にとてつもない影響を与えかねない。

たとえばあなたは、ゲノムからより多くの栄養パワーを引き出すために、ある遺伝子のコピーを祖先から複数授けられているかもしれない。特定の遺伝子のコピーを、通常の2つどころか、1ダース以上受け継いでいる人もいるだろう。この現象は、専門的には「コピー数の多様性」または「コピー数多型」（CNV）と呼ばれている。人類の進化の過程で、この現象はさまざまな地域で何度も繰り返し生じてきたようだ。* 受け継いだ一部の遺伝子のコピー数が違うということの現象は、誰にでも起こる可能性がある——同じ家族のあいだでさえ、数が違う場合があるのだ。

では、なぜ現代に暮らしているわたしたちが、何千年も前の祖先から受け継いだ遺伝子のコピー数を気にしなければならないのだろうか。

それは、ある人が受け継いでいる特定の遺伝子の数は、特定の食べ物を摂るときに強みになるようにと、その人の祖先が残してくれたものだからだ。

栄養環境におけるこうした食生活上の強みは、特定の遺伝的祖先系統として子孫に受け継がれて維持される。そして、あなた自身がこれから見出すことになるように、受け継いだ特定の遺伝子のコピー数は、自分にもっとも合った食生活を見きわめるうえでとても重要になる。この情報を使えば、自分に適したダイエットを行うことが可能になり、苦労することなく理想体重にまで減量して、そのレベルを維持することができるようになるからだ。

*「コピー数の多様性」（CNV）が健康に及ぼす影響についてさらに詳しく知りたい方は、拙著『遺伝子は、変えられる。——あなたの人生を根本から変えるエピジェネティクスの真実』（2017年、ダイヤモンド社）を参照されたい。

さらに重要なのは、体全体の健康と遺伝子の寿命を向上させながら、減量が果たせることだ。ある遺伝子について自分の「コピー数の多様性」を調べ、それがダイエットの選択肢を左右する方法を知れば、これらのメリットがすべて手に入ることになる。

これで遺伝子のコピー数を気にすべき理由がおわかりいただけただろうか？ こと食生活や生活習慣については、人と同じようなことをすると、たいていの場合は問題ないとしても、遺伝的に好ましくないことをずっとやってきた人の場合は、命とりにさえなる危険性がある。

2001年に最初にヒトゲノムのドラフト配列の解析が公表されて以来、人々のあいだに存在するもっとも衝撃的かつ影響の大きい遺伝的な差異は、食生活に影響を与える遺伝子にあることがわかってきた。体が食物を消化してそのエネルギーを使うやり方は、今まで想像されてきたよりも、その人自身のさほど遠くない祖先が食べていたものに大きく依存している。そして、このような遺伝的差異は、その人の基本的な栄養ニーズだけでなく、食べられる炭水化物の量や、大量のタンパク質摂取が体を強めるか弱めるかといったことにまで、とてつもなく大きな影響を与えかねない。

人々の遺伝的差異が、いかに「食べるべきもの」を決定づけているかについて患者に説明するとき、わたしはよく、あなたは車にどんな燃料を使っていますかと尋ねる。理由はこうだ。車はメーカーやモデルによって、ハイオクガソリンが必要なものもあれば、もっとも低品質最安値のガソリンで動くものもある。そうかと思えば、ディーゼルやプロパンといった特殊な燃料が必要な車もあるし、今では電気だけで駆動するものさえある。自分の車については、どのタイプの燃料を使うべきかを知るために、誰でもマニュアルを読むだろう。

でも、自分はマニュアルつきで生まれてきたわけじゃない、と思う人もいるかもしれない。さらに悪いことには、そうしたマニュアルのようなものが実際にあり、それはすべての人に一律に当てはまるものだ、と思ったり聞かされたりしてきた人もいるだろう。

じつのところ、あなたの体の中にあるマニュアルは、車のものなどより、ずっと詳細で見事にカスタマイズされている。わたしが言っているのは、あなただけのために、数千年にわたって集められ注釈が施されカスタマイズされてきた唯一無二の知恵のつまった、約30億個の塩基対からなる遺伝コードのことだ。それには、あなたの祖先を、少なくとも自分の子供に遺伝情報を引き継ぐまで生きつづけさせた栄養学的順応の結果が組み込まれている――いわば、あなたに至るまでの祖先全員が与えてくれた遺伝のタペストリーなのだ。

このタペストリーは、広げると、とてつもない大きさになる。なにしろ約30億個の塩基対があなたのゲノムを構成しているのだ。そしてあなたはゲノムを2組持っている――母親から渡された1組と父親からの1組だ。両親のいずれともそっくり同じにはならないのは、そのためである。

このゲノムには、わたしたちの体内でほぼすべての重労働を一手に担う、およそ2万個の遺伝子が含まれている。そして、体中のほとんどの細胞それぞれに、あなたのゲノム全体のコピーが収められているのだ[*]。『ＣＳＩ：科学捜査班』のチームが、髪の毛１本、組織１片というごくわずかな検体から個人を同定できるのもそのためだ。

あなたのＤＮＡに含まれる情報の大部分は、いわば遺伝的な自動操縦モードになっていて、あなたを生かしておくために細胞は常時その情報を利用し、あなた自身の意識的なインプットはほとんど必要としない。とはいえ、自分の遺伝子に合った食べ方をほんとうに始めたいなら、彼らの言葉が話せるようになる必要がある。そのためわたしは、自宅で行えるＤＮＡ再起動のための重要な遺伝子自己診断テストをいくつか開発し、あなたが自分独自の遺伝的財産を解読しはじめられるように図った。これらの情報は、よりよく、より末永く、より健康的な人生を送るための食べ方を始めるために必要となる。

それに加えて、万人向けの食べ方ではなく、自分独自の遺伝子に合わせた食べ方がもたらす効果がわかるように、患者や同僚の体験談もいくつか掲載した。何といっても、あなたの人生は、あなた独自のものだ。それでは、さっそく自分の遺伝子に合わせて食べる準備にとりかかろう。

2

炭水化物を多く摂ったほうがいい人

——唾液と炭水化物の関係

自分の唾液に注意を払う人はあまりいないだろう。だが唾液は、タンパク質と酵素が絶妙に調合されたカクテルで、食物が腹部に到達するずっと前から消化プロセスを始めてくれるのだ。唾液が消化に果たす役割については、キッチンにある調理器具を想像してみるといいかもしれない。キッチンに何の調理器具も置いていない人もいれば、最新のハイパワー器具をそろえている人もいるように、唾液には、食物を分解して消化するために祖先から受け渡されたさまざまなタイプの遺伝子ツールが含まれている。

大部分の人の唾液の中にはアミラーゼと呼ばれる酵素が含まれ、これがちょうど巨大なハサミの役割をして、大きくて嵩《かさ》のあるデンプン分子を切り刻んで麦芽糖《ばくがとう》に変える。これが、大き

＊DNAを持たない唯一の細胞は成熟赤血球だ。この細胞はヘモグロビンを抱えるスペースをより多く確保するためDNAを捨ててしまったのだ。

なヒモ状のデンプン分子を、体が簡単に燃料として利用できるようにするための最初のステップだ。

アミラーゼは、じつに見事にデンプン分子を切り刻む。もしアミラーゼの絶大なパワーをその目で見たければ、自分の唾液を、バナナ・ピュレーなどのデンプン質豊富な離乳食の瓶に入れて、一晩冷蔵庫の中で寝かせてみるといい。朝が来るころまでには、瓶の中身が完全に液化しているだろう。

わたしたちの中には非常に強力な唾液を持つ人がいて、こうした唾液は、口の中に入ってくる炭水化物を切り刻もうと待ち構えている（ふつうの人の50倍もアミラーゼを含んでいる場合さえある！）。唾液中に含まれるアミラーゼの量は、みな同じというわけではないのだ。これには研究者たちも驚いた。なんと、アミラーゼがまったくない人すらいたのだから！

「コピー数の多様性」を覚えているだろうか。あなたは、タンパク質のアミラーゼをつくるＡＭＹ１と呼ばれる遺伝子のコピーをたくさん受け継いでいるかもしれないし、そうではないかもしれない。両親から受け継いだＡＭＹ１遺伝子のコピー数が多ければ多いほど、あなたの唾液に含まれるアミラーゼの量も多くなる。

ＡＭＹ１遺伝子について研究者がひどく驚いたことは３つある。まず、人々が受け継ぐＡＭＹ１遺伝子のコピー数に、大きなばらつきがあることだ。なんと、まったく受け継いでいない人がいるかと思えば、20コピーも持っている人がいるのだ！

この「コピー数の多様性」があなたにどうかかわってくるかは、次のとおりだ。アミラーゼのコピーを複数持っているラッキーな人だったら、食物を口の中でモグモグやっているあいだに、膨大な量のデンプンを溶かして消化することができる。

一方、AMY1遺伝子のコピーを持たない人は？　そうした人の唾液は苦行を強いられるだろう。アミラーゼがないため、炭水化物を体が代謝できるところまで分解する仕事は厄介なものになる。

遺伝学とは、ときに、こんな単純な話になる。

これに似た遺伝的進化は、人の肌の色にも表れている。肌の色が濃ければ濃いほど、その人の祖先は、頭上から照りつけてDNAを傷つける太陽光線から身を守る必要があったということだ。この肌の色の由来と同じように、あなたが受け継いだAMY1遺伝子のコピー数も、偶然そうなったわけではない。

じつのところAMY1遺伝子のコピー数は、血のつながりのある祖先がどこからやって来たかに大きく依存している。いや、もっと簡単に言おう。もしあなたが、穀物を育てて食べる農民といった、デンプン質を主に食べていた人々の子孫だったら、唾液の中に膨大な量のアミラーゼをつくりだすことができるようにAMY1遺伝子を複数授かっている可能性が高い。一方、もし血のつながった近い祖先が、ジャガイモなどより肉類を多く食べていたとしたら、授かったAMY1遺伝子のコピー数は、それほど多くはないだろう。

これこそ、あなたと他の人とのもっとも大きな遺伝的違いが、食べ物に関する遺伝子——つまり、あなたが食べるべき、または食べずにいるべき食物に何らかの形でかかわっている遺伝子——にある可能性が高い理由だ。同様にこのことは、あなたの唾液にあるアミラーゼの量が、たとえば一緒に食事をしている人と同じではない理由でもある。祖先が何世代にもわたって日々の食事でデンプン質を多く摂っていた人ほど、AMY1遺伝子のコピーを多く受け継いでいることになる。ほんとうに、こんな単純なことなのだ。

この遺伝的差異とAMY1遺伝子の複製が生じたきっかけは、1万年ほど前に穀物の栽培が始まったことにあるとわたしは考えている。これにはちゃんとした理由がある。穀物を通して炭水化物をより多く摂るようになった歴史的シフトは、アミラーゼをつくりだすAMY1遺伝子のコピーをより多く持つことで大きく進んだと考えられるからだ。

祖先が小麦や米といった穀物をより多く食べる方向にシフトした人は、世代ごとに複数のAMY1遺伝子のコピーを受け継いできている可能性が高い。遺伝とはそういうふうに働くからだ。

しかし、もし複数コピーのAMY1遺伝子を持つことが有利に働くのなら、なぜわたしたち全員がそのように進化してこなかったのだろう。

その答えは、わたしが〝生物学的家政学〟と呼ぶものにかかわっている。

あなたの遺伝子は、給料をもらって働いている従業員のようなものだと考えてみよう。遺伝子のコピーを多く受け継げば受け継ぐほど、仕事をさせるために、給料を多く支払わなければならなくなる。だが、もしあなたの祖先がそもそもパンや米を毎日食べるような生活をしておらず、デンプン質を消化する仕事がたいしてないとしたら？　つまり、AMY1遺伝子がつくるアミラーゼが分解すべきデンプン自体がそもそもあまりないわけだ。その場合、生物学はこんなふうに働く。AMY1遺伝子のコピー数を増やして無駄に遺伝子の仕事を増やすようなことはせずに、生物学的エネルギーを蓄えて、もっと重要な生理学的機能のほうに回すのだ。

この説明を聞いてもまだ、自分が受け継いでいるAMY1遺伝子のコピー数を調べて唾液の中にどれだけアミラーゼがあるのか知りたいとは思わなかったら、もう1つ重要なことをお伝えしよう。

じつはこれこそが、アミラーゼの意外な点なのだ。おそらくあなたは、AMY1遺伝子の余分なコピーのせいで唾液にアミラーゼが溢れていたら、炭水化物の豊かな食事を摂ったときにシュガーラッシュ〔血糖値の急上昇〕が起きると心配しているのではないだろうか。なぜなら、あり余るデンプンがほぼ瞬時に麦芽糖（最終的にブドウ糖のような単糖類になる過程でつくられる二糖類）のような糖に分解されることになるからだ。もしそうだとしたら、AMY1遺伝子のコピーを数多く持つ人が炭水化物をたくさん摂ると問題が生じる。デンプンをほかの人よりずっと急速に消化するため、インスリン抵抗性〔血糖値を下げるインスリンが効きにくくなる状態〕と肥満に続く道をひた走ることになるからだ。

だが実際のところ、わたしたちの体は、誰もが想像していたよりずっと賢く、かつ興味深くできていることがわかった。フィラデルフィアにあるモネル化学感覚研究所の研究者が、ニュージャージー州ニューブランズウィックにあるラトガース大学の同僚とともに行った研究で、それとは逆のことが起こっていたのだ。ＡＭＹ１遺伝子のコピー数が多いせいでより多くのアミラーゼを唾液に含む人の血糖値は、ＡＭＹ１遺伝子のコピー数がより少ない人の血糖値より低かったのである。これは研究者たちにも意外な結果だった。

もちろんこれは、一見すると理にかなっていないように見える。なぜなら、アミラーゼの多い人のほうが、デンプンをよりよく、より早く消化するからだ。そのため血糖値は急増するはずだ。だが研究者たちが目にしたのは、真逆の現象だった。

彼らの実験を優れたものにしたのは、患者のインスリン値も調べたことにある。インスリンは、細胞がエネルギーとして使うブドウ糖を細胞に取り込ませるホルモンだ。研究者たちはこの点に答えを見出したのだった。

ＡＭＹ１遺伝子のコピー数が多い人の体では、糖が押し寄せることを予測して、インスリンがより早くより多く分泌されていた。つまり、しっかり準備していたわけである——ちょうど、ホリデーシーズンのたびに起きる注文ラッシュに備えて、アマゾンが作業員をより多く雇っておくみたいに。

わたしは、デンプンや炭水化物が比較的多い食事において、他の人より肥満やインスリン抵

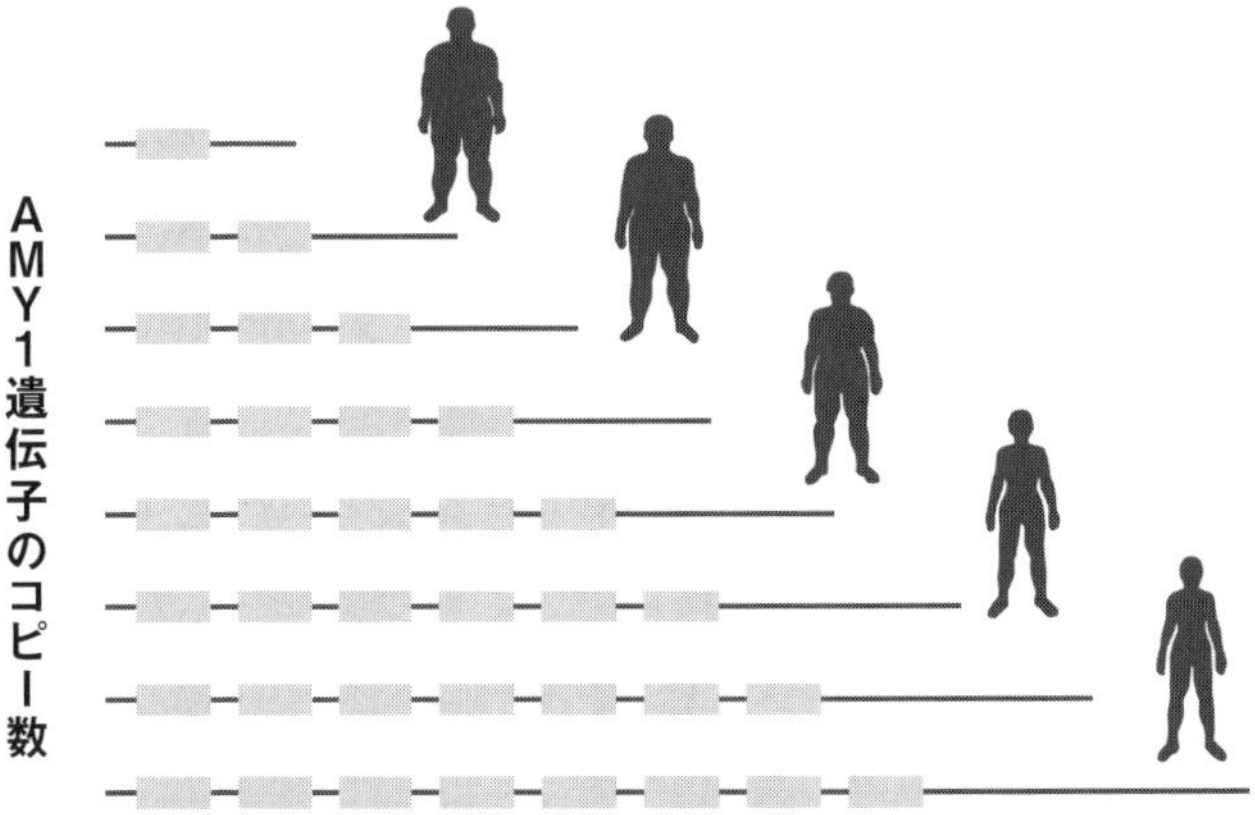

両親から受け継いだAMY1遺伝子（網掛けで示されているもの）のコピー数が少なければ少ないほど、炭水化物の多い食生活を送ると肥満になりやすい。

抗性に陥りやすい人がいる理由は、自分の遺伝子に合わない食べ方をしているためだと考えている。実際、この考えは研究により裏づけられつつある。AMY1遺伝子のコピー数がもっとも少ない人は、肥満に陥る可能性がより高いことが判明しているのだ。

長い目で見ると——生物学はいつだって長い目で見ることが大好きなのだが——これは予想にぴったり当てはまる。生存の面から言えば、主に炭水化物からなる食生活がもたらす糖分を分解処理できる能力を持つことは、そうした食生活を日々送っている人にとって長所になるからだ。

もちろん、このことが裏目に出るのは、AMY1遺伝子の複数のコピーを受け継いでいないのに、炭水化物を大量に食べた場合だ。肥満あるいは糖尿病、もしかしたらその両方に陥る危険性が非常に高い。

だからこそ、自分の唾液に含まれるアミラーゼの量を知ることは、適切な量の炭水化物を摂るための強力なツールになる。ただし、受け継いでいる遺伝子がどのようなものであれ、自分や家族を不必要なほど炭水化物まみれの食事にさらしたりしたら（最寄りのスーパーにある加工食品の棚を思い出されたい）、どれほど多くのAMY1遺伝子を持っていようと、最終的にはウエストラインがみじめな状態になる。

ハチミツは、DNA再起動プログラムで奨励されている単糖類の炭水化物甘味料の1つだ。ファイトケミカル（健康増進効果が期待されている植物由来の天然化合物）や抗酸化物質に溢れたハチミツは、わたしたちの祖先が初めて使った抗生物質の軟膏《なんこう》でもある。ハチミツの殺菌効果は、ペニシリンが発見されるはるか4000年も前に発見されていた。

わたしは長年のあいだ、新たな殺菌化合物を求めて、さまざまな種類のハチミツを研究してきた。「シリング酸メチル」や「メチルグリオキサル」といったハチミツから手に入る化合物のいくつかは、十二指腸潰瘍《かいよう》や胃がんをも引き起こす「ヘリコバクター・ピロリ菌」のような細菌を死滅させることがわかっている。それどころかハチミツは、メチシリン耐性を持つ「黄色ブドウ球菌（*Staphylococcus aureus*）」、つまり「メチシリン耐性黄色ブドウ球菌（MRSA）」という抗生物質の効かない〝スーパーバグ〟細菌さえ死滅させられることがわかっているのだ。

こうしたことと、ほかの多くの理由により、28日間におけるDNA再起動プログラムでは、

1日小さじ2杯までのハチミツを摂ることを許可している。ハチミツを購入するさいには、加熱処理や濾過《ろか》処理されていないものを探そう。そして、粘度の高いドロリとしたものを選んでほしい。もし強い味が気にならない人は、濃い色のハチミツを選ぶといい。のちに示すように、ハチミツは、DNA再起動レシピでも使う。

一方、加工糖はハチミツとは異なり、単に「エンプティーカロリー」(栄養素がほとんどなく、無駄にカロリーが高いだけの食品)であるだけでなく、体とDNAを維持して育むために欠かせない抗酸化物質も抗菌性のファイトケミカルも含んでいない。そのため、DNA再起動プログラムでは、AMY1遺伝子のコピー数にかかわりなく、あらゆる加工糖の摂取を禁じている。

清涼飲料水は永久追放

体重を大幅に増やし、それと同時に、血糖値を下げるインスリンが効きにくくなるインスリン抵抗性に陥りたいなら、一般の清涼飲料水をできるだけガブ飲みしよう。わたしの患者にもっともよく見られる肥満原因の1つは液体カロリーの過剰摂取だ。この現象は、もちろんわたしの患者たちのものだけではなく、肥満を世界的に流行させている主な原因の1つとして証明されている。

そもそもエンプティーカロリーを飲むようなことは、体によいはずがない。飲み物をダイエット飲料に替えているから体に悪いことはしていないと思っている人も、考え直してほしい。今日の世界に暮らす人は、人工甘味料を満載したタンクローリー軍団が運んでくる清涼飲料水を浴びるように飲んでいる。これほどの量の甘味料を一生涯摂りつづけることが健康におよぼす長期的な影響はまだわかっていない。

だが、その一部は明らかになりつつある。

砂糖や人工甘味料を含む飲料を飲むこと（コーヒーや紅茶を甘くして飲むことを含む）がおよぼす長期的な健康リスクや結果に関する研究は、チョロチョロと少しずつ現れてきている。そしてわたしを含めた多くの科学者は、その流れがやがて洪水のようになり、甘いどころか、その正反対の苦い結論を導き出すことになると信じて疑わない。甘い飲み物についてはすでに、過剰摂取と2型糖尿病の関連がかなりはっきりしている。

だが、ちょっと待ってほしい。面白くなるのはここからなのだ。

もしあなたが、多くの健康機関のアドバイスに従って、砂糖にまみれた飲料をそのダイエット版飲料に替えているとしたら、おそらくこうした「ダイエット」飲料が糖尿病の発症を抑えてくれ

DNA再起動のヒント【1】

毎日小さじ2杯までハチミツを楽しめる。加工糖の摂取は禁止

ハチミツは単なる糖分の一形態ではなく、ミツバチが訪れた何百万もの花や木のファイトケミカルがとても特殊な形で組み合わされている物質だ（強力な抗菌物質と抗酸化物質も含まれている）。小さじ1杯分のハチミツをつくるのに、ミツバチは3万5000個もの花を訪れて花蜜を集めなければならない！

ると思っていることだろう。ケンブリッジ大学の研究者たちが、まさにこの問題に関する研究を行い、イギリスに住む2万5000人以上の飲料習慣を4年間にわたって追跡した結果を最近発表した。研究者たちが見出したのは、清涼飲料水のような飲料や紅茶やコーヒーに人工甘味料を使ったとしても、2型糖尿病発症の総合的なリスクは減らないということだった。じつのところ、2型糖尿病の発症リスクを下げる唯一の方法は、コーヒーや紅茶に甘味を加えないで飲むか、昔から変わらないただの水を飲むことだったのである。その理由は完全にはまだ解明されていない。

だがわたしは、人工甘味料が体の代謝系に負担をかけることこそ、その原因だと考えている。味蕾《みらい》〔舌や軟口蓋《なんこうがい》にある、食べ物の味を感知する小さな器官〕と同じように、体のほうも甘さにだまされてしまうのだ。だがその甘さをもたらすものは、体が代謝する糖類の形（ブドウ糖や果糖などの単糖類、麦芽糖やショ糖などの二糖類など）では決してやってこない。そのため何年も飲みつづけると、体は人工甘味料の甘いホルモン信号を無視するようになる。それまでさんざん期待して裏切られてきた細胞がついにあきらめて、2型糖尿病を引き起こすインスリン抵抗性に陥ったとしても、どうしてそれを責められ

そんなに大変なことをしたわけではないのに、「DNA再起動プログラム」を実践したおかげで、自然に6.8キロも体重を落とすことができたんです！　自分の炭水化物許容摂取カテゴリーが「要制限」だとわかったので、28日間、それを指針にして食事を考えることができました。
——ナタリー（39歳）

よう。

もしあなたが、未知の健康リスクをほんとうに避けたいと思っているなら、代替甘味料など手放すべきではないだろうか？ もしかしたらわたしは、一部の健康機関より慎重になりすぎているかもしれない。しかし、完全にオプトアウトできる状態にいるのに、自分の体を使って人体実験をする必要などあるだろうか。

DNA再起動プログラムにおいて、人工甘味料の摂取を厳禁しているのもそのためだ。とはいっても、わたしは飲み物の楽しみを完全に手放すように勧めているわけではない。本書の第4のルール（パート4）の各章は、健康を増進する飲み物についての説明だ。そこで紹介する飲み物は、あなたのウエストラインをひきしめて腸内フローラを改善することに加えて、多くの恩恵をもたらしてくれる。

世捨て人にでもなっていない限り、清涼飲料水、フルーツジュース、さらにはチョコレート味の牛乳といった、糖分を加えて甘くした飲み物の危険性には、誰でも気づかずにいられな

DNA再起動のヒント【2】

代替甘味料はどんなものでも厳禁！

次の名前があったら気をつけよう

1. アセスルファムK
2. アスパルテーム
3. サイクラメート（チクロ）〔日本では販売されていない〕
4. ネオテーム
5. サッカリン
6. ステビア
7. スクラロース
8. キシリトールなどの糖アルコール

いだろう。当然、DNA再起動プログラムでは、外部から加える糖分は1つとして許可していない。しかし、ここではまだそのことに気をまわさなくて結構だ。DNA再起動プログラムで、何が許され、何が禁じられるかについては、第2のルール「エイジングを押し戻そう」に詳しい説明がある。

炭水化物の摂りすぎが批判される理由には、もっともなものもある。もしわたしたちの祖先が、今日の高度に加工され広く手に入る炭水化物を見たら、いい、いひとりのこらずその大部分を食べ物だと思わないだろう。それでもそうした食品が、すべての人々に同じ方法で影響を与えるわけではないようだ。これもまた、自分の遺伝子に合わせて食べることが重要である理由だ。すべての人が同じように炭水化物を摂る必要などない。今や炭水化物は、自分のAMY1遺伝子を案内役として食べるべきときにきている。

わたしがデザインしたDNA再起動のためのクラッカー自己診断テストは、自分が受け継いだAMY1遺伝子のコピー数に合わせて炭水化物が食べられるようにする手段だ。この自己診断テストの結果にもとづいて、あなたは3つの炭水化物許容摂取カテゴリーのいずれかに位置づけられることになる。自己診断テストのあとは、その結果に合わせてカスタマイズした献立プランを紹介しよう。それには、あなた自身のDNA再起動にぴったり合ったレシピと食べ方のアドバイスが含まれている。

ではさっそく、自分の遺伝子に合った炭水化物摂取量を調べることにしよう！

3

DNA再起動のためのクラッカー自己診断テスト

第1のルール「自分の遺伝子に合わせて食べよう」では、あなたのために考案した、自宅でできるいくつかの遺伝子自己診断テストを通してゲノムの重要な部分を明らかにしていく。最初の遺伝子自己診断テストは「DNA再起動のためのクラッカー自己診断テスト」だ。この実験の結果は、唾液中のアミラーゼの量、およびそれにもとづいて、あなたが両親からどれぐらいのAMY1遺伝子のコピー数を受け継いでいるかを示してくれる。

DNA再起動のためのクラッカー自己診断テストに必要なもの

①クラッカー1枚（必ず無塩のもの）、グルテンフリー・ダイエットをしている人は10セント硬貨大（直径約18ミリ。日本の50円硬貨（直径21ミリ）程度）の皮をむいた生のジャガイモでもいい
②タイマー（スマホ）

③メモをとるためのペンやスマホなど

DNA再起動のためのクラッカー自己診断テスト
――さあ、やってみよう！

クラッカー（グルテンフリーにしたい場合は、10セント硬貨大の皮をむいた生のジャガイモを使おう）、タイマー、そしてメモをとるための筆記用具やスマホを用意しよう。クラッカーは必ず無塩のものを使うこと。まず、クラッカーを半分に割る。生のジャガイモの場合は、指定の大きさのものを用意して、自分の前に置いておこう。

このクラッカー自己診断テストの目的は、3つある炭水化物許容摂取カテゴリー、すなわち「最大限」「ふつう」「要制限」のどれに自分が属しているかを調べることにある。方法は、クラッカーまたはジャガイモを噛《か》みしだき、味が変化するまでの時間を計るというもの。長く噛めば噛むほど、味が変化する可能性は高くなる。だが、味が変化しなかったとしても、それはまったく正常だ（そのこと自体に意味がある！）。正確な結果を手にするため、この実験を3回繰り返して平均値を出そう。

さて、タイマー（スマホのタイマー機能を使ってもいい）を取り出し、いよいよ準備ができたら、クラッカーかジャガイモを口に入れ、タイマーをオンにして噛みはじめよう。ここでは細心の注意を払ってほしい。唾液中のアミラーゼの量によって、すぐにクラッカーやジャガイモの消化が始まる可能性があるからだ。飲み込みたくなったとしても正常だが、極力我慢しよう。ガムを噛んでいると思って噛みつづけるといい。

味が変わったと感じたらその時点で、または30秒が経過した時点で、噛むのをやめて飲み込み、かかった時間を記録しよう。そのあと、もう2回同じことを繰り返す。合計3回の実験が終わったら、自分が「炭水化物許容摂取カテゴリー」のどれに属すかを知るために、3回のタイムを合計し、それを3で割って平均値を出そう。それがすんだら、下の表に照らして、自分のカテゴリーを見つけてほしい。

この結果が、28日間のDNA再起動プログラムを行うさいに摂取すべき炭水化物量の目安になる。結果が出たら、次の「DNA再起動のための炭水化物摂取目安量」に進もう。この表は、1日の炭水化物摂取量の目安をパーセンテージとグラム数で示したものだ。

ここで注意してほしいのは、数値はあくまでも目安であるとい

DNA再起動のためのクラッカー自己診断テスト
——炭水化物許容摂取カテゴリー

味が変化するまでにかかった秒数	炭水化物許容摂取カテゴリー
0〜14秒	最大限
15〜30秒	ふつう
31秒以上	要制限

うことだ。というのも、これからの28日間の目標は自分のDNAに合った暮らしを送ることにあり、カロリーの計算が目的ではないからだ。ただ、体重も減らしたいのであれば、口にするものの量と質にも注意する必要がある。

今日わたしたちはみな、自分のDNAに適した分量以上の食物を摂取している。食べすぎは体に負担を与えてDNAを傷つけ、若さを奪って寿命を減らしてしまう。さらに悪いことに、わたしたちが今口にしている食物からは、かつてDNAを育んで強化していた重要な植物性栄養素やミネラルが取り除かれてしまっている。1から5までのDNA再起動のルールは、あなたの人生を自分のDNAに合うように戻すためのものだ。

次ページに、一目でわかるように、脂質、タンパク質、炭水化物のバランスを示す円グラフを用意したので見てほしい。

DNA再起動のための炭水化物摂取量の目安

炭水化物許容摂取カテゴリー	炭水化物摂取量*(g)【女性】	炭水化物摂取量**(g)【男性】	炭水化物摂取量(%)	炭水化物コスト手当額(点数)
最大限	250	325	50	13-16
ふつう	175	230	35	9-12
要制限	125	165	25	5-8

*1日の平均カロリー摂取量を2000キロカロリーとした場合。
**1日の平均カロリー摂取量を2600キロカロリーとした場合。

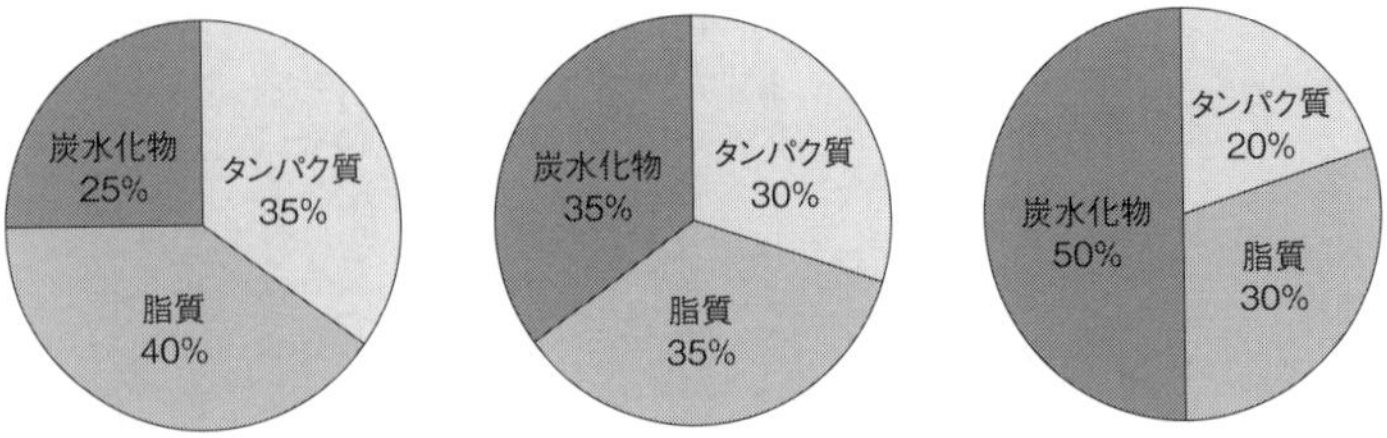

炭水化物許容摂取カテゴリーが「**最大限**」の場合、1日の合計摂取カロリーのうち、最大50パーセントまでを炭水化物から、20パーセントをタンパク質から、30パーセントを脂質から摂ることができる。

炭水化物許容摂取カテゴリーが「**ふつう**」の場合、1日の合計摂取カロリーのうち、最大35パーセントまでを炭水化物から、30パーセントをタンパク質から、35パーセントを脂質から摂ることができる。

炭水化物許容摂取カテゴリーが「**要制限**」の場合、1日の合計摂取カロリーのうち、最大25パーセントまでを炭水化物から、35パーセントをタンパク質から、40パーセントを脂質から摂ることができる。

さらに、週ごとの炭水化物摂取量を把握してうまくプログラムを進められるように、「炭水化物コスト手当額の目安」も作成した（パート6の37章をご覧いただきたい）。リストには、一般的な穀物類と数種類の野菜などの〝コスト〟が記載されている。炭水化物コスト手当額計算システムの目的は、DNA再起動のためのクラッカー自己診断テストの結果にもとづき、あなたのDNAによりよく合った方法で炭水化物が摂れるようにすることだ。そのため、炭水化物を含むすべての食物を網羅したリストではないことに注意してほしい。

週ごとの炭水化物コスト手当額は次のように算出される。

①48ページの「DNA再起動のためのクラッカー自己診断テスト」を行う。
②その結果にもとづき、50ページの「炭水化物許容摂取カテゴリー」で、自分がどのカテゴリーに当てはまるかを見きわめる。
③炭水化物コスト手当額とは、いわば、自分が必要とする炭水化物を〝買う〟ためにもらう週ごとの手当のようなものだ。毎週、この予算額内に収められる

10年以上、2型糖尿病と格闘していますが、「DNA再起動のためのクラッカー自己診断テスト」と「炭水化物コスト手当額計算システム」のおかげで、糖尿病のコントロールがとてもうまくできるようになりました。医師もわたしも驚いています。
——ライアン（64歳）

ように心がけよう！

炭水化物コスト手当額

炭水化物許容摂取カテゴリーが、

「最大限」の人の場合――1週間あたり炭水化物13～16ポイント。

「ふつう」の人の場合――1週間あたり炭水化物9～12ポイント。

「要制限」の人の場合――1週間あたり炭水化物5～8ポイント。

4

遺伝子に合わせて食べないとどうなるか

30代前半のフィオナは、必死に妊活していた。以前は子供をつくることなど真剣に考えてはいなかったのだが、ペンシルベニア大学で臨床心理学者になる研修を積んでいるときにウィルに出会って以来、すべてが変わったのだった。それまでの人生の大部分は勉学に費やしてきた。でも新進気鋭の心理学者となった今、2年前に弁護士資格を取得したウィルと子供を持ちたいという思いを日増しに募らせていた。

今までフィオナは、たいした問題もなく健康的に過ごしてきた。ときおり下痢と便秘を繰り返して、お腹が痛くなったことはあったが、それは研修からくるストレスだと思っていた。ふたりは自然に妊娠することを期待したが、よい結果は得られなかった。

かつては必死に避妊していたのに、今度は必死に妊娠しようとしているとは皮肉な運命だと、ふたりはよく笑いあった。だが、最初の1年が過ぎても妊娠の兆候がまったくなかったので、ふたりは地元の不妊治療クリニックに医学的なアドバイスを求めることにした。予約をとり、初期検査（血液検査、ウィルの場合は精子検査も）を受けたあと、いよいよ医師から結果を聞くことになった。

結果はおおむね良好で、みな正常値の範囲内だった。フィオナにやや小球性貧血があってフェリチンの数値が低かったが、彼女の年齢で生理のある女性にはよく見られることだという。そして、鉄分のサプリメントを摂るか、クリニックの栄養士に相談するか、どちらかを選ぶようにと勧められた。その点を除けば、心配すべきことは何もなかった。

次に医師は、今後とりうる選択肢について説明し、自然に妊娠するのをもう少し待ちたいかどうかと尋ねた。もしかしたら、フィオナの排卵時期に合わせるタイミング法を行えば、妊娠のチャンスが増すかもしれないという。その時点では、それがもっとも合理的な選択肢に思えた。最後に医師は、女性は30代半ばを過ぎると自然妊娠の可能性が急激に低下することをやんわり告げて診察を終えた。時間はもうあまり残っていないから、どんな方法をとるべきか迷って時間を無駄にするべきではないと言い残して。

フィオナは医師のアドバイスに従ってクリニックの栄養士に会う予約をとり、ものすごく細かい食生活の質問票に1時間以上もかけて記入した。栄養士に会ったのは、結果的に正解だったと思えた。なぜなら、バランスのよくとれた、とてもよい食生活を送っているというお墨付きがもらえたからだ。栄養士の唯一のアドバイスは、フィオナには貧血があるから鉄分を多く摂り、全粒穀類で繊維を多く摂るように努めれば、症状は改善するだろうというものだった。

その後、あっという間に、また1年が経った。フィオナとウィルは、これだけ努力しても成果が得られなかった以上、不妊治療クリニックに戻るべきだと話しあった。

わたしが関与することになったのは、その時点である。その晩ウィルが、妊娠の確率を高めるためのアドバイスがほしいとわたしにメールをよこし、その次の週に会うことになったのだ。ウィルとは、それより数年前、彼がニューヨークの小さな法律事務所にいたときからの付き合いだった。

久しぶりに会って数分間近況を伝えあったあと、ウィルが用件を切り出した。わたしは、やりたければできる遺伝子検査があること、でもふたりがかかっている不妊治療クリニックの評判はよく、アドバイスも医学的に見て適切なものだと伝えた。そのあと、ウィルにフィオナの健康状態について、もう少し質問をした。

「じつは、フィオナは食生活を変えたのに、最後に検査したときから貧血がぜんぜんよくなっていないんだ。それに、以前よりお腹の調子が悪くなっているような気がする。妊娠できないストレスから来ているんじゃないかと思ってはいるんだけどね」とウィルが言った。

わたしは、ウィルが話したことすべてを総合してしばらく考えてから口を開いた。「ウィル、フィオナはグルテンを摂っているかい？」

「ああ、もちろん。グルテンの入っているものは大好きだよ」

この返事をきっかけに、「セリアック病」〔シリアック病、グルテン性腸炎などとも呼ばれる〕がもたらす、あまり知られていない症状に関する長い話になった。そしてフィオナにいくつかフォローアップ検査を受けさせた結果、完全にグルテン不耐症であることが判明したのである。

興味深いことに、セリアック病が世間に認知されはじめ、この病気があると腸に障害が出ることについては多くの人の知るところになってきたにもかかわらず、適切な診断を受けて食生活を変えないと深刻な不妊問題を抱えることについては、ほとんど知られていない。もう1つあまり知られていないのは、セリアック病が貧血をもたらす可能性があることだ。フィオナの場合もそうだった。どれだけ食物から鉄分を摂っても、セリアック病が腸の状態を変えてしまったために貧血が起こるのだ。医療機関で診断を受けなければ、鉄分のサプリメントが適切に吸収されて体に使われているかどうかを知るすべはない。

フィオナとウィルにとっての朗報は、腸の生検を含む、きちんとしたセリアック病の検査を受け、食生活からグルテンをすべて排除すれば、再び妊娠可能な状態になれるということだった。そしてそれこそ、まさにフィオナとウィルに起きたことだった。ふたりは今、ふたり目の子の誕生を控えている。

では、グルテンを断てばすべて解決するのか?

セリアック病の典型的な症例には、遺伝要素がかかわっていると考えられている。この病気を抱える人の大部分は、ヨーロッパ系のあるタイプの祖先を共有していて、とくに〈HLA－DQA1〉と〈HLA－DQB1〉という2種類の遺伝子を持っており、これらがセリアック病の最有力容疑者だとみなされている。だが、こうした遺伝子やほかの山ほどの遺伝子を抱えている人のすべてが、のちにセリアック病を必ず発症するとは考えられていない。セリアック病にはスクリーニング検査がある。もっとも受けやすい検査は、抗組織トランスグルタミナーゼ〈IgA〉を測定する〈tTG-IgA〉検査だが、皮肉なことに、この検査を行って正しい結果を得るには、検査の前に多量のグルテンを摂取しなければならない。

診断には通常、患者の小腸から組織片を切りとって調べる組織生検を行う。しかし、さきほど言ったように、検査を行うには、グルテンを多量摂取しなければならない。セリアック病がよく知られるようになったとはいえ、フィオナのように、診断されずじまいになる人はあまりにも多い。その理由の1つは、この病気の症状がカメレオンのようにさまざまであることにあるのかもしれない。症状には、腹部膨満感から、鉄分欠乏による貧血、関節痛、疲労感、不安感、そしてフィオナのような不妊症までが含まれる。

ここまで読んだあなたは、28日間のDNA再起動プログラムでは、グルテンフリーの食生活をさせられることになるのだろう、と思ったのではないだろうか。

一言で言うと、答えはノーだ。

グルテンは世間でよく悪者扱いされ、セリアック病を抱える人にはまさにそのとおりだが、わたしは、グルテン不耐症ではない人たちがグルテンを含む食品をすべて排除してしまったら、日々の食生活からすばらしい栄養素を排除してしまうことになると信じている（詳しくは、第2のルール「エイジングを押し戻そう」をお読みいただきたい）。このことは、さきに説明したアミラーゼをつくるAMY1遺伝子の数が増えていった進化について考えると、とくに当てはまる。今日、複数のAMY1遺伝子を祖先から受け継いでいる人は、より多くの炭水化物を安全かつ健康的に食べられる能力を身につけていることに疑いの余地はない。

炭水化物は、全粒穀物などの多くの食物から摂ることが可能で、グルテンを含むものもある。しかし、あらゆる穀物がグルテンを含んでいるわけではない。たとえば、米、アマランサス、キヌアなどは、天然のグルテンフリー食品だ。ともあれ、グルテンにまつわるもっとも重要な疑問は、なぜ今日、これほど多くの人がグルテンに過敏になっているのか、ということだろう。

セリアック病の歴史

セリアック病は、近年になって生じた病気ではない。大麦や小麦の栽培が始まったのは、1万年以上も前からであるという専門家の見解を考えれば、それは納得できるだろう。食生活と遺伝子の適応という点から見ると、これはかなり長い年月である。

多くの穀物の栽培が最初に始まった場所は、いみじくも「肥沃な三角地帯」と名づけられた地域だ。現代のイラクからイスラエル、そして現代のエジプトにあたるナイル川流域のデルタ地帯までをカバーしていた広大な地域で、そこで栽培された穀物は、バビロニア帝国やアッシリア帝国をはじめとする世界の偉大な古代文明に、繁栄の糧となるカロリーを供給していた。

セリアック病のことを初めて記述したのは、今から1800年前ごろに現代のトルコに暮らしていたカッパドキアのアレタイオスという古代ギリシャ・ローマ時代の医師だった。アレタイオスはこの症状を「ケリアコス（*koiliakos*）」（「腹部に関する」ことを表すギリシャ語で、「腸の痛み」を意味した）と名づけた。患者が苦しんでいた症状を指したものだが、以来これは、気の毒なことに、セリアック病を持つ何百万もの人々にとって、まさにおなじみの症状になった。*

今日セリアック病は、世界の約1パーセントにあたる人々が抱える自己免疫疾患とみなされている。しかし、セリアック病とグルテンの関連性が確立されたのは、ようやく20世紀に入ってからだ。1950年に、オランダの小児科医ウィレム・ディッケが、この症状を持つ患者が厳格な食生活を送り、小麦やライ麦といったグルテンを含む食物を断つと症状が改善すること

＊カッパドキアのアレタイオスは、アレキサンドリアとローマの両方で施療していたと考えられている。セリアック病のほかにも、糖尿病と喘息の最初の症例を記録したとされている。

を示す博士論文を発表したのだった。

　なぜ一部の人がセリアック病を発症するのか明確なことはまだわかっていない。だが、わかっていることもある。その人の祖先が暮らしていた場所により——西ヨーロッパが遺伝的なホットスポットらしい——セリアック病のリスクが高くなるのだ。フィオナにも話したことだが、セリアック病に関連づけられている遺伝子はたくさんある。なかでも、〈HLA-DQA1〉と〈HLA-DQB1〉は最有力候補だ。それでも、こうした遺伝子を持つ人のすべてがセリアック病になるわけではなく、かかりやすい要因を持つ人がグルテンに接したときに症状を引き起こす環境要因が関与していると思われる。

　わたしは、拙書『迷惑な進化』*で、一般的な疾患の多くは、ある意味で〝恩恵〟でもあるという自説について詳しく述べた。たとえば、あなたが高コレステロール血症のような疾患にかかりやすくなる遺伝子を受け継いでいるとしたら、それは、あなたの祖先に何らかの利点や

DNA再起動のヒント【3】

グルテンを含む穀物類

1. オート麦（精製中にグルテンが混じる場合がある）
2. 大麦
3. カムート（コーラサン）小麦
4. 小麦
5. スペルト小麦
6. セモリナ〔デュラム小麦の胚乳部を粗挽きにしたもの〕
7. ファッロ小麦
8. ファリーナ小麦
9. フリーカ小麦
10. ブルグル〔小麦を半茹《ゆ》でにして砕いて乾燥させたもの。トルコの常食〕
11. ライ小麦〔ライ麦と小麦の交配種〕
12. ライ麦

保護を与えて、彼らを生き延びさせた遺伝子だったからだ。

では、セリアック病になることに利点などあるのだろうか？

じつは、ある仮説が提唱されている。西ヨーロッパの人々は、この病気の合併症の1つである貧血**になるために、セリアック病にかかる可能性が高いというのだ。一見すると、つじつまが合わないように思えるかもしれない。だが今では、ごくまれな例外を除き、あらゆる病原菌はあなたの体の鉄分を狙っていることが明確に判明している。この金属こそ、そもそも真菌性や細菌性の感染症にかかる理由なのだ。鉄分が体にあればあるほど、病原微生物の目には、おいしそうに映る（これについては

＊現代人に影響を与えている一般的な病気の多くが、なぜ、どのようにしてあなたの祖先を助けてきたのかについて興味がある方は、拙著『迷惑な進化――病気の遺伝子はどこから来たのか』（2007年、NHK出版）を読まれたい。
＊＊貧血は鉄分の欠乏で起こる。

DNA再起動のヒント【4】

グルテンを含まない穀物類

1. アマランサス〔ヒユ科の植物の種子〕
2. アワ、キビ
3. オート麦〔オーツとも呼ばれる〕（グルテンフリーの証明つきのもの）
4. キヌア〔南米原産のヒユ科の種子〕
5. 米
6. ソバ粉
7. テフ〔エチオピア原産のイネ科穀物〕
8. フォニオ〔西アフリカで栽培されるイネ科穀物〕
9. モロコシ〔ソルガム、コーリャンなどとも呼ばれるアフリカ原産のイネ科穀物。沖縄ではトーナチンと呼ばれている〕
10. 野生米（ワイルドライス）

のちほど詳しく説明しよう）。そのため、体が鉄分をうまく隠せれば隠せるほど、感染症にうまく立ち向かうことができるわけだ。

わたしは過去20年間にわたり、食事から摂る金属、とりわけ鉄のような重金属が体と健康に与える影響を調べてきた。そうした長い年月を経て、ついに研究の成果が、新たな抗生物質の発見につながったのである。それは、二十数年ぶりに開発された新たなクラスの抗生物質の最初のもので、〝スーパーバグ〟すなわちメシチリン耐性黄色ブドウ菌（ＭＲＳＡ）のような、従来の抗生物質が効かない細菌を標的にし、細菌が鉄分を取り込んで活用するのを阻止することによって効果を発揮する抗生物質だ。この抗生物質を発見したのちに、わたしは患者の診察をやめ、何百万という人々の健康と生活の質を向上させる可能性のある強力な臨床的介入手段の開発に時間とエネルギーを費やしてきた。

どうか信じてほしい。鉄分は非常に重要なのだ。14世紀以来、この鉄分のせいで、５０００万人以上のヨーロッパ人が、度重なる腺ペストに命を奪われてきたと考えられている。だが、全員死に絶えたわけではなかった。生き延びた人もいたのだ。そして、セリアック病で鉄分が欠乏していたことが、西ヨーロッパに住んでいた一部の人々の生存を助けるうえで小さな貢献を果たした可能性は大いにありうるのである。

コインの裏側――グルテンが問題にならないとき

小麦が体に問題をきたす疾患はセリアック病だけではない。くしゃみ、鼻水、頭痛は花粉症の症状だが、小麦アレルギーが原因の場合もある。これは体が、通常は無害な環境中の物質――この場合は小麦――に過剰反応し、それを異物として排除しようとする例の1つだ。

小麦アレルギーにかかる人がどれだけいるかについては判明していないが、アメリカでは、セリアック病の患者数よりは少ないと考えられている。小麦アレルギーを引き起こす免疫上の問題は、体が、小麦のタンパク質に対して免疫グロブリンE（IgE）抗体をつくりだすために起こる。ちょうど花粉、ほこり、ダニなどに対するアレルギーと同じように、この反応がさまざまな症状を引き起こすのだ。

もし小麦アレルギーにかかっているのかもしれないと思ったら、アレルギー専門医にかかって検査を行うことが重要だ。ただし、小麦アレルギーがあるとわかっても、セリアック病ではないことが判明したのなら、自分や家族の食生活をグルテンフリーに制限すべきではない。たとえば、ライ麦や、小麦を含まない穀物からなる全粒シリアルを食べればいいだろう。

だが、セリアック病でも小麦アレルギーでもないと診断されたのに、グルテンを食べると確かに症状が出るという無数の人々がいるのはなぜだろう？　わたしが患者、友人、家族たちから何度も聞かされたのは、グルテンを食べると症状が出る人は「非セリアック・グルテン過敏症（ＮＣＧＳ）」というレッテルを貼られるということだった。

じつはこれは、検査にまつわるさまざまな問題点を考えれば意外でも何でもない。とりわけ、セリアック病検査で陽性という結果を手にするには、何週間も、ときには何か月も前からグルテンを多量に摂りつづけることが必要になる。ともあれ、数年前まではちょっとした問題にすぎなかったことが、今では大流行している病になってしまった。そして、非セリアック・グルテン過敏症という呼び名を嬉しく思っていない人たちがいるのも確かだ。そもそも、レッテルを貼られて喜ぶ人などいないだろう。人々が求めているのは、実行可能な解決策だ。

セリアック病、小麦アレルギー、非セリアック・グルテン過敏症（ＮＣＧＳ）、さらには「過敏性腸症候群（ＩＢＳ）」の違いをわかりやすくするために、症状と原因を含めた表を掲載したので、ご覧いただきたい。

セリアック病、小麦アレルギー、非セリアック・グルテン過敏症（NCGS）、過敏性腸症候群（IBS）の違い

疾患	症状	診断方法	罹患率	原因
セリアック病	・腹部膨満感 ・胃けいれん ・下痢／便秘 ・鉄分欠乏による貧血 ・不妊症、反復流産 ・不安神経症と鬱病	・免疫グロブリンの血液検査 ・抗組織トランスグルタミナーゼIgA（tTg-IgA）検査 ・腸生検	・ヨーロッパ人の祖先を持つ人にもっともよく見られる ・全世界で1％の人が罹患していると考えられている	過敏な人が、グルテンを含む食品にさらされたときに起こる自己免疫反応
小麦アレルギー	・皮膚発疹／じんましん ・胃けいれん ・鼻づまり／鼻水 ・頭痛 ・消化不良 ・アナフィラキシー（まれ）	・皮膚プリックテスト ・小麦に対する免疫グロブリンE（IgE）抗体血液検査	・全世界で0.1％の人が罹患していると考えられている	小麦のタンパク質に対するアレルギー
非セリアック・グルテン過敏症（NCGS）	・腹部膨満感 ・胃けいれん ・ぼんやり感 ・アフタ性口内炎	・セリアック病と小麦アレルギーの除外診断 ・二重盲検グルテン検査	・判明していない	不明
過敏性腸症候群（IBS）	・胃けいれん／胃の痛み ・腹部膨満感 ・ガス ・吐き気 ・下痢または便秘あるいはその両方 ・頻繁な便通	・直接診断する方法はない	・20％ものアメリカ人がこの症状を訴えている〔日本では、研究によって異なるが、約6〜14％いると報告されている〕	不明

運のいいことに、非セリアック・グルテン過敏症というレッテルを貼られた人たちに起きていることについては、多くの研究が行われるようになってきた。この大規模集団は、セリアック病と小麦アレルギーを持つ人々の集団からは独立したものだというコンセンサスさえ、今や形成されつつある。では、食生活でこれほどの苦痛を味わっている人々が、セリアック病でも小麦アレルギーでもないとしたら、わたしたちが現在経験している食物耐性大流行の真犯人はいったい何なのだろう？

DNA再起動のヒント【5】

よくある注意すべき食物アレルギー源

1. 魚
2. 穀物——小麦など
3. 魚以外のシーフード——ハマグリ、カニ、ロブスター、エビなど
4. 種子類——ケシの実やゴマなど
5. 卵
6. ナッツ類——アーモンド、カシューナッツ、クルミなど
7. 豆類——ピーナッツや大豆など

5

石鹼を食べることの危険性

ここで、きょう何を食べたか振り返ってみよう。ヨーグルトは食べていないだろうか。マスタードのような香辛料は使っていないだろうか？

きょうのどこかの時点で、あなたが乳化剤を含む食べ物を口にした可能性はとても高い。乳化剤は洗剤のような特性を持つ一連の化学物質だ——石鹼のしゃれた呼び名だと思えばいい。食用以外の用途で使われる乳化剤のまたの名は、界面活性剤である。

乳化剤は、膨大な数の加工食品に使われている。材料を安定させ分離を防いでくれるので、食品の常温保存が可能になるのだ。実際、乳化剤の地雷を踏まずにスーパーマーケットの中央通路を通り抜けるのはほぼ不可能だ。

では、ヨーグルトの中に石鹼みたいな乳化剤がちょっと入っているとして、そのどこが悪いのか。

乳化剤が不健康をもたらしている可能性についてわたしが考えはじめたのは、患者の多くがアフタ性口内炎と呼ばれる慢性口内炎を抱えているのを目にしたときだ。

あるとき、高校の校長をしている60代のジェイムズという男性患者が、わたしにこんな話をした。息子とモンタナにフライフィッシングをしに行ったとき、荷物に歯磨き粉を入れ忘れた。すると、不思議なことが起きた。口内炎がすっかり消えた、というのだ。

だが口内炎は、家に帰って歯磨き粉を使いはじめると、またぶりかえした。口内炎はストレスの増加に関連づけられていることもあって、ジェイムズは、口内炎が消えたのはただの偶然で、モンタナで釣りをしていたときにはストレスから解放されていたため、口内炎が出なかったのだろうと思った。

それでも、万一いつもの歯磨き粉が犯人だった場合に備えて、近所のヘルスフード店に出かけ、もっと〝ナチュラルな〟ブランドの歯磨き粉を買ってみることにした。まずは手始めに、原材料の数が通常よりずっと少ないものを選んだ。この新しい歯磨き粉はあまり心地よいものではなかったが、果たして、口内炎は完全に消えたという。

この〝ナチュラルな〟歯磨き粉に含まれていなかった原材料の1つは、ラウリル硫酸ナトリウム（SDS）だった。この合成化学物質は洗剤のような化合物のグループに含まれる界面活性剤で、発泡剤として歯磨き粉に添加されている。そして、あらゆる洗剤がそうであるように、この物質は汚れをよくかき落とす。

だが、あるタイプの人々にとっては、あらゆるものをかき落としすぎてしまうのだ。

じつはわたしも、そうしたタイプのひとりだった。歯磨き粉を替えたら口内炎が消えたというジェイムズの話に驚いたわたしは、自分でもさっそく試してみることにした。そしてラウリル硫酸ナトリウムの含まれていない歯磨き粉を使いだしたら、一度も口内炎が出なくなったのである。

歯磨き粉に含まれるこうした成分の影響に関する研究は、小規模なものが少しはあるが、その結果は好悪さまざまだ。歯磨き粉のタイプと口内炎との関連性を見出したものもあれば、そうでないものもある。だが、本書を読んでいる方にはもうおわかりだろうが、ある人には問題なくても、またある人には問題になるという場合があるのだ。

研究の結果にばらつきがあることは意外ではない。なぜなら、研究対象者の遺伝形質を配慮せずに研究が行われることが往々にしてあるからだ。環境にある特定の化学物質の影響を、ほかの人より強く受ける人がいることは確かだ。このあと9章で見ていくように、アルコールは、遺伝形質が健康に影響を与えることを示す重要な例だ。1杯飲むたびに、心臓病のリスクが下がるか、あるいは、食道がんのリスクが上がるかは、あなたが持っている遺伝子によるのである。

このような理由で、DNA再起動プログラムは、個人の遺伝子を考慮に入れて考案されている。唯一無二の自分の遺伝子に合わせてものを食べるのは、ほんとうに重要なことだからだ。

ラウリル硫酸ナトリウムについては、知っておくべきことがもう1つある。それは、この物質が乳化剤としても使われていることだ。つまり、その洗剤のような特質のために、あなたの粘膜の表面をおおっている保護層が見事に剝《は》がされてしまうのだ。わたしやジェイムズのように敏感な人では、痛い口内炎ができてしまう。口内炎とラウリル硫酸ナトリウムとの関連性を調べれば調べるほど、わたしは、ほかの乳化剤もさまざまな健康被害をもたらしている可能性があると強く確信するようになった。

腸の保護バリア（腸粘膜だけでなく、腸の細胞間の密着結合も含む）が、炎症の阻止に欠かせないことについてはすでに明白な証拠がある。であれば、歯を磨くどころか、乳化剤を含む飲食物を飲み込んだりしたら、いったい何が起こるだろう？

乳化剤は永久追放

ここでハッキリさせておこう――わたしたちは、現代の食物に添加されている乳化剤を食べる能力など、遺伝的に進化させてきてはいないと。わたしたちは洗剤を食べられるようにするDNAなど持っていないのだ。だとすれば、過去50年間こっそり添加されてきた乳化剤の摂取が、わたしたちの腸に大損害をもたらして炎症を生じさせ、リーキーガット〔腸漏れ症候群〕などの問題を引き起こしているのではないだろうか？　ちょうど乳化剤がまぎれこんだ歯磨き粉のように。

腸に与える乳化剤の悪影響についてわたしがさらに疑念を深めたのは、2〜3年前に乳化剤犯人説を裏づけるエピソードに出くわしたときだった。

それは、アメリカでグルテンフリーの食事法を行っていた知り合いふたりが、それぞれヨーロッパ旅行に出かけ、そこで〝ズル〟をしたときに起きた。そのひとり、大学時代からの友人サマンサは、長年夢見ていたパリ旅行に出かけ、そこでアツアツの焼き立てバゲットを目にして、かぶりつきたい衝動をどうしても抑えられなかったという。もうひとり、同僚医師のジェイソンから聞いた話も、似たようなものだった。イタリアのナポリに行ったとき、ナポリピザを食べてしまったという。サマンサとジェイソンには、先に述べた非セリアック・グルテン過敏症（NCGS）があり、セリアック病と小麦アレルギーの検査結果は陰性だったものの、グルテンフリーの食事法をすると、なぜか症状が抑えられていた。

ふたりから詳しい話を聞いたとき、あるパターンが浮かび上がってきた。ふたりともこの〝グルテン違反〟をやらかしたとき、アメリカにいたときのように、ひどいしっぺ返しをくらうものと覚悟していたのだが、すばらしいことが起きたのだという。そう、何も起きなかったのだ！

ふたりは、明らかにグルテンを含む食べ物を口にしたにもかかわらず具合が悪くならなかったことが信じられなかった。じつのところ、驚いたのは、わたしも同じだった。とはいえ、具合がよかったのは、アメリカに帰るまでのこと。帰国してグルテンを含む食べ物を食べたふたりはひどく調子が悪くなり、ヨーロッパで症状が出なかったのは、きっとラッキーな偶然にすぎなかったのだろうと思っていた。

だが、このふたりの話が、わたしに考えるきっかけをもたらしたのだった。もし、ふたりの経験が偶然などではなかったとしたら?

頭に浮かんだのは、市販のパンなど、近年、工業生産されるようになった食物に含まれている乳化剤だ。こうしたものには、近所のスーパーマーケットで香ばしい匂いを放つ、手作りっぽい〝焼きたて〟パンも含まれる。だがそれらが健康的なパンであるとは限らない。伝統的につくられたパンとは違い、生地改良剤などに乳化剤がたっぷり含まれているからだ。

乳化剤を添加する理由は、パン生地作りとパン焼き工程をスピードアップさせるためだ。スーパーマーケットにとっては時間と費用の節約になる。乳化剤を使えば、たとえ冷凍の生地を数分前に焼いただけであっても、〝焼きたて〟の見掛けと匂いを与えることができるのだ。これはパンについてだけのことではない。今や、何百というほかの加工食品にも乳化剤が添加されている。わたしたちは、乳化剤という名の石鹸の海で溺れかけているのだ。

そのことに気づいたわたしは、ちょっとした実験をやってみることにした。まず、サマンサとジェイソンに、28日間にわたって、以前やっていたグルテンフリーの食事法を厳格に行うように頼んだ。

わたしの頼みを忠実に守ったふたりは、4週間のグルテンフリー食生活を送ったあと、少しは調子がよくなったものの、完全に健康的になったとは思えないという感想をよこした。次にわたしは、我が家に伝わる伝統的なパンのレシピをふたりに渡し、つくって食べるように頼んだ。それは、ふたりがヨーロッパで食べたものに似たパンのレシピで、乳化剤をまったく含んでいない。ふたりは、パン作りの試行錯誤を繰り返したあと、ついにその（乳化剤フリーの）パンを味わって、感想を伝えてきた。それは……とてもおいしいパンで、グルテンが原因だと誤って考えていた症状をまったく引き起こさなかったという。

以来2年ほど経つが、サマンサもジェイソンも、いまだに自家製のパンを食べている。それは、グルテンに満ちているが、乳化剤は含まれていない。そしてふたりともいたって健康だ。

では、何が起きていたのだろう？

わたしは、現在増加傾向にあるグルテン過敏症は、グルテンそのものとはまったく関係がなく、乳化剤によって引き起こされていると確信している。グルテンに関連してはいるがセリアック病と小麦アレルギーの検査では陰性になるという腸の問題を抱える人は、劇的に増えつづけている。間違いなく、過去50年のあいだに何かが変わったはずだ。

興味深いことに、グルテンには問題があるけれどもセリアック病でも小麦アレルギーでもない、という人の多くは、アフタ性口内炎を抱えている。これは、わたしがラウリル硫酸ナトリウムのような乳化剤入り歯磨き粉を使ったときに起こる症状だ。

パンやクッキーといったオーブンで焼いた食品を含め、多くの市販食品には乳化剤が含まれている。だが、かつてそんなことはまったくなかった。グルテンにまつわる最近の食物アレルギーの多くは乳化剤に原因があるとわたしが確信するのもそのためだ。乳化剤を含む食品を食べたり飲んだりすると、リーキーガット、炎症、そして腸内フローラの悪化という最悪の組み合わせが生じ、以前人々を健康に保ってくれていた食品に対して体を過敏にしてしまうのだ。

添加乳化剤を含む食品摂取の増加は、グルテンに過敏になっていると訴える人、および過敏性腸症候群（ＩＢＳ）を抱えていると訴える人の増加と完全に一致している。今や５人にひとり、すなわち６０００万以上ものアメリカ人がＩＢＳに一致する症状を抱えていると報告されており、その多くは、食品に含まれた乳化剤を知らずに摂取していることが原因だと、わたしは考えている。

自分の食べたものを振り返って、隠された乳化剤がなかったかどうか考えてみよう。きっと、グルテンが原因だとされる食物過敏症の多くを引き起こしていたはず

外食するときには、まさに悪夢のような経験をしたものでした。正式にセリアック病という診断を受けたわけではなかったのですが、グルテンを食生活から排除すると、少しは具合がよくなったんです。でも、症状が完全になくなることはなく、ひどく調子が悪い日もありました。それが今では、グルテンの問題は完全に過去のものになったんです！　乳化剤を食生活から完全に排除したら、食べたいだけグルテンが食べられるようになりました。あれほど長く苦しんだのがウソみたいです。それまで、乳化剤について聞いたことも、それがわたしの体にどんな害をおよぼしているのかも、ＤＮＡ再起動をやってみるまで知らなかったなんて……とても信じられません。

――アリソン（25歳）

だ。すでにDNA再起動プログラムを行って食生活から完全に乳化剤を排除した人々のあいだでは、驚くほど多くの人が食物過敏症を克服し、28日間のプログラムを終えたあとも、乳化剤フリーの食事法を喜んで続けている。

86ページに、あまり一般的でないものまでを含めた包括的な乳化剤のリストを掲載したので、あなたとご家族がDNA再起動プログラムを行うさいによく読んで、乳化剤を完全に排除するよう心がけてほしい。

あなたの人生を乳化剤フリーにすべき理由

第1のルール「自分の遺伝子に合わせて食べよう」の最重要項目の1つは、グルテンの問題を抱えているかいないかにかかわらず、乳化剤を含む食品を完全に排除することだ。例外は一切認められない、い、い、い、い。

次にやることは、少し痛みをともなうかもしれない。でも、やるだけの価値は充分にある。サマンサとジェイソンがやったように、まず家中から乳化剤を含むものをすべて追い払うのだ——そうすれば、夜中にムシャムシャやりたくなったときに〝うっかり〟乳化剤を口に入れてしまわないですむようになる。

これまでDNA再起動プログラムを実行した人たちは、これと同じリストを使って、乳化剤を含む飲み物と食品をすべて排除してきた。さらには、買い物に出かけるときにも、このリストを持ち歩いていた。

ただし、気をつけてもらいたいのは、たとえ消化系の問題を引き起こしている張本人が乳化剤に違いないと思ったとしても、長いあいだグルテンフリーの食生活を続けてきた人は、突然グルテンのドカ食いをしてはならないことだ。というのは、あなたの消化系が長年にわたる乳化剤摂取のダメージから回復するには、少なくとも8週間、もしかしたらもっと長くかかるかもしれないからである。

加工食品チェーンにどれほど乳化剤がはびこり、それに日々の生活がどれほどさらされているかを考えれば、腸の問題がこれほどまでの世界的流行をきたしているのもうなずける。さらに大きな問題は、市販のグルテンフリー食品が必ずしも乳化剤フリーとは限らないことだ。場合によっては、グルテンまみれの食品より、ずっと多くの乳化剤を含んでいることさえある！そのため、86ページに記載する「DNA再起動のための乳化剤追放リスト」をよく読んで、製品に違う種類の乳化剤を忍び込ませたり、コードや頭文字を使ったりして乳化剤を隠そうとする食品製造会社の裏をかく必要がある。

わたしたちはみな乳化剤フリーの食生活を送るべきだ。

ここで、乳化剤を自分の人生から追い出すきっかけとして、ちょっとした科学的モチベーションが必要な人のために、新たな研究を紹介しよう。

乳化剤はわたしたちを病気にする

のちに『ネイチャー』誌に掲載されることになる学術的な研究で、エモリー大学の研究者たちが、多くの市販食品に使われている2種類の一般的な乳化剤を調べることにした。比較的低濃度のカルボキシメチルセルロース（CMC）とポリソルベート80（P80）をマウスに与えつづけたらどうなるか見てみたのだ。

その結果は、まったく予想に反したものだった。それまでとても健康だったマウスは、乳化剤を与えられたあと、腸に軽い炎症を起こした。この2つの一般的な乳化剤は、米国食品医薬品局（FDA）から「一般に安全と認められる（GRAS）」食品というお墨付きをもらっていたにもかかわらず、だ。

ところで、これはかなりよくできた研究だった。というのも、研究者たちは、乳化剤をふつうのマウスに食べさせただけでなく、遺伝的に腸の炎症を起こしやすいマウスにも食べさせてみたのだ。そうすれば、ジェイムズのように炎症を起こしやすい遺伝子を持っている人たち（あなたもそのひとりかもしれない）が、乳化剤を食べるとどうなるかを予測することができる。その結果、どちらのグループのマウスも、腸の粘膜が荒れたが、炎症を起こしやすいマウスにはもっと悪いことが起きた。気の毒なことに、そうしたマウスのなかには、本格的な大腸炎を引き起こしてしまったものさえいたのだ。

さらにこの腸の変化は、意外な現象を引き起こした。腸が変化した結果、通常腸内に棲みついている微生物が、腸の内壁をおおっている細胞に危険なほど近づいたのだ。想像してみてほしい。列に並んでいるときに見知らぬ人がじりじり近寄ってきて、その熱い吐息が首筋に吹きかかってきたとしたら？　嬉しく思うだろうか？　もちろん、そんなことはないだろう。

この気の毒な腸の細胞がどんなふうに感じたか想像してみよう。ふつうは遠く離れたところにいるから危険はないと思っていた微生物が、こんな近くにやってきたとしたら？　どうやら、この不快な距離の近さが、さらに多くの炎症を引き起こしたらしい。マウスが病気になったのも当然だ！

こんな話を聞いたら、乳化剤を含む食べ物など二度と食べようとは思わないだろう——でも、ちょっと待ってほしい。まだ先があるのだ。

乳化剤はわたしたちを太らせる？
——炎症、リーキーガット、そして肥満

乳化剤の影響を調べた研究者たちを不安にさせたのは、マウスの腸内で保護バリアの役割をしている粘膜層が薄くなったためだけではない。乳化剤を含む食べ物や飲み物は、もっと意外なことをマウスの体内で引き起こしていた。乳化剤にそなわる洗剤のような成分が、腸の漏出

性を悪化させたらしいのである。

またの名を「リーキーガット（腸漏れ症候群）」という腸管壁浸漏《しんろう》症候群が進行しているときに、多量の微生物を抱えるようなことがいいわけはない。穴だらけのゴミ袋のように、リーキーガットは周囲を汚し、掃除するのは大変だ。おまけに漏れ出したゴミには腸の内容物が含まれていて、いましも血流に入り込もうとしている。まさに気持ち悪いことこのうえない。

さて、人生から添加乳化物を排除するには、まだ根拠が足りないと思っている人のために、この研究が見出したもう1つの結果を紹介しよう。

マウスは太ってしまったのだ！

乳化剤はブドウ糖のコントロールをメチャメチャにしてしまっただけでなく（メタボリック症候群のことを考えてみてほしい）、一部のマウスは空腹にさいなまされ、無我夢中で食べまくって、すごく太ってしまったのだ。唯一太らなかったのは、ひどい大腸炎にかかってしまったマウスだけ――あまりにも具合が悪くて、何も食べられなかったのかもしれない。では、乳化剤を与えられたマウスを空腹にさせた原因は、いったい何だったのだろう？

腸内フローラは、どうやってあなたを太らせたり痩せさせたりするのか

自分の腸内フローラ（腸内微生物叢）のことをよく知らなくても、ご心配にはおよばない。それを構成している微生物たちは、あなたのことをじつによく知っているからだ。人は、この世に生まれ落ちたときから、体をすみかにするさまざまな微生物を集めはじめる。とりわけ食べ物は、どんなタイプの微生物が腸内にすみつくかということに大きな影響を与える。

固有の微生物叢がある体内の部位は腸だけではない。体表や体内のさまざまな器官や部位にも、その場所独自の微生物の生態系がある——砂漠や山地や熱帯雨林の生態系が、それぞれどれだけ異なっているか想像してみてほしい。大部分の微生物叢は、あなたの人生を損なおうとする迷惑な侵入者を押しとどめ、あなたが健康に生きつづけられるようにしてくれる。一方、前にも言ったように、タチの悪い微生物の多くは、鉄分を奪いとるために、有益な微生物の森を伐採しようとする。

ときおり、体表や体内の環境を変えると意外な結果が生じることがある。たとえば、ブラジリアン・ワックス脱毛の大流行は、陰部の環境を激変させ、かつてそこに居住していたシラミをホームレスにしてしまった。この場合はよい結果に終わった。* だが、乳化剤の摂取による腸内フローラの変化については、誰も予想していなかった。今や、炎症と肥満に関しては、腸内

フローラが大きな役割を果たすことが最新の研究によって裏づけられている。

では、どうしてそれがわかったのか。

過去に行われた多くの実験により、ある種の微生物（たとえば、ビロフィラ属の細菌）が、腸の炎症と肥満の促進に関連していることは判明していた。さらに、先に述べたマウスに乳化剤を与える実験では、健康を増進させるバクテロイデス属の細菌〔善玉菌と悪玉菌のどちらにでも変化する日和見菌《ひよりみ》〕が減り、炎症を引き起こすプロテオバクテリア属の細菌〔大腸菌、サルモネラ菌、ビブリオ、ヘリコバクターなどの病気を引き起こす細菌〕が増えていた。

このマウス実験の研究者たちは、乳化剤による腸内フローラの変化が何を引き起こすかを調べるために、さらに調査を進めた。

何をやったかというと、低用量の乳化剤に慢性的にさらしたマウスの体内から微生物を採取して、乳化剤にさらしていないマウスのグループに移植したのである。すると、この微生物を移植されたマウスの腸内フローラに大きな変化が起きた。そして、微生物を移植されたこのマウスの腸内フローラを、それまで乳化剤フリーの食生活をしていた別のマウスにさらに移すと、これらのマウスも病気になり、太ってしまったのだ。

＊拙著『人はなぜSEXをするのか？――進化のための遺伝子の最新研究』（2010年、アスペクト）は、近年生じた多くの変化が、わたしたちの性的特徴にいかに影響をおよぼしたかについて検討したものだ。

この結果を見てわたしが心配になったのは、非常に低濃度の乳化剤でマウスが病気になったことだ。なんと、ある実験でマウスに与えられた餌に占める乳化剤の割合は、一部の人が毎日飲食している食物に占める割合の20分の1でしかなかったのだ！　しかし乳化剤が健康にどの程度の被害を与えているかを解明するには、まだまだ多くの研究が必要だ。

6000万以上のアメリカ人がIBSの症状を訴えている今、わたしは、米国食品医薬品局が腰を上げて、人々が毎日知らずに摂取している危険な乳化剤に対する「一般に安全と認められる（GRAS）」食品認定を見直すよう願っている。

だが、さらなる研究や政府機関が方針を変えるのを、ただじっと待っている必要はない。自分の健康を自らコントロールし、すぐに行動を起こすことはできる。なぜ待つ必要などあるだろう？

今こそキッチンに行って、あなたの人生から不必要な乳化剤を取り除こう。

消化系の問題を抱えている人たちや、IBSと診断された人たちは、乳化剤の摂取をやめたあとに症状がすぐ改善しなくても、どうかあきらめないでほしい。すでに述べたように、今まで行われた研究によると、長期にわたる乳化剤摂取による炎症の改善には8週間以上かかる場合があると考えられているからだ。それから、28日間のDNA再起動プログラムのあとに、グルテンを再び摂りたいと思う人は、わたしがサマンサとジェイソンに伝えたアドバイスを思い出してほしい。つまり、あせらずゆっくり行うことが必要だ。

さあ、あなたも乳化剤を捨てて、ＤＮＡを再起動する人生を歩みはじめよう。そうすれば、食べる量が減って体重が落ち、炎症がおさまり、血糖値が正常になり、リーキーガットも治ることが科学的な研究で示唆されている。

もし28日間のプログラムを実践しても、腹部膨満感、けいれん、下痢などの症状（ＩＢＳの症状だと考えられる）を抱えるようであれば、「ＤＮＡ再起動のための乳化剤追放リスト」に戻って、食べている食物の成分を細かく調べ、乳化剤が隠れていないかどうか徹底的にチェックしてほしい。

たとえあなたが、こうした消化系の問題を抱えたことのない運のいい人だったとしても、乳化剤フリーの生活は、重要で、やる価値のあることだ。なぜなら、乳化剤を摂っていると、気づかないうちに軽度の慢性的な腸の炎症を抱えてしまい、あなたにより多く食べさせ、太らせ、あなたの血糖値のコントロールを利かなくさせてしまう可能性があるからだ。これだけ多くの問題が生じるのに、乳化剤を食べる甲斐などあるだろうか？

DNA再起動のための乳化剤追放リスト

Eコード	よくある乳化剤	この乳化剤を含む食品の例
E442	アンモニウムリン脂質	動物性食品、乳製品
E482	ステアロイル-2-乳酸カルシウム	パン類・焼き菓子
E466	カルボキシメチルセルロース（CMC）	パン類・焼き菓子、卵白、乾燥ポテト
E407	カラギーナン	乳製品、パン類・焼き菓子
E472e	ジアセチル酒石酸	パン類・焼き菓子、サラダドレッシング
E488	エトキシ化グリセリン脂肪酸エステル	パン類・焼き菓子、乳製品
E412	グアーガム	乳製品
E322	レシチン	パン類・焼き菓子、チョコレート
E410	ローカストビーンガム（イナゴマメガム）	パン類・焼き菓子、乳製品、蒸留酒
E435	ポリソルベート（P60）	パン類・焼き菓子、サラダドレッシング、乳製品
E436	ポリソルベート（P65）	パン類・焼き菓子、乳製品
E433	ポリソルベート（P80）	パン類・焼き菓子、乳製品、揚げ油
E477	プロピレングリコール脂肪酸エステル	パン類・焼き菓子、乾燥ポテト
E481	ステアロイル-2-乳酸ナトリウム	パン類・焼き菓子、乳製品
E491	ソルビタンモノステアレート	乳製品、ココア
E420	ソルビトール	パン類・焼き菓子、人工甘味料
E472g	コハク酸モノグリセリド	パン類・焼き菓子
E473	スクロース脂肪酸エステル	パン類・焼き菓子、乳製品

〔Eコード（E番号）は、EU（欧州連合）地域内で使用する食品添加物に付与される分類番号〕

6

DNAが許してくれるなら乳製品を摂ろう

「DNA再起動のためのクラッカー自己診断テスト」で自分に合った炭水化物の摂取量を知り、食生活からすべての乳化剤を追放した今は、乳製品について考える絶好のタイミングだ。

大人になっても、牛乳を飲んで具合が悪くならない人には、「乳糖持続性（LP）」がある。これは、DNAに突然変異が生じ、LCT遺伝子に、乳糖（牛乳に含まれる糖分で、ラクトースとも言う）を分解する酵素「ラクターゼ」の生成を可能にさせたからだ。

今日生存している一部の人間を除き、すべての哺乳類では、赤ちゃんのときに離乳が完了するとLCT遺伝子がオフになる。その理由はもちろん、大人はふつう、赤ちゃんのための母乳を飲むようなことはしないからだ。

このことは、世界中の現代人の大半が、大人になって牛乳を飲むと具合が悪くなる理由を教えてくれる――牛乳に含まれている乳糖が分解できない乳糖不耐症だからだ。

乳糖は小腸でラクターゼによって消化吸収されるが、乳糖不耐症の人が牛乳を飲むと、小腸で消化されなかった乳糖が結腸に移行し、そこで腸内フローラによって徐々に消化される。ガスや膨満感が生じるのは、その時点だ。実際には結腸内の細菌が栄養たっぷりの乳糖を食べて水素ガスを発生させるためだが、それが〝風〟として、つまり率直に言えば「おなら」として体外に放出されるのである。そのため、牛乳販売委員会の宣伝にはだまされないようにしよう。牛乳は、今日生きている大部分の人の体にとって〝よいもの〟などではないのだ。

これこそ、世界の成人人口のまさに3分の2にあたる人にとっての、ショッキングな乳製品の真実である。

では、ほとんどの人が乳糖を分解できないのに、なぜ分解できる遺伝子突然変異を持っている人が存在するのか。それは、祖先が農耕生活を送り、牛乳を得るための動物を飼っていたかどうかにかかっている。そうした祖先の中には、生命をようやく維持できる単純な食物以外に、牛乳やその加工物から栄養素、脂質、炭水化物を得ていた人がいただろう。これはもちろん、腕のいい農場主なら誰でも知っているように、真冬などのとくに収穫物が乏しいときには、とりわけありがたいことだったに違いない。

人の遺伝子には、食べられるものと、そうではないものを決定する計り知れない能力がある。たとえば、ある種のＤＮＡを受け継いでいれば、乳糖不耐症を持って生まれた人がこうむる膨満感や胃の不調などに見舞われずにバナナサンデーを味わうことができる。

あとで詳しく述べるが、大人になってからも乳製品を食べられる能力は、食べられるものと食べられないものを決定づける遺伝子の力を示す好例だ。大人になっても働くLCT遺伝子を持っている人は運がいい。とりわけ、乳糖を含む食べ物が大好きな人なら。さきほど述べたように、LCT遺伝子は、乳糖を分解する酵素、ラクターゼをつくる情報を持っているからだ。

ただし、食べられるものを決めるのは、アイスクリームを食べて具合が悪くなるかどうかを決めるLCT遺伝子を両親から受け継いでいるかどうかだけではない。前にも述べたように、受け継いでいるAMY1遺伝子の数も、どれだけの炭水化物が食べられるかどうかを決める。遺伝子とは、そういうものだ——深く探れば探るほど、人々のあいだにある重要な違いがわかってくる。

牛乳を摂取しても何も問題がない人は、この地球上に暮らす幸運な少数派の一員だ。こうした運のいい人たちは、一握りしか判明していない突然変異の1つを受け継いでいる。この突然変異は、その人の祖先の人生のある時点で、生死を分けたことだろう。口にするものが牛乳しかなかったとき、この突然変異は、乳糖を消化するラクターゼをつくりだして、牛乳が飲めるようにしてくれたはずだ。

遺伝子に突然変異が生じた人物のひとりは、今から8000年前から1万2000年前、現在の東ヨーロッパに暮らしていた。興味深いのは、現在生きていて、ヨーロッパ人の祖先を持ち、牛乳を消化することができる人は、全員この人物の子孫であることだ。

大人になっても乳製品が食べられるというこの遺伝的能力は、世界の各地で見られるが、人々の集団内でこの突然変異が起きたときには、他の集団とは関係なく、まったく独自の突然変異として生じたものだった。乳糖持続性（LP）があるために大人になっても牛乳が飲めるようになる遺伝子の突然変異は、ごくわずかしか判明していない。だからこそ、祖先がどこに住んでいたかによって、現代に暮らすあなたが牛乳を飲めるかどうかがわかるのだ。

では、あなたはそうした人のひとりだろうか？

おそらく、自分が乳糖不耐症かどうかは、すでにご存じのことだろう。乳糖を含む食べ物を摂ったあとに、膨満感、胃のけいれん（とくにおへその周り）、下痢、ガス、そしてお腹がゴロゴロ鳴ることなどがあれば、乳糖不耐症である可能性が高い。もしそうであれば、これからの28日間には乳糖を含む食べ物を一切口にしないでほしい。

反対に、もし問題なく乳製品が摂れるようであれば、こうした食品を排除する必要はない。大人になっても乳糖を分解しつづける遺伝的方法を祖先があなたに授けたのは、理由があってのことだ。発酵させた乳製品（たとえばヨーグルトやケフィア〔ヨーグルトに似ているが乳酸菌に加えて酵母も含まれる〕）は、とりわけ強力なプロバイオティクス〔腸内フローラのバランスを改善して人に有益な作用をもたらす生きた微生物〕とプリバイオティクス〔プロバイオティクスの働きを助ける物質〕の摂取源だ。

このように、自分の遺伝的祖先が数千年にわたって食物を摂りつづけた方法を踏襲することは、賢い選択なのである。

問題が乳製品以外にある場合——またもや乳化剤登場！

消化系にかかわる問題の直接の原因が、乳製品に含まれる乳糖にあるのかどうかを見きわめるのは、必ずしも簡単ではない。乳製品が消化系の問題を引き起こす原因はほかにもあるからだ。たとえば、小麦アレルギーと同じように、牛乳に含まれるタンパク質に対するアレルギー反応が原因である場合もあれば、クローン病（炎症性腸疾患）のように、小腸と大腸の両方をおかす自己免疫疾患が原因であることもある。さらには、ある細菌が過剰に増えたときや、それより頻度は低いが、感染症にかかったときのように、腸内フローラのバランスが崩れたときにも乳製品を摂ると問題が生じる。

すでに見てきたグルテンの場合と同じように、乳製品による健康上の問題を抱える人は増えつづけている。この問題については、わたし自身もかつて直接経験したことがある。10代の若者だったころ、わたしはある種の乳製品を食べるたびに、腹部に刺し込むような痛みを感じるようになった。これだけ聞くと、牛乳に含まれる乳糖を分解して消化するラクターゼ酵素を体が充分につくりだせないという、よくある乳糖不耐症のケースだと思われるかもしれない。

だが、ちょっと戸惑ったことがあった。乳糖に満ち溢れたアイスクリームを、何の問題もなくおいしく食べられることもあったのだ。そうかと思えば、サワークリームを小さじ1杯食べただけで、ふいに調子が悪くなることもあった。通常の脂肪を含む牛乳をコップ1杯飲むのは平気だったが、あるブランドのチョコレート牛乳を飲んだときには、体を二つ折りにするほどの痛みに襲われた。どうやら原因は、わたしの体が乳糖を分解するラクターゼ酵素を充分につくりだしていないせいではなさそうだった。なぜなら、飲んでも平気だった全乳には、乳糖がたっぷり含まれていたのだ。かかりつけの医師からは「IBSの疑いがある」と言われた。

駆け出しの科学者を自称するわたしは、当時、この医師の曖昧な答えには納得がいかなかった。「疑いがある」では不充分だったのだ。そこで、高校の科学研究のテーマに、自分の食生活におけるこの謎をとりあげることにした。

症状を正確にリストアップするため、わたしは1か月間、食べ物日誌をつけた。だが、1か月かけてデータを綿密に調べても、はっきりしたパターンは見つからなかった。ただし、愛情を込めて「ミルク下痢」と呼んでいた症状がいつも出るのは、日曜の午後のようだった。

そして、ひらめいたのである。

日曜の午後というのは、わたしの家族がいつも両親の友人とともにブランチを摂っていた時間で、みな料理を持ちあい、分けあって楽しんでいた。当時は、ほとんどのアメリカ人が無理やり行っていた「脂肪フリー」ダイエットの全盛期で、両親の友人たちが持参した料理にもそんな風潮が反映されていた。なかでも乳製品は「脂肪フリー」の流行にもっとも影響された食品だったと思う。乳製品のラベルには「1滴たりとも脂肪分は含みません」などという文句が誇らしげに記載されていたものだ。

しかしわたしの両親が好んだのは、不純物が少なく材料もシンプルな、伝統的な食事だった。だからわたしも、ふだんの日は、日曜日のテーブルに並ぶ料理――研究所で行われた研究の結果にもとづいて科学的につくられたもの――よりも脂肪分が多く、より伝統的な方法で調理された料理を食べていた。そのため、わたしが脂肪フリー料理を食べるのは、レストランでうっかり頼んでしまったときか、日曜日のブランチに持ち込まれたものをついばむときだけだったのだ。

食べ物日誌を細かく調べた結果、具合が悪くなるのは、外食で乳製品を摂ったとき、あるいは両親の友人が毎週のブランチに持参した特定の料理を食べたあとだということがわかった。そこで、犯人は脂肪フリーの乳製品に含まれている何らかの添加物に違いないと思いはじめたのである。

この仮説を検証するため、わたしは、いつも日曜日のブランチに食事を持参していた両親の友人の家に行って、夕食を食べさせてもらえるように頼んだ。するとなんと、例のミルク下痢が週のさなかに襲ってきたのだ。ほぼ瞬時に襲ってくる腹痛は、その家で夕食をごちそうになったときにだけ起きた。

次にしたのは、食べた料理の材料をすべて見せてもらうことだった。わたしの症状はその家の料理を食べたときにだけ起きるという確信があったからだ。しかし、山のようにある食材のうち、どれが具合を悪くする犯人なのかは突き止められなかった。

突破口が開かれたのは、ある暑い日、高校からの帰り道に、喉の渇きをいやすため、コンビニに寄ってチョコレート牛乳を買ったときだった。飲んだあと、自転車に戻ってペダルをこぎはじめたとたんに、まずいことが起きたのがわかった。ほんとに、ほんとにまずい状況だった。ミルク下痢の襲来である。このチョコ味の殺人牛乳にはいったい何が入っていたのか。

翌日、わたしは前の日に買ったチョコ牛乳の成分を調べるため、コンビニに再び足を運んだ。成分表には次のように書かれていた——脱脂粉乳、ブドウ糖果糖液糖（異性化糖）、アルカリ処理したココア〔アルカリを加えて酸を中和したもの〕、コーンスターチ、塩、人工香味料、カラギーナン、ビタミンAパルミテート、そしてビタミンD。それらを1つ1つ綿密に調べたところ、聞きなれないものがあることに気がついた。これが犯人だろうか？

カラギーナンは、紅藻類から抽出される〝天然の〟化学物質で、利益率を上げたい食品製造会社や販売企業にとっては、なくてはならないものだ。EU加盟国の人々は、この物質を含む製品が厳しく制限されているため、ある程度まではカラギーナンの影響から守られている。たとえば、赤ちゃん用の粉ミルクにカラギーナンは含まれていない。

だがアメリカでは、この物質は加工食品界のすみずみに浸透し、靴磨きクリームからベジタリアン用ホットドッグ、チョコ牛乳、歯磨き粉、そしてアイスクリームやヨーグルトなどの数多くの乳製品まで、ありとあらゆるものに含まれている。カラギーナンがオーガニック粉ミルクにまで侵入していることには、思わずゾッとさせられた。

だからこそあなたも、どうか綿密に「DNA再起動のための乳化剤追放リスト」に照らして成分を調べ、カラギーナンや他の危険な乳化剤を含む多くの一般食品を避けるようにしてほしい。

カラギーナンがこれほどまで加工食品界に広まった理由は増粘剤《ぞうねん》として働くからだ。わたしはこれを「チープな食用糊《のり》」と改名したい。不自然に低脂肪・無脂肪の食品を製造しようとしたり、粉乳を使って原価の安い乳製品をつくり利益を上げようと目論んだりするときには、カラギーナンはほんとうに役に立つ。

天然のカラギーナンを含む紅藻類を軽く処理した食品には長い歴史があり、とりわけ、アジアとアイルランドでは伝統的に食べられてきた。だが、だからといって、それが誰にとっても安全であるとは限らない。自分独自の遺伝子と食生活について学んできたことを思い出してほしい。どんな人でも自分の遺伝子に合わせて――自分独自の遺伝子だけに合わせて――食べるべきであることを。一部の人には、遺伝的にカラギーナン過敏症になる傾向があるのだ。

では、なぜカラギーナンを摂ったわたしは不調に陥ったのだろうか？

じつは、カラギーナンには、かつて研究材料に使われていたという興味深い過去がある。たとえば1960年代後半、科学者たちは炎症性大腸炎のモデルをモルモットでつくりだせることを発見した。あるものを食べさせればいいのだ……何だかわかるだろうか？　そう、カラギーナンだ！　たっぷりカラギーナンを与えられた気の毒なモルモットの腸は、修復不能なまでに傷ついてしまった。

どこかで聞いたことがある話だと思われただろうか？　まだピンとこない人のために言うと、カラギーナンは乳化剤でもあるのだ。カラギーナンはあらゆる人の体に無害だ、などという話に丸め込まれないでほしい。ありがたいことに、わたしは人生の早い段階で、体調不良の問題を引き起こしているのは乳製品ではなく、コストをカットするための食品添加物だったことに気づくことができた。

カラギーナンが、あるタイプの人の腸を刺激する理由は、タチの悪い微生物のバイオフィルム（菌膜）に似ているからだとわたしは考えている。バイオフィルムは、微生物が安全で快適なすみかをつくるために出すネバネバ、ベトベトしたゲル状の粘液だ。魚飼育用の水槽表面に付着する、あのスライムみたいな緑色のバイオフィルムを思い出せば、どんなものかわかるだろう。カラギーナンは、こうしたバイオフィルムに似ることがあり、そうなると体は、微生物侵入の危険性が迫っていると思い込んでしまうのだ。

さらに、カラギーナンで体調不良に陥る人は、あらゆる乳化剤に対して通常より激しい反応を起こしやすくなるＤＮＡを受け継いでいる可能性もある。これは、前に紹介した乳化剤マウスの研究と一致する。マウスの中には、乳化剤を食べさせられたときに、ほかのマウスより具合が悪くなったものがいたことを思い出してほしい。

遺伝的な傾向はさておき、たとえ少量であっても、乳化剤の摂取は体や遺伝子によいとは思えない。膨満感、けいれん、下痢といった消化系の問題があるなら――乳糖不耐症、グルテン過敏症、過敏性腸症候群が原因であるように聞こえるかもしれないが――「DNA再起動のための乳化剤追放リスト」を再びチェックして、自分が食べている乳製品の成分の中に乳化剤が隠れていないかどうか、徹底的に調べてほしい。

食生活に乳製品を取り入れたいけれども、もしかしたら乳糖不耐症かもしれないと思っている人のために、乳糖を含む一般的な食品とその乳糖含有量を下の表にまとめた。どちらかというと

一般的な乳製品の乳糖含有量

乳製品	乳糖含有量(g)
パルメザンチーズ(1オンス〔約28g〕)	0.05
チェダーチーズ(1オンス)	0.5
ケフィア(1カップ〔約237cc〕)	0.5〜3
モッツァレラチーズ(1オンス)	1
ホエー粉末(100%)(30g)	1〜2
カッテージチーズ(1/2カップ)	3
ラクト・エイド牛乳(1カップ) 〔乳糖不耐症の人のための乳糖の少ない牛乳〕	3
リコッタチーズ(1オンス)	3
ヨーグルト(1カップ)	4〜18
ギリシャヨーグルト(1カップ)	9
ヤギの乳(1カップ)	10
牛乳―― 全乳、ローファット、無脂肪(1カップ)	12

と乳糖に過敏に反応するほうかもしれないと思っている人は、この表を見て、乳糖をわずかしか含まない食品だけを食べるようにしてほしい。

ある種のハードチーズ（硬ければ硬いほどいい）には、乳糖の含有量が少ないものがあり、乳糖不耐症の人であっても食べられることがある。そこでまずは、乳糖含有量が少なく、かつ密度が高い硬めのチーズから始めてみよう。もともと乳糖の含有量がもっとも少ないパルメザンチーズやチェダーチーズを少量摂るのは、手始めとしてよい考えだ。

もう1つの戦略は、祖先がやっていたと思われることをやることだ。つまり、発酵させた乳製品（ケフィアなど）だけを摂るようにするのである。そうすれば、プレバイオティクスやプロバイオティクスの恩恵をたっぷり得ながら、乳糖の摂取量を少なく抑えることができる。

7

鉄分を摂りすぎると

現代に暮らす人の大部分は、食事から鉄分を摂りすぎている。*と聞くと、ちょっと待ってくれ、と言いたくなるかもしれない。鉄分を多く摂るのは、いいことなんじゃないかと。

そう簡単には答えが出ないことは、第1のルールの最初に登場したトマスの話からも明らかだろう。鉄分は、最適な健康状態を保つためには必要だが、多く摂りすぎると、すぐに深刻な健康問題が頭をもたげてくるのだ。自分にどれだけの鉄分が必要であるかは、どんな遺伝子を受け継いでいるかに大きく左右される。

たとえば、遺伝性へモクロマトーシスという病気は、両親から受け継いだHFE遺伝子のDNAに特異的な変化が生じることによって引き起こされる。遺伝性へモクロマトーシスを持っている人の体は、いわば巨大な磁石と化し、日々口にする食物から可能な限り鉄分を引きつけ

＊ただし、生理中および妊娠中の女性は、体内の鉄分貯蓄量を上回る鉄分を必要とするため、この限りではない。

て吸収しようとする。
鉄分は、体を構成する多くの細胞機構を働かせるエンジンとして、また生命維持のためのヘモグロビンを充分につくる手段として欠かせない。しかし、体が必要とする鉄分の量を決めるのは、基本的に、あなたが受け継いだ遺伝子だ。遺伝性ヘモクロマトーシスのＤＮＡを受け継いでいる人は、ほかの人には長寿の元になる食事でも、それを食べると死に向かって体がゆっくり確実に錆《さ》びていく。

今日、遺伝性ヘモクロマトーシスを抱えているアメリカ人は少なくとも１００万人にのぼると考えられている。だが、その大部分の人はこの病気を持っていることさえ知らず、ステーキディナーを楽しんだりして、ゆっくりと死に向かって体を錆びさせているのだ。さらに悪いことに、現行の鉄分摂取に関する栄養指針は、まったく遺伝的な差異を考慮に入れていない。遺伝性ヘモクロマトーシスのある人がその指針に厳格に従ったら、深刻なダメージを受けかねないのだ。

たとえば、誰でも充分な量の鉄分を必ず摂れるようにするために――とりわけ女性は生理のときに鉄分が足りなくなる場合があるので――鉄分は小麦粉にまで添加されている。ラベルに「fortified（強化）」とか「enriched（栄養強化）」とか書かれていたら、鉄分や他の栄養素が添加されているということだ。

だが、強化された食品どころか肉さえもより多く摂るようになった今日では、鉄分の摂取量は大幅に増えている。過去50年間の鉄分摂取量は、倍になったとまで考えられているほどだ。そして、こと鉄分について言えば、食べすぎはトラブルの元になる。なぜなら過剰な鉄分が体内で大暴れして、炎症から疲労感、糖尿病、関節痛や筋肉痛、勃起不良、関節炎をはじめ、肝硬変まで引き起こしてしまうからだ。

遺伝性ヘモクロマトーシスを持つ人の場合、心臓、膵臓《すいぞう》、肝臓のような臓器が過剰な鉄分で満たされると、酸化ストレスが増加する。これこそ、体調悪化の原因だ。文字どおり体の内側から錆びはじめるのである。運よく遺伝性ヘモクロマトーシスを早期発見できた場合、治療は、食生活の改善により鉄分摂取量を減らすことと、瀉血《しゃけつ》療法、すなわち血を抜くことによって行われる。

錆びて死に向かうリスクを抱えているかどうかを見きわめるには、定期的な健康診断を受けるときに、3種類の簡単な血液検査を含めてもらうといい。もっとも高いリスクを抱えている人は、自然に鉄分が減る機会である生理もなければ妊娠もしていない人、つまり男性と閉経後の女性だ。

DNA再起動のヒント【6】

体内の鉄分が多すぎないかどうか調べたいときは、次の3種類の血液検査を頼もう

1. 全血球算定（CBC）、赤血球指数、および網状赤血球数検査
2. トランスフェリン飽和率
3. 血清フェリチン値検査

8
赤い肉は減らし、加工肉は排除しよう

牛肉業界によると、赤い肉〔前にも述べたが、白っぽい色のチキンやターキーではなく、赤い色をしているビーフ、ポーク、マトンやラムなど〕にはよいことが詰まっていることになっている。これらの肉は、タンパク質や、鉄分などの必須ミネラルを摂るには最適で、ささいな短所は1つだけ、すなわちあらゆるおいしいものの例にもれず、簡単に食べすぎてしまうことだけが問題だ、という。

もちろん、食べすぎの問題は、野菜でも起こる。たとえば、ニンジンジュースをせっせとつくってがぶ飲みしたあげく、ニンジンに含まれるβカロテンのせいで、体がオレンジ色に染まってしまった人もいる。

だが、体がオレンジ色に染まることと、がんになって早死にすることとは、まったく次元が違う。一言で言えば、赤い肉は死をもたらすのだ。もちろん、青酸カリを飲んでしまったときのようにコロリといくわけではなく、どちらかと言えば、ヒ素入り食品を飲んだり食べたりするのに似ている。摂れば摂るほど、死期が確実に早まるのだ。

赤い肉を食べすぎると困ったことになるのは、遺伝性ヘモクロマトーシスを抱えている人だけではない。現在広まっている加工糖の過剰摂取の場合と同じように、わたしたちの祖先が、現代人が口にするような量の赤い肉を食べていた可能性は非常に低い。そのため、DNA再起動プログラムでは、赤い肉の摂取を1週間あたり2サービング〔調理済みの赤い肉の場合、1サービングは2～3オンス（約57～85グラム）〕までに制限している。このプログラムでは加工肉も完全に排除している。ベーコンから、ビーフジャーキー、コンビーフ、ハム、ホットドッグ、パストラミ、サラミ、ソーセージまで、そして肉類の缶詰やランチョンミートもすべて禁止だ。

もし積極的にすべての赤い肉類を排除したければ、そうしてもかまわない。ヒトは他の肉食獣（完全に肉しか食べない哺乳類）とは異なり、解剖学的・生理学的に見て、赤い肉なしで充分やっていけるからだ。とりわけ、鶏肉や魚介類（魚介類を食べるほうがずっと好ましい理由については、のちほど説明する）を摂るなら、なおさらだ。

肉の制限は、難しいからやりたくない、と思う人もいるかもしれない。ほんとうに、簡単にはできないだろう。赤い肉が大好きな友人も、あなたの足をひっぱるかもしれない。だが、赤い肉の摂取を控えることは、たとえば、乳がんや大腸がんなどの治療よりずっと楽であることはわたしが保証する。

じつのところ、食べなければ生きていけないのは、赤い肉ではなく、果物や野菜だ（これについては第2のルール「エイジングを押し戻そう」で詳しく説明する)。

赤い肉が健康にもたらす影響については、科学者が探れば探るほど、より多くのネガティブな結果が出てくるようだ。米国がん研究協会と世界がん研究基金によると、現在その悪影響リストのトップは、大腸がんにかかるリスクだ。さらには、赤い肉の摂取との関連性が示唆されているその他のがんもたくさんある。そしてもちろん、心配なのはがんだけでない。心血管の病気や糖尿病、高血圧などが引き起こされる危険性もある。

赤い肉が体に与える悪影響の原因については、いくつか示唆されていることがある。その1つは、多量に赤い肉を摂取することによる腸内フローラの変化だ。DNA再起動プログラムの目標はいくつもあるが、その1つは、充分に食物繊維が摂れるようにすることだ。そうすれば善玉菌が増え、それが腸内フローラを望ましい方向に変えてくれる。こうした善玉菌の多くは腸の炎症を抑えて症状を軽減するだけでなく、腸壁にある細胞の食物源として使われる酪酸塩をつくりだしてくれる。

赤い肉を大量に食べると、腸内フローラが、肉に含まれている天然の物質カルニチンをトリメチルアミン-N-オキシド(TMAO)と呼ばれる毒性化合物に変えてしまうと考えられている。この化合物が心血管系に大損害をもたらすのだ。微生物がこのカルニチンをTMAOに変換する程度は、赤い肉を多く摂る人でより高くなっているように見受けられる。これも赤い肉の大量摂取を控えたほうがいい理由の1つだ。

肉を食べるとつくりだされる化学物質はほかにもある。多量のタンパク質を鉄分と混ぜると、たとえばN－ニトロソ化合物（NOC）と呼ばれる、あまり嬉しくない一連の化学物質が生成される。これは、腸に作用する非常に強力な発がん性物質だ。こんなことは、誰にとってもよいはずがない。

そしてもちろん、食肉生産現場における抗生剤使用の問題がある。過去50年間に食肉消費量は飛躍的に増えたが、それにつれて食肉生産現場で使用される抗生剤の量も大幅に増加した。食肉の価格も急激に下がった。その主な理由は、今日食肉が生産されている方法にある。食肉生産は本質的に工業化されてしまったのだ。真空パックに入れられたあばら肉のパッケージに描かれた絵――赤い小屋の前で生産者に愛情たっぷり体をなでてもらっている1頭の牛――は、あらゆる意味で完璧なでっち上げだ。

人々が食べている牛や豚の大部分は、おそらく倉庫のような飼育小屋から一歩も外に出たことはなかっただろう。赤い小屋の外で、小麦の茎を噛んでいる飼い主と一緒に立つ姿など、彼らにとっては熱に浮かされた妄想でしかない。

DNA再起動のヒント【7】

赤い肉の摂取は1週間に2サービング（約114〜170g）まで。加工肉は全面禁止

赤い肉はタンパク質の優れた食物源ではあっても、がんや心臓病のリスクを高める危険性がある。そのためDNA再起動プログラムでは、赤い肉の摂取を1週間あたり2サービング（肉の場合1サービングは、約57〜85g）までに制限している。プログラムをやるあいだ、加工肉は一切禁止だ。

なぜ家畜たちが熱に浮かされているかというと、食肉生産の工業化は、牛や豚の飼育の利益率を高めるものの、最終的に人々が食べることになる動物にかなりの生理的負担を強いるからだ。つまり、簡単に病気になってしまうのである。その結果、頻繁に感染症が広まり、病気になった動物たちは食卓に載せるには適さないものになる。もちろんそうなると、食肉生産者は利益を失うことになる。

食肉産業が抗生剤を使いはじめた理由の1つはそこにある。もう1つの理由は、抗生剤が動物の発育を促すためだ。同じ量の餌で、より体の大きな動物が手に入るので、抗生剤の使用は最終的に生産者の利益を向上させる。

だが、こうした恩恵が、わたしたちの健康と幸せを犠牲にして得られたものだとしたら？

今日のアメリカ人は、赤い肉をより大量に食べることで自らの食生活に害をおよぼしているだけでなく、気づかないうちに、「スーパーバグ」すなわち多剤耐性菌を生み出すうえで、重要な役割を果たしてしまっている。わたしがそのことをよく知っているのは、過去数十年間、スーパーバグの感染症と闘う新たな手段の研究に身を捧げてきたからだ。医師かつ科学者として、現在の抗生剤が新たなスーパーバグにまったく太刀打ちできないことに気づいたわたしは、現在そこにあり、さらに新たに浮上しつつある脅威に対抗できるような新しいタイプの抗生剤を発見することに研究の焦点を合わせてきた。

だが、こうした努力も、食肉生産者が人々の健康を犠牲にして自らの利益を追求するために、わたしが開発した抗生剤を動物に与える許可を手に入れてしまえば、すべて水の泡になってしまう。ありがたいことに、食肉生産者が抗生剤を使用する権利を制限しようとする動きはある。だが、たいていの場合、それはあまりにも不充分で遅きに失していると言わねばならない。今まで何も手を打ってこなかったせいで、数多くのキラー微生物がすでに生まれてきてしまっているのだ。

これで、赤い肉の事実は嫌というほどわかったと思う。どうか赤い肉の摂取は、DNA再起動プログラムの指示に従って、1週間あたり2サービング（約114～170グラム）までに抑えてほしい。

9 DNA再起動のためのアルコール適正摂取量の目安

さて、自分の遺伝子に適した人生に乗り出す門出をぶくぶく泡立つ液体で祝う前に、大事な問題を1つ片づけておこう。自分にとって、ひいては自分の遺伝子にとって適切なアルコール摂取量とはどれぐらいだろうか？

この疑問に答えるために、わたしは遺伝的に適切なアルコール摂取量がわかる遺伝子自己診断テストを編み出した。このテストを行うには、おそらく今まで気にもかけてこなかった体のある部位のことをよく知っておく必要がある。次に行う自己診断テストの結果には、医学界でもっとも恐れられている種類のがんにかかるリスクを大幅に軽減してくれる威力がある。

ではこれから、あなたの耳垢《みみあか》に潜む遺伝的情報と、それを使って健康を最大化する方法を科学的に解き明かしていこう。

お酒は耳垢のタイプに合わせて飲もう

本書をここまで読んできた方は、ほかの人に比べてアルコールをよりよく分解できる遺伝的能力を持つ人がいると聞いても、もはや意外には思われないだろう。もしかしたら、人間にそなわるこの遺伝的な気まぐれについては、遺伝的祖先が違う友人と1~2杯（あるいは3杯かもっとかも！）やったときに、すでに気づいていたかもしれない。そう気づいたあなたは正しい。すべての酒飲みが平等につくられているわけではないのだ。

アルコール処理能力の差の主な原因は、ご想像どおり、受け継いだ遺伝子にある。じつに、この遺伝子は、厄介な二日酔いにかかりやすいかどうか、などということよりはるかに大きな影響を体におよぼしている。なぜなら悲惨ながんをもたらす危険性があるからだ。

あなたには、遺伝子に合わせて「食べる」ことだけでなく、「飲む」こともやってほしい。そのために、あなたの祖先が世界のどの地域からやってきたのかが簡単にわかる遺伝子自己診断テストを考案した。これは今日の世界ではとても重宝するテストだ――とりわけ、遺伝的に異なる祖先が複数入りまじっているアメリカのようなところでは。

さて、今言ったように、祖先から受け継いだ遺伝子は、その人のアルコール分解能力に大きな影響を与える。たいていの場合アルコールは、次ページの図に示すように2段階のプロセスを経て分解される。エタノールという形のアルコール（どんなアルコール飲料も、究極の成分はエタノールだ）が、まずアセトアルデヒドに分解され、最終的に酢酸に分解されるのだ。

では、アルコールの解毒メカニズムに潜む複雑な遺伝的要素を、なぜ気にかけなければなら

体内で生じるアルコールの解毒プロセス

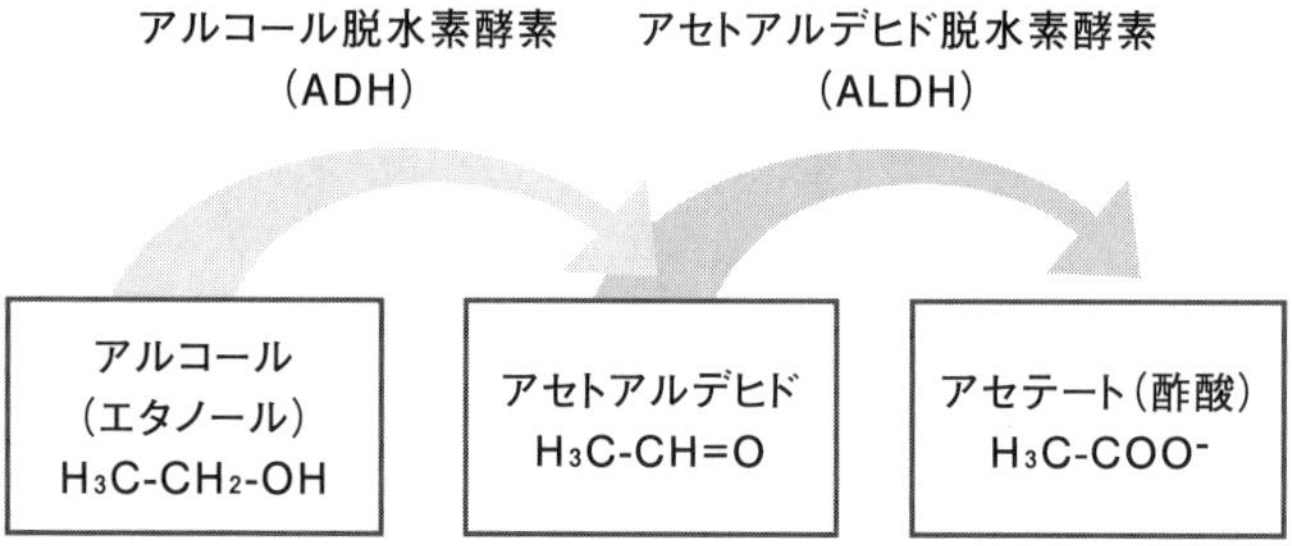

ないのか？　その答えは、自分が受け継いだＤＮＡは、次の１杯の赤ワイン（でなくてもいいが）が、心臓にいいものになるか、または世界最悪のがんにかかるお膳立てをするかを決めるからだ。

食道扁平上皮がんは、口内と喉の表面をおおっている細胞にＤＮＡの変化が生じることによって起こる。このタイプのがんの生存率はよくない——５年生存率はたったの15パーセントだ。

口内と食道の表面をおおう細胞ががん化する理由は、アルコールそのものが遺伝子を変質させるからではない。アセトアルデヒドを簡単に無毒化する遺伝的メカニズムを持たない人の体内で、この毒物が蓄積してしまうからだ。

アセトアルデヒドが蓄積してＤＮＡに突然変異を起こす部位は喉だけではない。ある特定の遺伝子を祖先から受け継いでいる人は、マティーニをするたびに、アルコールが体内で何千本ものナイフになり、それがＤＮＡ

をずたずたに切り裂くことになる。この裁断が、がんに至る突然変異を引き起こすのだ。

それなら、なぜ米国心臓学会（AHA）などの団体は、男性にも女性にも毎日アルコールを飲むように勧めているのだろうか？　じつのところ、それは、数多くの優れた科学的根拠にもとづくすばらしいアドバイスだ――少量のアルコール摂取は、明らかに心臓にいい。だが、この声明には1つだけ重大な問題がある。米国心臓学会は、あなたの医師をはじめ、長年にわたり健康と食生活のアドバイスを与えつづけてきたあらゆる人と同じ間違いを犯しているのだ。すなわち、こうした人たちは、あなた独自のDNAをまったく考慮してこなかったのである。

これは、よかれと思ってやったことが、かえって害をもたらしてしまう例の1つだ。ことDNAとそのふるまいについて言えば、あなたはほかの誰とも全然違う。体がアルコールを処理する方法においてもっともよく見られる差異には、ALDH2遺伝子がかかわっている。たとえば、〈ALDH2*2〉という遺伝子を1個抱えて生まれただけで、あなたはアルコールを摂取すればするほど食道扁平上皮がんの発症リスクを高めてしまう何億人ものうちのひとりになる。

自分や知り合いにとってアルコールが害をおよぼすことになるかどうかを知るには、簡単な方法がある。酒を飲むと顔が赤くなるかどうかを見るのだ。なぜなら、顔が赤くなるのは、アセトアルデヒドが蓄積して、ヒスタミンを遊離させたからだ。

でも、この方法は完璧ではない。というのも、みながみな、酒を飲むたびに必ず顔が赤くなるとは限らないうえ、リスクをもたらすほかの遺伝子も関与しているからだ。それでも、あなたは知りたいと思わないだろうか？　2杯目、3杯目に手を出すとき、自分はDNAをずたずたにしようとしているのではないか、と。

DNA再起動プログラムのためにとくに考案した検査法により、間接的な手段によってあなたに最適なアルコール摂取量を見きわめるお手伝いをしようとしているのもそのためだ。でもそれには、今までおそらくあまり考えたことがなかっただろうことについて、少し話をしなければならない。いわゆる「耳くそ」、つまりあなたの耳垢《みみあか》〔医学用語としては「じこう」と読む〕のことだ。

人は、2つのタイプの耳垢のいずれかを持って生まれてくる。耳垢を調べるようなことは、ワクワクするような経験とはとても言えないが、自分の遺伝的な祖先を知るうえで重要な手がかりをもたらしてくれる。耳垢をつくりだすのは、外耳道にある腺だ。

アメリカ人の場合、湿ったタイプの耳垢を持つ人は、ヨーロッパ系かアフリカ系の子孫である可能性が高い〔日本人の場合は湿性耳垢を持つ人は16パーセントほどおり、もともと日本にはこのタイプの耳垢を持つ縄文人が居住していたためだと考えられている〕。湿ったタイプの耳垢は、ふつう黄色っぽかったり、茶色っぽかったりしていて、かなりねばっこい。一方、乾いた耳垢タイプの人は、東アジアに暮らしていた人が祖先に含まれている可能性が高い。乾いたタイプの耳垢はふつう、乾燥した薄い膜の層をはがしたような見かけで、色もやや薄い。

遺伝学では、湿性／乾性のいずれかしかない耳垢のように、2つのタイプのどちらかしかとらない形質のことを、2値（バイナリ）形質と呼ぶ。人が究極的に受け継ぐ耳垢のタイプを決める遺伝子がＡＢＣＣ11であることがわかったのは、２００６年という、ごく最近のことだ。耳垢を調べてどちらのタイプを受け継いでいるかを見きわめれば、自分の遺伝的祖先について知ることができる。じつは耳垢は、自分にとって最適なアルコール摂取レベル以上のことを教えてくれる鍵だ。

では、さっそく始めよう！

この遺伝子自己診断テストでわかるのは、自分に適した1週間あたりのアルコール量だ。それを知るには、綿棒2本と紙1枚でこと足りる。

では、いよいよ綿棒を手にとって、慎重に両耳を掃除しよう*（それぞれの耳につき1本ずつ綿棒を使うこと）。そのあと、両方の綿棒を白い紙の上に置き、汚れた綿棒の先を紙の上でトントン軽くたたく

それは僕と妹にとって悪い冗談みたいなものでした。未成年だったとき親に隠れて飲みに行くと、顔が真っ赤になってしまうので必ずバレてしまったんです。大学でもいつも友愛会の仲間に「アジアン・フラッシュ」〔飲むと顔が赤くなること。アジア人に多いためそう呼ばれる〕は酒が飲めない印じゃなくて、ただ顔が赤くなるだけだ、と言い訳をしなければなりませんでした。そのうち、飲み会の前に抗ヒスタミン剤を飲めば、あまり赤くならないことがわかりました。でも、酒を飲んで「赤面」するのは、ビールを１杯飲むたびに、がんのリスクが高まるサインだったなんて、ＤＮＡ再起動プログラムをやるまで全然知りませんでした。それも、綿棒を２本使うだけでわかるとは！　今では、酒はほとんど飲まないようにしています。

——ピーター（42歳）

か、こすりつけるかしよう。

さて、自分の耳垢をじっくり見てみよう。色はどうだろうか？　質感は、湿ってネバネバしているだろうか？　それとも乾いていて、膜がはがれたような感じに見えるだろうか？

アルコールの摂取能力について耳垢が教えてくれること

乾いたタイプの耳垢の持ち主だったら、あなたの祖先は東アジアに住んでいて、アルコールを大量には飲んでいなかった可能性が高い。なぜ、ほかの集団に比べて、アルコールをより多く摂取できる遺伝子を持つ集団が存在するのかについては、わたしが上梓した最初の本『迷惑な進化――病気の遺伝子はどこから来たのか』をお読みいただきたい。

一言で言えば、それは、人々が大きな町や都市で暮らすようになるにつれ、水の摂取源が病原微生物に汚染されるようになったことに原因がある。つまり、そのような汚染水を飲みつづけていたら、タチの悪い水質汚染による感染症で命を落とす危険性が生まれたのだ。

このような状況下、あなたの祖先が活用できた素朴なサバイバル戦略は次の2つのいずれかだった。
1　汚染されていない低濃度のアルコール飲料、または希釈したアルコール飲料を飲む。
2　水を沸かし、お茶を煎じて飲む。

あなたの祖先がどちらの戦略をとったかによって、今日あなたがどれだけのアルコールを安全に飲めるかが決まった。2番目の戦略を選んでお茶を煎じた人たちは、アルコールの処理が得意ではない遺伝子を抱えることになり、乾いた耳垢を持つことになった可能性が高い。というのは、このグループは、〈ALDH2*2〉遺伝子も受け継いだと考えられるからだ。このことは、さらにアルコール摂取を控えるべき理由になった。実際、遺伝的に食道扁平上皮がんにかかるリスクが高い人は、アルコール摂取量を減らすだけで、この病気にかかるリスクを半減させられると考えられている。ただし、乾いた耳垢を持つ一部の人々をがんにかかりやすくさせるのは〈ALDH2*2〉遺伝子だけではない。乾性と湿性の耳垢の違いには、ほかの遺伝子もかかわっているからだ。

そのため、もしあなたの耳垢が乾いたタイプだったら、遺伝の面からの予防策として、飲酒はやめることをお勧めする。ただし、これはすべての人ができる予防策とは言えないだろう。そこで、どうしてもアルコールを飲みたい人は、最大限譲歩できるアドバイスとして、アルコールの摂取を1週間あたり、男性では3杯、女性では2杯までに限ることをお勧めする。

＊綿棒を使って耳を定期的に掃除することは、通常勧められない。この遺伝子自己診断テストのために綿棒を使うさいには、細心の注意を払って耳に入れるようにしてほしい。

注意してほしいのは、これは決してガブ飲みの許可ではないということだ。自分のアルコール適正摂取量をいっぺんに使い切ってしまうようなことはしないように！　許された量のアルコールを、1週間均《なら》して飲むことが必要だ。なぜならガブ飲みは、乾いた耳垢に関連する遺伝的背景を持つ人には、さらなる危険因子になるからだ。

最後の動機付けとして、ある研究を紹介しよう。2015年にアメリカ人類遺伝学会の年次総会で発表されたこの研究は、アルコールの大量摂取と、遺伝子の老化兆候に関連性を見出している。つまり、アルコールの大量摂取は、遺伝子の早期老化を引き起こす可能性があるのだ。

だが、もし耳垢が湿ったタイプだったとしたら、あなたの祖先は、毒性の影響をあまり受けずに大量のアルコールが飲める遺伝的手段をもたらしてくれたことになる。そのような人は、アルコールが心血管に与えてくれる明らかに良好な恩恵を最大にするために、男性ならば1日あたり2杯まで、女性は1日1杯まで飲

DNA再起動のためのアルコール適正摂取量の目安

湿った耳垢タイプの人	乾いた耳垢タイプの人
男性 1日あたり1～2杯	男性 1週間あたり2～3杯
女性 1日あたり1杯	女性 1週間あたり1～2杯

酒していい。

耳垢のタイプを問わず、女性に勧めるアルコール適正摂取量が男性より少ない理由は、アルコールを摂取すると女性ホルモンの分泌量が増え、乳がんを引き起こす危険性があるからだ。

DNA再起動の要点

第1のルール——自分の遺伝子に合わせて食べよう

①「DNA再起動のためのクラッカー自己診断テスト」をやろう。

自分に最適な「炭水化物許容摂取カテゴリー」を見きわめよう。カテゴリーは、DNA再起動のためのクラッカー自己診断テストの結果に応じて、「最大限」「ふつう」「要制限」の3つに分かれる。

②自分に最適な「炭水化物許容摂取カテゴリー」に応じて、1週間あたりの炭水化物コスト手当額を見きわめよう。

52ページの図表に照らして、自分に合った脂質、タンパク質、炭水化物のバランスを見きわめよう。

③食生活から、あらゆる清涼飲料水、野菜ジュース、フルーツジュースを排除しよう（ただし、毎日摂るレモンまたはライム汁は除く。これについては第2のルールで説明する）。

④甘味添加物は（天然だろうが人工のものだろうが）一切禁止。ただし、1日小さじ2杯までのハチミツは摂取してもよい。

⑤台所の戸棚とあなたの人生から、あらゆる乳化剤を追放しよう。

86ページの「DNA再起動のための乳化剤追放リスト」を参考にしよう。

⑥発酵乳製品を摂ろう。

もしあなたのＤＮＡが、ヨーグルトやケフィアのような発酵乳製品の摂取に合っているなら、少なくとも1週間に1度はそれらを摂ろう。

⑦男性および閉経期の女性は、血液中の鉄濃度を検査しよう。

⑧赤い肉は少なくし、加工肉は食べないようにしよう。

赤い肉の摂取は、1週間に2サービング（約114〜170グラム）以下にしよう。加工肉は一切食べないこと。

⑨綿棒を使ったアルコール適正摂取量テストをやろう。

自分にとって最適な1週間あたりのアルコール適正摂取量を見きわめ、それを守ろう。

PART 2

DNA再起動

第2のルール

エイジングを押し戻そう

DNA RESTART

死の淵から蘇った老被験者、DNAをも蘇らせる

78歳になるロバートはとても若々しい。誰もほんとうの歳をあてることができないので、いつも財布から運転免許証を取り出して見せては、相手を驚かせて楽しんでいる。

だがその写真に写っている顔を見ると、たった5年前に撮ったものなのに、まるで別人のように老けて見える。というのも、ロバートの変身は、ほんの半年前に始まったばかりだからだ。きっかけは軽度の心臓発作だった。本人によると「椅子にケツを載っけつづけた人生」のせいで、そんなことになったのだという。

ロバートに初めて会ったのは、もう15年も前のことになる。当時神経遺伝学の研究をしていたわたしのところに、実験参加者のひとりで驚くほど広い人脈を持っていたロバートが、研究に参加する健康な高齢者を大勢連れてきてくれたのだ。

ロバートは今から半年前に、発作を起こして一度死の淵に立った。運よく生還した彼は、さらに人生を続けるチャンスを与えられたその機会に、たとえどれほど大変であっても、本気で自分のライフスタイルを変えようと決心した。

彼が最初にやったのは、わたしにメールを送ることだった。件名は「プレーバック・タイム」。こちらから電話をすると、ロバートはこう切り出した。「先生、あんたの脳に関する遺伝研究のためにDNA提供者をいっぱい連れてってあげたこと、覚えてるかい？」

「もちろんさ。忘れようと思っても忘れられないよ」わたしは答えた。

「じゃあ、頼まれてくれないかな。心臓発作を起こしちまったんで、人生をやり直したいんだ。もう手遅れかもしれんが」

こうして、わたしはロバートにDNA再起動プログラムを実践してもらったのだった。彼が夢中になるのに時間はかからなかった。

「あんたのモルモットになるのは最高の気分だね！」

これが、最新の科学と遺伝子研究を自分の生活に適用しはじめたロバートの最初のフィードバックだった。彼はまず、第1のルールにある遺伝子自己診断テストをやった。その結果、自分の遺伝子に適した割合で炭水化物、タンパク質、脂質を摂ることができるようになった。

だが彼がもっとも熱心に取り組んだのは、本章で説明する運動プランだった。ロバートは、最低10分間の高強度運動（ロバートの年齢に合ったもの）を週3回、それに加えて、10分間の抵抗運動（筋力トレーニング）も毎週3回行った。高強度運動と筋トレを日替わりで毎日熱心に行ったので、「オフの日」（運動をしない日）はたった1日しかなかった。

隔日の高強度運動には、自宅近くの公民館のジムで、泳ぐかランニングマシンをやった。筋トレについては、近所に住むフィットネス・インストラクターが、DNA再起動プログラムを行うあいだ手助けしようと申し出てくれた。28日後、わたしはロバートに、どんな具合だったかと尋ねてみた。

「一番びっくりしたのは肌だね……前は、垂れ下がってブラブラ揺れてたんだがね。今じゃ、ひげを剃るときに違いがわかるよ。前みたいにブヨブヨしてない。張りが出てきた」

信じられないだろうというように、ロバートはわたしの手をとって、自分の首の皮膚をひっぱらせてみせた。

「最初に気づいた変化は、ちょっとしたことだったね」と彼は続けた。「ここ数年間、自分で瓶のふたを開けたり、重いものを持ったりするのはやめてたんだ。そうする力がなかったから。でも、DNA再起動プログラムを続けるうちに、もうできないと思っていたことができるようになってきた。よく眠れるようにもなったよ……。先生も知ってるだろ、来月には79歳になるっていうのにさ!」

DNAの健康と長寿

最新の遺伝子研究で判明したもろもろの複雑なことは、じつは一言に集約できる——DNAをいたわればいたわるほど長生きできるのだ。

長年生きているうちに、わたしたちはみな何らかのタイプのダメージを遺伝物質に溜め込んでしまう。そしていったんそうなったら、押し戻すことは決してできない……ように見えていた。今まで、このような遺伝子の変性は人生に必然的に起きる避けられない出来事だと考えられてきたのだ。

だが事実はそれとは正反対だ。今では遺伝子の老化を押し戻す可能性さえあることがわかっている。そこで、ＤＮＡ再起動プログラムでは、最新の研究とわたしの研究結果にもとづいて、あなたが遺伝的に受け継いだものをよりよいたわれるように支援していく。それが第２のルールの目標だ。これからあなたは、自分の遺伝時計の針を巻き戻す準備をしていくことになる。

この目標を達成するには、２つのことをやらなければならない。まずは、ＤＮＡを老化させるダメージを、現在判明している科学に沿ってできる限り未然に防ぐこと。そして２つ目は、自分にそなわるアンチエイジング・システムを強力に活性化させることだ。

遺伝子の老化を防ぐことについては、損傷と修復のバランスをとることが必要になる。そして、修復を促すことは、損傷を未然に防ぐのと同じくらい大切だ。なぜＤＮＡの修復を促し、損傷を防ぐことが大事かというと、ＤＮＡの損傷が増えれば増えるほど、老化が速く進むからだ。

ありがたいことに、遺伝学の世界では一見してそうだと思ったことがそのとおりであるとは限らない。今では、わたしたちの遺伝情報は想像以上に頑健で、復元力や可鍛性をそなえていることがわかっている。

とどのつまり、もし「健康になる」というあなたの目標に「減量」と「長寿」が含まれるのなら、自分のDNAパッケージを丸ごと今よりずっと手厚くケアすることが必要になるのだ。
この第2のルールで扱う重要なコンセプトを式に示すと、次のようになる。

A（DNA修復＋抗酸化物質）－B（炎症＋酸化ストレス）＝C（エイジングの押し戻し）

この式（そして第2のルール）の目標は、DNAの老化を大幅に減らすことだ。「A」は、体内でつくられる天然の抗酸化物質と、DNA再起動プログラムで摂る食品に含まれる植物性栄養素（ファイトニュートリエント）（植物性化学物質を意味するファイトケミカルと同義）を組み合わせたもの。この〝DNAの修復〟は、のちに説明する運動プログラムで体内にそなわるDNA修復力を増加させることにより、急速に推し進められることになる。

「A」で得られるDNAに対する利益は、ふつう当然のことに「B」、すなわちDNA再起動プログラムを実践する前に抱えていた炎症と酸化ストレスによって減ってしまう。だが心配は無用だ。なぜなら、DNA再起動プログラムには、強力なアンチエイジング戦略が組み込まれているから。それにより「B」は飛躍的に減少し、「C」すなわちDNAのエイジングの押し戻しが、よりよく達成されることになる。

だが、この式をうまく働かせるには、まず、この第2のルールで説明する指示を熱心に学びとって、忠実に従ってもらわなければならない。いざ実践したら、外面も内面も今までとまったく違うものになることは、わたしが請け合う。もっとも根本的な変化が常に遺伝に根差していることを知るには、遺伝学者の助けが必要だ。

このプロセスの唯一の難点は、今この時点から、自分のDNAに対するあらゆるダメージを把握しつづけなければならなくなることだ。その理由は、もしDNAを傷つけてしまい――たとえ、ほんの少しだとしても――すぐに修復しなかったり、あるいはまったく修復しなかったりしたら、死に至るがんを発症させてしまう危険性があるからだ。少なく見積もっても、知らず知らずのうちに、老化への大きな一歩を踏み出してしまうことになるだろう。

これからの数章では、DNAの修復率（A）を高め、炎症と酸化ストレス（B）を減らす方法を紹介していく。

第2のルールに忠実に従えば、Aを増やし、Bを減らして、遺伝的な老化を押し戻すという、誰もがうらやむ道に進めるはずだ。

遺伝的な若さの泉は、DNAの修復にある

あなたには、DNAの修復を行って慢性・急性の炎症と酸化ストレスを減らすことにより、自分の遺伝的運命を支配する力がある。それがわかりはじめれば、本書の5つのルールで可能になるすべての変化を起こそうというモチベーションが、さらに高まるに違いない。

前にも言ったが、人生のあらゆることと同じように、ダメージと修復はバランスをとる必要がある。この点を繰り返し伝えるわけは、一見すると直感に反する、とても重要な事実だからだ。

わたしの患者の大部分は、あらゆるDNAのダメージを減らすことこそが目標で、長年にわたってダメージを修復し、最終的にそれをゼロにすることが、DNAの健康と長寿を手にする究極の手段だと勘違いしていた。もしかしたら、あなたもそう思っているのではないだろうか。この第2のルールでは、**遺伝子に最適な健康をもたらす微妙なバランスをとるには、じつはダメージと修復の両方が必要である**という事実について説明していく。

DNAのダメージを減らす簡単な方法の1つは、日々遭遇する不必要な慢性炎症と酸化ストレスを最小限にすることだ。慢性炎症は、皮膚、関節、腸、脳といった器官だけでなく、小さな細胞に含まれる微細なDNAにも悪影響を与える。

慢性炎症は典型的に、血中に存在する炎症マーカー値の増加と関連づけられる。炎症マーカーには、腫瘍壊死因子（TNF）、C-反応性タンパク質（CRP）、インターロイキン-1β（IL-1β）やインターロイキン-6（IL-6）などがある。免疫反応を伝達するこうしたタンパク質は、DNAのふるまいだけでなく、DNAが抱えているダメージ——結果的に老化を導くダメージ——の増加にも多大な影響を与える可能性がある。

テロメアはDNAの保護者

テロメアは、23対ある染色体それぞれを保護している物理的な構造物で、いわば車のバンパーのようなものだ。歳をとるにつれて、その長さは自然に短くなる。科学者たちはテロメアの長さは、遺伝年齢を知る材料の1つだと考えている。そして、さきに述べた炎症マーカーの値が強い炎症によって上昇すると、テロメアに対するダメージが増し、その長さも短くなる。

だが驚いたことに、食生活とライフスタイルの改善――DNA再起動プログラムが指示する改善――を行えば、テロメアが短くなるのを防ぐだけでなく、遺伝子老化の兆候が現れるのを遅くしたり、場合によっては老化を押し戻したりすることさえ可能になるのだ。この事実を知ることこそ、パート2の鍵だ。

もう一度言うが、あなたには、自分の遺伝的運命を変えて遺伝子の老化を押し戻す力がある。この知識は、これからの28日間をかけてDNA再起動プログラムを行うさい、迷わず指示に従う気持ちを抱かせてくれるだろう。では、次の章で、自分の体にそなわるDNAの維持と修復の機能（例の式の「A」の部分）をもっとも強力に起動させる方法をお教えしよう。

10

運動は若返りのもと

何らかの美容処置を受けているアメリカ人は毎年1500万人にもおよぶと推定されている。そして、美容医療や美容整形手術における世界市場の売上評価額は、なんと年間200億ドルにも上っている。これはとてつもない額だ。

この売上評価額には、定期的に繰り返すことが必要なメンテナンス費用――ボトックスやコラーゲン注射などの費用――も含まれている。なぜメンテナンスが必要かというと、こうした処置の効果はいずれ薄れてしまうからだ。さらに言えば、この市場は今後も伸びつづけると予想されており、2019年には270億ドルに達すると見込まれている。

あなたにも、1度や2度、ちょっとした美容医療処置を受けたり、美しさを求めて体にメスを入れたりしたことがあるかもしれない。たとえ自分ではやったことがなくても、きっとやったことのある人が周りにいるだろうし、これからやってみたいと思っている人もいることだろう。

しかし、自分を若く見せることは費用のほかにも大きな代償をともなう。現行の介入手段にまつわる最大の難点は、そのほとんどが医療処置であることだ。あらゆる医療処置がそうであるように、費用が高いことはさておき、気に入らない結果になってもそれが永久に残ってしまうというリスクがある。美容医療処置のもう1つの問題点は、効果が出すぎる場合があることだ。そうなると、あなたの顔は自然の美しさとはかけ離れたものになってしまう。

だが、外面も内面も必ず若返ることができて、すぐにでも始められる方法があると聞いたらどう思うだろう？　きょうこの時点から、自然に皮膚のコラーゲンが増えるだけでなく、元に戻せないと思っていた加齢による変化さえ押し戻せる方法があると言われたら、信じるだろうか？　そして、実際に遺伝時計の針を巻き戻すことにより、肌を若くて張りのある生き生きしたものに変えられるどころか、ある種のがんにかかりやすくなるリスクさえ下げられると聞いたら？

試してみる気になっただろうか？

若々しい肌を手に入れるための運動

肌を若々しく保ち、がんにかかるリスクを軽減するまったく自然な方法があるという事実は、各専門分野の指導的研究者たちが発表した現代最高の科学論文によって裏づけられている。この方法には、注射も充填剤も、手術も錠剤もクリームもいらない。とりわけすばらしいのは、費用がまったくかからないことだ。

これはサイエンス・フィクションなどではなく、まさに〝サイエンス・リアリティー〟だ。なにしろ、遺伝子の老化を押し戻せるということは、今や科学で実証されているのだから。越えるべきハードルは、あなた自身だけ。というのは、長年染みついた習慣を変えるのは簡単ではないからだ。それはわたしもよく知っている。わたしもそうした人間のひとりだ。

まったく新しいライフスタイルのもとで運動する時間を見つけ、そのためのエネルギーを維持しなければならないというのは、勝ち目のない戦《いくさ》のように感じられることがあるかもしれない。だが最新の研究（これについては、すぐに詳しく説明する）が裏づけているように、ある種の運動については、最大のメリットを引き出すのに何時間もかける必要はないのだ。若返った体を手に入れるために遺伝子を起動させるのは数分で充分。DNA再起動プログラムで指示する運動プランは、あなたの遺伝子をより最適に働かせ、あなたの肌を若返らせるはずだ。

正直に言って、これだけ聞けば、すぐにでも運動を始め、やりつづける動機としては充分ではないかと思う。もし、こうした変化を人生に起こすことができれば、自分のやっていることが〝表面的な《コズメティック》〟ものどころか〝劇的な《サイズミック》〟ものであることがすぐにわかるはずだ。

28日間のDNA再起動プログラムを進めるうちに、人から容姿をほめられるようになったとしても驚かないでほしい。それは、遺伝的年齢を押し戻すことで得られるメリットのほんの一部だ。だがそうするにはまず、取り組み方を学ばなければならない。

ＤＮＡを再起動する相棒をすぐにつくろう！

ここで重要なヒントを１つ。ＤＮＡ再起動プログラムは誰かと一緒に行おう。そうすれば、ひとりぼっちで頑張らなくてすむため、成功の確率がぐんと上がる。わたし自身も、その効果を何度も目にしてきた。信じてほしい。これは成功と失敗を分ける秘訣だ。

ダイエットと運動に関するような人生の大変化を起こそうとしているときには、誰かと一緒にやったほうがずっとうまくいくということは、さまざまな研究が一貫して裏づけている。

ＤＮＡ再起動プログラムの運動は28日間行うことになっている。その理由は、この章のあとで説明する研究に基づいているのだが、一言で言えば、皮膚の細胞が運動に反応して、その老化パターンを変えるのに丸々４週間かかるのだ。遺伝子のほうも、あなたが継続して行うＤＮＡ再起動プログラムの運動に反応して実効力のある体の変化を起こすには、昼夜を問わず４週間にわたって生物的な修復作業にいそしまなければならない。

すごいのは、遺伝子レベルで見ると、これからの28日間に実践する食生活と運動（これについては次の章で説明する）によって遺伝子の働き方が変わることだ。ＤＮＡ再起動プログラムを行ったあとの新たな生活に不安がある人は、こうした介入努力が寿命を４年から６年も延ばす可能性を示唆する研究があることを知ってほしい。この研究については、本章の最後のほうで紹介する。

始めるのに遅すぎることはない！　ＤＮＡ再起動プログラムの運動プランを考案するときに行った研究の参加者には70代から80代の人も含まれていたのだが、好ましい変化はそうした人たちにも現れていた！　嬉しいことに、今では、自分のＤＮＡの奴隷になる必要も、自分の生物学的年齢の奴隷になる必要もないことが判明している。むしろこのプログラムを手がかりにして、見た目も感じ方も若返らせることができるのだ。

さて、科学の話に戻ろう

わたしが医大生だったころ、運動は心臓のために確実によい、というのが一般的なコンセンサスだった。それ以来、特定の運動が体を完全に変えるポテンシャルについて科学的理解が進んだ速さには、まさに目を見張るものがある。わたしにとっては、運動による変化は遺伝学的にも意味を持つと判明しつつあることが、なにより興味深い。運動は、神経障害、糖尿病、心疾患、鬱《うつ》病、さらにはがんにかかるリスクまで低下させると示唆されている。寿命を延ばすと示唆する研究まであるほどだ。

それでは、パート２冒頭で紹介したロバートが経験していたことを、科学の面からざっと見ていこう。そして、これが大事なことなのだが、遺伝的な年齢を押し戻すことによって生じるポジティブな効果を目で見、体で感じとれるようにするため、DNA再起動プログラムの第1日目から行うべきことについて説明したい。

だがそれにはまず、この世に誕生した瞬間からあなたを生きつづけさせてくれているものを紹介しなければならない――ミトコンドリアだ。

ミトコンドリアのDNAと老化

エネルギーをつくりだすこの特殊な小器官は、あなたが生きつづけていられる鍵であるだけでなく、外見と内面の若々しさを保ってくれる鍵でもある。ミトコンドリアは、成熟赤血球を除く、すべての細胞に存在している。

ミトコンドリアを真に特別なものにしている理由は、それが独自のDNAをそなえていることだ。ミトコンドリアが持つ遺伝情報は、あなたの30億の塩基対からなる遺伝情報とはまったく異なっている。

この「ミトコンドリア遺伝情報」は、あなたのゲノムにある遺伝情報の妹のようなものだ。もっとずっとコンパクトで、酸化ストレスの影響も受けやすい。あまりにも影響を受けやすいので、わたしたちはみな、ミトコンドリアDNAを安全に保つために働く遺伝子を受け継いでいるほどだ。

ミトコンドリアは、もとは独立した微生物だったが、地球上の動物が進化した過程のどこかで、もっと複雑な細胞に結合したものと考えられている。現在、ミトコンドリアは、あなたが食物からエネルギーを効率的に引き出せるように助ける見返りに、あなたのほぼすべての細胞の中で安全に暮らせる場所を確保している。そして何より、自らのDNAのメンテナンスと養育を、有機体としてのあなたに常時タダで行ってもらっているのだ。

たとえば、あなたのDNAには、POLG1と呼ばれる遺伝子がある。この遺伝子は、いわば編集者や校正者のように働き、ミトコンドリアDNAが〝スペルミス〟を起こさないように気をつけている。そのおかげでミトコンドリアは正常に機能することができ、あなたにも、ありがたい恩恵をもたらしているのだ。

細胞は、ミトコンドリアDNAを酸化ストレスから守るためにせっせと働く。酵素を使って、細胞と体に起きた化学的トラブルを、手に負えなくなる前に掃除するのだ。

実際、老化原因に関するある主要な仮説では、人を健康に保つための鍵、そして何より、人を〝生きつづけさせる〟ための鍵はミトコンドリアにあり、ミトコンドリアDNAの減少とその機能低下こそが最終的に老化を引き起こす原因だとみなしている。

ミトコンドリアの数が減ると機能が低下するのは、いわば地元の発電所が故障しはじめて送電が止まってしまうようなものだ。キッチンの調理器具や、照明、暖房装置、クーラーといったものは、みな電力が常時供給されることに依存している。読者の中には、2012年にニューヨークを襲ったハリケーン「サンディ」がもたらした停電を経験した人もいるかもしれない。現代の生活を電力なしで送るのは、ほんとうに難しい。

だが、それこそミトコンドリアの機能が衰えて、効率的に働くことができなくなったときに起こると考えられていることだ。体中の細胞が活動源を失いはじめ、機能停止に陥る。突きつめて言えば、老化が始まるわけだ。

正常に機能しないPOLG1遺伝子を与えられて、生まれつき早期にミトコンドリアの機能が停止するように操作された実験用のマウスがいる。正常なPOLG1遺伝子を持たないマウスは、ミトコンドリアDNAにたくさんのスペルミスを持つことになる。老化が始まったヒトの体でも同じことが起こる。これらのスペルミスのせいで、マウスには老化に関連づけられているあらゆる兆候が現れる――本来よりずっと早い時期に。

こうしたマウスは、白内障、難聴、筋肉量低下、脱毛、そして慢性的な関節痛といった病気に、若いうちからかかってしまう。すべては、ミトコンドリアDNA内で生じたいくつかの簡単なスペルミスのせいなのだ。それらは破滅的な連鎖をもたらし、ついには、あのふさふさの毛でおおわれた体にあるすべての内臓が機能不全に陥ってしまう。

運動と老化についてマウスが教えてくれること

健康と老化に関するこの科学的研究についてさらに深く知るため、わたしはカナダ、オンタリオ州ハミルトンにあるマクマスター大学に出かけた。健康と疾患にミトコンドリアが果たす興味深い役割に関する世界的権威、マーク・ターノポルスキー教授に会うためだ。

ターノポルスキー教授は、もともと医師・科学者の道に進むつもりはなかったという。教授自身の言葉によると、幼いころ「やんちゃ」だった彼は、脇道にそれないようにするために、エネルギーを生産的なものに向けようとスポーツに全力を注いだそうだ。運動に夢中になった教授が、常にスポーツをやって健康でいられる高校の体育教師になろうと考えたのは、自然な流れだった。

だが大学に通っていたとき、この運動への熱意は、運動するといつも調子がよくなる理由を突き止めたいという熱い思いにとって代わられた。この思いは教授をまったく異なる道に進ませることになり、医師免許と博士号を取得したあと、運動が体にもたらす大きな影響を体系的に研究する専門家になったのだった。

あるとき教授は、ＰＯＬＧ１遺伝子の障害があってミトコンドリアＤＮＡのスペルミスの修正ができないマウスを都合してくれないかと同僚に頼んだ。当時たいていの人は、そんなマウスをいったい何に使うのだろうと不審に思ったことだろう。そして、マウスに運動をさせるためだと知ったら、教授は頭がイカレてしまったと思ったに違いない。

この遺伝子は、さきほどわたしが説明したものと同じ遺伝子だ。あの、ミトコンドリア内のDNAの問題を直すためにいつも一所懸命働いているPOLG1遺伝子である。気の毒なことに、正常に機能するPOLG1遺伝子を持たないマウスは、若いうちからすっかり老け込んでしまう。その理由は、ミトコンドリアDNAがエラーでいっぱいになるためだと考えられており、さきに説明したように、それが老化現象を引き起こすのだ。ターノポルスキー教授がやろうとしていたのは——それは当時かなり異端なことだったのだが——こうしたマウスに30分間の運動を1週間あたり3回させて、老化現象が改善するかどうか見てみることだった。

ほんの数年前でも、医学研究者たちに、その結果がどんなものになると思うかと尋ねたら、ほとんどの人はこう答えただろう——機能不全のミトコンドリアを持つマウスは、回し車をぐるぐる回して疲れ果て、健康をひどく害してしまうだろうと。あなたも、体が弱って骨折しやすい高齢者をランニングマシンの上で素早く歩かせたらどうなると思うだろうか？　きっと、関節がボロボロになるか、心臓麻痺《まひ》を起こすか、もしかしたらその両方になるか、もっとひどいことが起こるかもしれないと心配になるに違いない。すぐ命を落とすことになるとさえ思うかもしれない。

だが、それは誤りなのだ。

当時、ターノポルスキー教授の運動研究に関心や期待を寄せる人はほとんどいなかった。それでもすべての人にとって幸運だったことに、ターノポルスキー教授は、異議を唱える科学者たちにはたいして注意を払わなかった。そして、思いどおりに研究を進め、変異POLG1マウス（POLG1遺伝子を変異させたマウス）に運動をさせたのだった。

教授のチームは、分けてもらった変異POLG1マウスを2つのグループに分け、1つのグループには、回し車で1週間に3回運動することを4か月続けさせ、もう1つのグループには何もさせず、早く老けていくままにした。

すると奇跡が起きたのだった――これは、科学研究の世界ではものすごいことだ。回し車で走ったマウスは、大方の予想に反し、運動のせいですぐに死ぬことも具合が悪くなることもなかった。その正反対のことが起きたのだ。DNAにエラーを抱えやすいミトコンドリアは、運動により傷つくどころか、かえって救われたように見えていた。運動したマウスは、あらゆる意味で完璧に若々しく活発に見えた。一方、運動をしなかったマウスは、部分的に毛が抜け落ち、難聴にもなっていた。

この驚くべき変化の理由は何だったのだろう？

ターノポルスキー教授とそのチームは、運動により緊張した筋肉が、インターロイキン-15（IL-15）などの、ある種の分子シグナルを放出することを発見した。教授が「エクサカイン（exerkine）」と命名したこれらのシグナルは、老化プロセスを実質的に阻止して、若返りの効果を全身にもたらす。

重要なのは、エクサカインがマウスにおいて遺伝子の老化プロセスを止めたことだった。運動したマウスの若々しさと健康度は、遺伝的に正常なマウスのものと遜色なかった。そして興味深いことに、これらのマウスは社会的に孤立する度合いが低く、繁殖力もより旺盛だった。この知見は、ターノポルスキー教授がすでに引き出していた数々のポジティブな証拠に、ボーナスとして加わった思いがけない副作用だ。

ターノポルスキー教授によると、エクサカインは、ヒトの細胞においても、次の2つの重要な面で同じプロセスを引き出すと考えられるという。

まず、エクサカインは、ミトコンドリアDNAの突然変異によって発生しつつある劣化したミトコンドリアを置き換えるために、より多くの新たなミトコンドリアを細胞につくらせる。いわば、ミトコンドリアを持つあらゆる細胞（脳細胞も含む）の中にある発電所をアップグレードするようなものだ。

2つ目に、エクサカインは充分に機能しなくなったミトコンドリアを積極的につみとって排除するよう細胞に働きかける。ちょうど庭師が、弱った木から病気にかかった枝を切り落とすことによって、その木全体の健康回復を早めるようなものである。

これらの革新的な発見を成し遂げたあとも、ターノポルスキー教授はゆっくり休むようなことはしなかった。医師兼研究者として旺盛に仕事をこなし、自ら運動することもやめていない。

2015年に発表した最新の研究では、積極的に運動する人たち（高強度運動を1週間に4

時間以上行う人たち）と座りがちな生活を送っている人たちを比較している。その研究で判明したのは、運動する人たちのあらゆる細胞には、より多くのミトコンドリアが含まれていただけでなく（これは例の発電所をアップグレードすることにあたる）、遺伝子の健康状態がより良好で、皮膚組織も若々しいということだった。これは、運動を長年続けるとＤＮＡエラーのないミトコンドリアが数多く生み出されるために遺伝的な若さを保つことができる、という教授の以前の研究結果をさらに裏づけるものだ。

ＤＮＡ再起動プログラムにふさわしい運動戦略を探していたわたしは、ターノポルスキー教授に、遺伝子の老化を押し戻し、ミトコンドリアの健康を向上させるには、今からどんな戦略をとったらよいかと尋ねた。

すると教授は、運動を始め、やりつづけることが、いかにＤＮＡの健康全体に強力な影響をもたらすかを示す、小規模だが非常に意味のある例として、先に述べた最新研究について語ってくれたのだった。

そのあと教授は、活動的なマウスにはミトコンドリアの数がより多く、肌も若々しかったことを発見したあと、そこで研究を終わらせずにさらに先へ進めたことを教えてくれた。彼と共同研究者たちは、高齢の研究参加者のうち、座りがちな生活をしていた人たちのグループに、持久性運動を３か月間やらせたのである。

体の外側も内側も若々しく保ちたいと望む人にとって、この研究で判明した事実は耳よりの情報になるはずだ。というのも、たった3か月運動を続けただけで、それまで座りがちな生活をしてきた人たちの肌にコラーゲンが増えただけでなく、あらゆる細胞に計測可能な量のミトコンドリアの増大が認められたのだ。まるで、持久性運動をしただけで、張りのないたるんだ肌といった、その年齢の人が持つ人間の老化の兆候が若返ったようだった。

この好ましい変化を起こしたのも、あのエクサカイン、IL－15だ。だが、ほんとうに重要なのは、放出されるIL－15の全体量が運動後に増えたことよりも、むしろそれがパ、ル、ス放出されていたこと、つまり周期的な波のように放出されていたことだ。

IL－15の値は、運動後にいったん上昇したあと、また下がっていた。この、ストレスがかかって緊張した筋肉から放出されるIL－15の自然な「パルス」こそ、体のほかの部分におけ る遺伝子を若返らせるものなのである。IL－15のパルスが、1日のあいだ、そして1週間のあいだにまんべんなく発生するとき、老化を押し戻す劇的な変化が引き起こされるのだ。

ターノポルスキー教授の仮説――わたしもこの仮説を支持している――は、IL－15のパルスが1日のあいだにあまり起こらなくなることが体の老化を（とりわけ老化現象が目立つ肌で）招くというものだ。

ターノポルスキー教授が、老化を押し戻す運動の力を証明した画期的な業績によってノーベル生理学・医学賞を授与されることになるかどうか、そしてそうなるとすれば、いつになるかということはわからない。だが、それまで待つ必要はないのだ。

ここでさっそく、28日間のDNA再起動プログラムを実践するさいに使い、そのあとの人生でも駆使していくべきもっとも重要な戦略をお伝えしよう。この戦略を使えば、あなたに元からそなわっている強力な力——体を治し、傷ついたミトコンドリアをつまみ出して排除し、体の外側も内側も若々しく保つ力——を引き出して利用できるようになる。

DNAを再起動させる運動のやり方

これから説明するのは、DNAを再起動させる運動として、簡単で効果の高い2段階アプローチ法だ。まず、体を動かして心拍数を上げるための好きな運動を選ぼう。

①楽しくできる高強度運動を1つ見つけよう（もし見つからなかったら、探し方が不充分だったということだ。もう一度よく考えて見つけてほしい）。この運動を3分間だけ全力でやる。ただし、その前に10分間のウォームアップ、その後に10分間のクールダウンの運動もやること。これを1週間に3回やる。「DNA再起動のヒント【8】」に、ふさわしい運動例をたくさん載せたので参考にしてほしい。

自分の最大心拍数を計算するには、年齢数に0・7をかけて得た数を、208から引けばいい。たとえば、あなたが43歳だったとしたら、0・7をかけると約30になり、それを

208から引くことにより、最大心拍数178という数値が得られる。
式にすると次のようになる。

208－(0・7×年齢)＝最大心拍数

目標が達成できる強さの運動を確実に行うには、ここで計算した最大心拍数の70パーセント以上まで心拍数を上げることが必要だ。この最低値を得るには、さきほど計算した最大心拍数に0・7をかければいい。

②次に、1週間に3回行う抵抗運動(筋力トレーニング)を探そう。これは自宅でやってもいい。あなたの遺伝子を活性化させ、体の外側も内側もより若々しく、より強くするために、ほんの15分間割くだけだ。ひとりでは

DNA再起動のヒント【8】

楽しくできる高強度運動を見つけて、1週間に3回行おう。
以下は適切な運動の例

1. クロスフィット〔日常的に行う動作に負荷をかけて行うトレーニング〕
2. 高強度有酸素インターバルトレーニング(HIT)〔不完全回復をはさみながら高強度・短時間の無酸素運動を繰り返すトレーニング〕
3. 高強度クロストレーニング(HICT)〔無酸素運動と有酸素運動を組み合わせた高強度なトレーニング〕
4. 高強度ダンス
5. ランニング
6. スピニング〔固定式の自転車を使って行うトレーニング〕

やりにくいと思ったら、DNA再起動プログラムを一緒にやってくれる仲間を探すか、運動プランを立てて適切に導いてくれるトレーナーを見つけよう。「DNA再起動のヒント【9】」に、抵抗運動にふさわしい例をたくさん載せたので参考にしてほしい。

ロバートを覚えているだろうか？ 70代後半にもかかわらず、彼は週に1日しか休まなかった（つまり運動オフの日を週に1日しかつくらなかった）。あなたにも同じことができるはずだ。1日ごとに、筋力トレーニングと、全力で行うインターバルトレーニングとを入れ替えよう。泣き言は言わないこと――あなたも、あなたのミトコンドリアも、最後にはわたしに感謝するだろう！

DNA再起動のヒント【9】

楽しくできる抵抗運動を見つけて、1週間に3回行おう。以下は適切な運動の例

1. 自重トレーニング〔腕立て伏せや懸垂など、器具を使わずに、自分の体重を使って行うトレーニング〕
2. フリーウエイト〔ダンベルやバーベルを使う、支えのないトレーニング〕、またはマシーンウエイト〔筋トレマシンで行うウエイトリフティング〕
3. ピラティス〔インナーマッスルを鍛えるトレーニング。ヨガよりは体づくりや筋肉をつけることに重点が置かれている〕
4. ゴムチューブトレーニング〔ゴムチューブをひっぱって生まれる張力を利用して筋肉に負荷をかけるトレーニング〕
5. ヨガ〔「伸ばす・縮める・キープ」にもとづいたポーズをとることで筋肉を刺激するトレーニング。瞑想により内面からもアプローチする〕

11

遺伝子の若返りをさらに一歩進めるために

第2のルール「エイジングを押し戻そう」で紹介するのは、遺伝子の老化プロセスを遅延・反転させ、体がもっとも得意としているDNAの修復を行わせるための完璧なプランだ。短期間に「減量する」だけの医学的に証明された方法ならいくらでもあるが、DNAのケアに配慮していない以上、そうしたものをやる意味はない。DNAのケアを怠ることは、寿命を削ることにほかならず、本来ならば生きていられた時間を失うことになる。

次に紹介するのは、不必要にDNAを傷つけることをやめる方法だ。傷ついたDNAは、遺伝子の老化を促進し、最終的にがんを招くことになる。

第1のルール「自分の遺伝子に合わせて食べよう」で説明したとおり、あなたが受け継いだ遺伝子の多くは、健康的に食物を代謝できるかどうかを大きく左右する。ひとりひとりのユニークな遺伝子にそれぞれもっともよく合致するタイプの食品やスパイスを探し出すため、わたしは過去2年間、世界のすみずみに足を運んだ。そうしながら、28日間のDNA再起動プログラム中、遺伝子の健康を最大にするために毎日摂るべき食材を、発見・研究してきた。
その過程でわかったことが1つある。それは、地球上に存在する強力な植物性栄養素――あなたのDNAをもっともよく維持し保護してくれるもの――のいくつかは、はるか彼方の地にのみ存在し、発音すらできないラベルが貼られているエキゾチックなものではないということだ。これはあなたにとって朗報だろう。それらはすでに、あなたのキッチンにある。学ばなければならないのは、それらをいつ、どのように使うかだけだ。

DNAを傷つけるのはやめよう

酸化ストレスをやっつけて炎症を減らす強力な方法を処方する前に、ちょっと時間を割いて、前に説明したDNAの老化を食い止めるための式「A－B＝C」について検討しておきたい。あなたのすばらしい記憶力を疑うわけではないが、ここでもう一度おさらいしよう。

A（DNA修復＋抗酸化物質）－B（炎症＋酸化ストレス）＝C（エイジングの押し戻し）

残念なことに、人生はDNAを傷つける物事に溢れている。そのいくつかについてはすでにご存じだろうが、ここで初めて知ってびっくりするものもあるに違いない。

太陽の光を浴びすぎたり、大陸間の長距離フライトに乗ったりすれば、DNAを傷つける放射線に体をさらすことになる。航空業界は認めたくないだろうが、長距離便に乗るたびに、体は脱水症状の手当をしなければならなくなるうえ、空高く飛んでいたときにこうむった遺伝的ダメージを繕う必要に迫られるのだ。頻繁な放射線被曝は、ゲノムに多数の穴を開けて、老化プロセスを速めてしまう。

大気圏の上に行けば行くほど、飛行時間が長くなればなるほど、そして赤道から遠ざかれば遠ざかるほど、宇宙線や紫外線（UV）の放射をたっぷり浴びることになり、DNAはますます傷つく。客室乗務員では最悪の皮膚がん「黒色腫」発症率が2倍になっている原因も、おそらくそのためだと思われる。

紫外線の被曝は、人類にとってことさら目新しいことではない。これは、人々のあいだでもっとも目につく遺伝的差異の1つである肌の色についての理解を助けてくれる。肌の色が濃ければ濃いほど、その人の祖先は、DNAを傷つける太陽の紫外線から守られるように進化したということだ。反対に、肌の色が白ければ白いほど、日中もっとも太陽が強く照りつける時間（通常、正午から午後2時ごろまで）には紫外線を避け、できるだけ肌を露出させないようにし、UVA、UVBの両方を防ぐブロードスペクトラムの日焼け止めを塗る必要がある。

さらには、受け継いでいるDNAの損傷修復遺伝子も人によってさまざまだ。生物学的なゴミを掃除したり、日々の生活で受けるダメージを修理したりするのが遺伝的に得意な人も、そうでない人もいる。わたしは長年にわたり研究と臨床を通して、日々DNAが見舞われる多くのダメージがよりよく修復する方法を探ってきた。その究極の目標は、寿命を延ばし、健康を増進することにある。

この取り組みは、生まれつきDNAの修復能力が低い患者に関する、国をまたいだ大規模多施設研究試験に結実した。このような患者はDNAを効率的に修復できないため、ほぼ必ずがんにかかる。わたしは、特別に調合した抗酸化剤を毎日摂取すれば、遺伝子の健康状態が改善するのではないかという仮説を立てた。

運よく、同じ研究分野の他の専門家と協力して国際的な研究試験をデザインすることができ、目下、わたしの提案した介入処置により、このような患者の遺伝子の状態が改善するかどうかを調べる臨床試験が行われている。この試験の結果が出るのはまだ数年先のことになるが、研究の過程ですでに判明したことがいくつかある。それらは、あなたのDNAをよりよくケアするため、そして何より、遺伝子の老化を押し戻すために、すぐ実行できるものだ。

ありがたいことに、わたしたちのDNA修復システムはとても頑丈にできている。ほんの数年前まで避けられないと考えられていた遺伝子老化の多くは、実際には修復して押し戻せる可能性があるのだ。ゲノムに適切なツールと時間を与えて、ゲノム自身に得意な修復をやらせればいい。

もちろんこれで老化が完全に克服できたというわけではないが、今や、誰でも自分の人生の行方に対して、自ら重要な役割が果たせることが科学的に裏づけられている。

実質的に同じDNAを持って生まれた一卵性双生児、つまり「そっくりな双子」でさえ、遺伝子は同じように老いるわけではない。エピジェネティクスの領域では、人生におけるあらゆる瞬間に行うすべてのことが重要性を持つことを示す研究が毎日のように発表されている。わたしが長年にわたる臨床と研究を通して導き出したのは、ことDNAとそのふるまいを変えることに関しては、口に入れる食物と毎週の運動量の組み合わせが、もっとも重大な影響を与えるということだ。**食物と運動は、あなたの〝薬箱〟にあるもっとも強力な天然の治療薬なのである。**

これを遺伝学的に見ると、あなたは今まさに、自分の人生を完全に変える力を握っているということになる。

遺伝子に適切なものを食べさせて運動すれば、体はあなたに感謝するだろう。これからの28日間にわたって（そしてそのあとも）、DNA再起動プログラムを実践し完遂するまでに、体、精神、さらには感情面において変化が実感できるはずだ。

長年にわたる不必要かつ無分別な生活習慣のせいで傷つき老化したDNAのダメージを、さっそく若返らせよう。しかしその前に、はっきりさせておくべき重要な問題がある。これはあまりにも重要なことなので、小見出しを立てて詳しく説明したい。

痩せていること ≠ 健康的なDNA

前にも少し触れたが、痩せるだけでいいなら、多くの人にとってできないことではない。だが、必ずしも「痩せていれば健康である」わけではないのだ。とくに遺伝学の観点から言えば、絶対にそんなことはない。余分な体重を落とし、その結果得られた健康的な体重を維持して、遺伝子が元気に働けるようにすることこそ（これがもっとも重要だ）、ＤＮＡ再起動の第1の目的である。

高タンパク食ダイエットや除外ダイエットを提唱する人たちの多くは、個人にそなわる遺伝子の差異にまったく配慮していない。そのため残念なことに、その人のＤＮＡが遺伝子の若さを保ち、がんにかからないようにするために必要としている食物であっても、制限するように言われる人が少なくない。

これこそ、その人独自の祖先が数千年間食べつづけてきた食物の制限や除外を、わたしが勧めない理由だ。ＤＮＡ再起動プログラムでわたしが薦める食物は、あなたのＤＮＡを守り、あなたと、あなたのミトコンドリアを若々しく保つ手段だ。あなたのＤＮＡをほんとうに保護するための唯一の方法は、もっとブルーベリーをたくさん食べよう、といったような単純なことでは決してない。

なぜなら、本書の第1のルール「自分の遺伝子に合わせて食べよう」で赤い肉から摂る鉄分の量について学んだように、ある人にとっては体にいいものが、ほかの人にとってはとても有害なものになる場合があるからだ。

第2のルールを実践することのすばらしさは、DNAが最適に働き出して、体だけでなく、気分さえ上向くことにある。

DNAにとっての酸化ストレス

酸化ストレスとそれが体に引き起こすダメージについては、もうよくご存じだろう。

酸化ストレスは、体、とくにDNAには、絶対に与えたくないダメージだ。今や酸化ストレスと炎症は、糖尿病、心疾患、骨粗しょう症、アルツハイマー病、パーキンソン病、そしてもちろんがんまでを含む多くの慢性疾患と関連があると示唆されている。

体に起こる酸化ストレスの原因について考えるときには、誰でもたいてい、大気汚染、環境内の化学物質、紫外線放射などを思い浮かべるだろう。だが、第1のルール「自分の遺伝子に合わせて食べよう」で見てきたように、酸化ストレスは、食物をエネルギーに変えるといった、体が日々やっていることの正常な副産物でもある。

たとえば、赤い肉はすばらしいタンパク源だが、その一方で、天然の有害成分も多々含んでいる。とりわけ鉄分がそうだ。鉄分は、ステーキを食べるたびに文字どおり体を錆《さ》びさせて酸化ストレスを増やし、DNAにダメージを与える。鉄分のほかにも、体が食物を消化してエネルギーに変えるたびに正常に生み出される有害成分はたくさんある。酸化ストレスは、単純にはとらえられない、生きていく上での生物学的代償なのだ。

石炭を原料とする火力発電所の近くに住みたい、などという人はまずいないだろう。もちろん、それには毒物に体をさらしたくない、というもっともな理由があるからだ。ところが体の細胞には選択肢などない。あなたが誤って選んだ食生活がもたらす酸化ストレスと闘うことを余儀なくされてしまうのだ。

体内で生じる酸化ストレスの大部分は「天然」のもの

炎症は必ずしも悪いものばかりとは限らない、と聞いたら驚かれるかもしれない。実際、炎症はときに体にとってよいものになる。なぜなら、炎症は体が自らを修復するときに生じる正常な現象でもあるからだ。前章で見た運動などはその一例だ。あなたの人生には、酸化ストレスが文字どおり命を救ってくれたことが何度もあるはずだ。酸化ストレスは、侵入してきた微生物や暴走を始めたがん細胞などを殺すために、体の免疫システムの一環として好中球〔白血球の一種〕に使われるからである。

あなたの体、とりわけDNAにとって問題が生じるのは、「よいもの」が多くなりすぎたときだ。その1つの例が超酸化物陰《いん》イオン（スーパーオキサイドアニオン、O_2^-）である。これは、天然に生成される人体の一般的な遊離基（フリーラジカル）〔不対電子を持っているために不安定で、他の分子から電子を奪いとろうとする化学物質。奪いとられたほうの物質は酸化する〕だ。ほかにも、体内で生成される不安定な化学物質には、一酸化窒素（NO）や二酸化窒素（NO_2）、そして過酸化水素（H_2O_2）などがある。

個々の細胞を包んでいる、いわば生きた袋のような細胞膜には、とくに多価不飽和脂肪酸が多く含まれている。細胞膜は、活性酸素種（ROS）として知られる非常に反応性の高い化学化合物によって簡単に傷ついてしまう。これらの活性酸素種とそれに引き起こされるプロセスが血中の脂肪と反応し、最終的にそれを〝腐らせて〟しまうのだ。いったんそうなると、腐った脂肪は炎症性の反応を引き起こし、アテローム性動脈硬化のような症状を進行させると考えられている。

だが、もっとも重要なのは、過剰な活性酸素種がDNAにダメージを引き起こすことだ。これは、いわば突然変異、早期老化、そしてがんに至る高速道路に乗ってしまうようなもので、とりわけ深刻である。

ありがたいことに、酸化ストレスの量が正常であれば、体にはそれに立ち向かう潜在能力がある。体は自ら抗酸化物質をつくりだし、それを、体内に燃え広がる酸化ストレスの火事を消す消火器として使うのだ。だが体がつくりだせない抗酸化物質、あるいは足りない分については、食生活で補わなければならない。

問題が生じるのは、すでに体に大きな解毒処理を強いているのに、多くの酸化ストレスを生み出す化学汚染物質を食物から取り込んだうえ、日々の環境内にある他の化学汚染物質に身をさらしたようなときだ。こうした状況下で、たとえば乳化剤（この問題については第1のルールで見てきた）を取り込むようなことをして不必要な炎症が起きると、体は酸化ストレスの猛攻にさらされて苦境に陥る。いわば、消火器が足りないときに、それまで小さかった火事が大火事になり、もはや押しとどめられなくなるようなものだ。こうなるとフリーラジカルが解き放たれ、何にも邪魔されずにうろつきはじめて体を傷つけ、最終的にはDNAにダメージを与えて老化を加速させる。

こうして、酸化ストレスが多くなりすぎると、DNAは正常に機能しなくなってしまう。その一方で、酸化ストレスが足りないと、感染症とがんのリスクを抱えてしまうわけだ。長期的に見た、より大きな問題は、DNAにダメージがおよぶことである。DNAが働かなくなると、どうなるかご存じだろうか？　体中の生物学的プロセスが停止してしまうのだ。そんなことが起きたら一大事だ。

DNA頌歌――どれだけ尽くしてきてくれたことか

あなたのＤＮＡは、じつはあなたが生まれる前から存在していた。あなたのお母さんが、そのお母さん（つまり、あなたのおばあさん）の子宮内にいるときに誕生したのだ。その後、あなたのお母さんのＤＮＡの鎖がお父さんの鎖とからみあい、今から十何年前か何十年前かに、あなたが赤ちゃんとして生まれたわけである。

ここでは詳しい説明は割愛するが、どうかわたしの言葉を信じてほしい。完璧に調節され、機能するゲノムがなければ、あなたの体が何の苦労もなくやっていること（食べたものを消化し、ピアノを弾き、おばあさんの誕生日を思い出す、といったようなこと）は、すべて消え失せてしまう。これには、新たな記憶をつくりだし、それにアクセスするといったことも含まれる。記憶をつくりだして保管するあなたの脳の神経学的ハードウェアまでが、ＤＮＡに頼っているのだ。

日々の生活で行ったり経験したりすることには、好ましくない食生活やライフスタイルを選択し、外部からの酸化ストレスに身をさらすといったような、体と遺伝子を傷つけ、ダメージを与える危険性をはらんでいるものもある。

こうしたダメージにはＤＮＡの構造自体に影響を与えるものもあり、ちょうど真珠のネックレスを引きちぎったときのように、ＤＮＡをバラバラにしてしまう。そうなると体は必死にすべての断片を拾い集めて修復しようとする。だが家のリフォームをやったことがある人ならご存じのように、そうした修理には、ときおりひどいエラーが生じることがある。

同じことは、DNAを完璧に保つために細胞が働きつづける過程でも起こりうる——細胞は常にDNAの編集と再編集を繰り返して、あなたの健康を保ち、生きつづけさせようと奮闘しているのだ。

長い年月のうちに遺伝子の老化が生じるにつれ、小さなエラーがDNAに忍び込みはじめる。そしてついに修復に手が回らなくなったとき、暴走した細胞が本格的ながんを引き起こす。新しいDNAの鎖を始終結びあわせる作業においても、エラーの発生は避けられない。そうなると細胞の誤動作や制御不能といった、さらに深刻な事態が生じ、やがてがんが発症する。

エピゲノムが大切なわけ

エピゲノムのことはご存じだろうか？　これも生物学的に見ると、ものすごいことだ。あなたのDNAが、あなたが生きていくうえで体に生じる出来事を巧みに調整していくあいだに、それぞれの出来事もDNAの上に注釈を残していく——これが「エピゲノム」だ。いわば、あなたの体の情報を保存するために使っている本の余白に書き込まれた遺伝的なメモのようなものである。日々の暮らしであなたが行うことの多くは、エピゲノムに直接影響を与える。さらにこれは、一卵性双生児の違いを生み出す原因でもある。とりわけ年齢が進むにつれて双子の違いが広がっていくのは、それぞれが自分の人生で選択する物事を反映して、エピゲノムが変化していくからだ。

エピジェネティックな〔DNAの塩基配列の変化をともなわない〕形で付けられたマークの一部は「メチル化」と呼ばれるプロセスにより活性化され、遺伝子は「オン」か「オフ」のいずれかの状態になる。じつは、細胞は、すべてのDNAを使うわけではない。なんといっても、DNAは、30億個もの塩基対からなる暗号だ。

ゲノムには、該当する部分をアクセスしやすくしておくメカニズムがある。ちょうど、本を読んでいるときに、あとで戻ることができるようにページの隅に折り目をつけておくようなものだ。

そして、人生で出合うあらゆる出来事は、祖先から受け継いだ遺伝素材の集合体に、何らかのマークを例外なく残す。エピジェネティクスについてより深くより包括的に知りたい方は、わたしの3冊目の著作『遺伝子は、変えられる。――あなたの人生を根本から変えるエピジェネティクスの真実』をお読みいただきたい。

でもここでは、DNAは簡単には物事を忘れない、ということだけ覚えていただければ充分だ。

ゲノムは、「ヒストン」と呼ばれるタンパク質をメチル化あるいはアセチル化することによって、物事を〝記憶〟する。あなたが食べるもの、考えること、そしてやることはみな、エピゲノムにあるこうした設定を変えることになる。そのため、悪性の細胞ができるのを防いでいるDNAのメチル化またはアセチル化の状態が変わってしまったら、がんが発症するのだ。これこそ、ほんの少しのエピジェネティックな違いが、がんと健康体の違いを生む理由である。

要するに、あなたにとって〝健康になる〟ことが、体重減少と長寿を意味するなら、自分のDNAパッケージを丸ごとよりよくケアする以外にとるべき道はないのだ。DNA再起動方式に従って遺伝学的知識にもとづく食物選択を一貫して行うことが、いかにこのケアに必要になるかについては、これからすぐ見ていくことになる。

12

なぜDNAは植物性栄養素が大好きなのか
＋あなたもそうなるべき理由

植物界がまるで薬局みたいにファイトケミカル〔植物に含まれる天然の化学物質。フィトケミカルとも呼ばれる〕の宝庫であることを不思議に思ったことはないだろうか。植物が化学物質の取り扱いに優れている理由の1つは、足も羽も尻尾もないからだ。地球に住む大部分の生命体とは異なり、植物は危険が迫っても、パッと立ち上がって逃げることができない。

悪天候、日照り、痩せた土地、そして常にそこにある「食べられる」危機——こうしたすべてのことが植物にストレスとなってのしかかる。あなたも、ときおり野菜が食べたくてたまらなくなることがあるかもしれない。だが、植物の生命と健康を脅かすのは人間だけではない。実質的に地球に住むあらゆる生き物が、みなときどきサラダを食べたくなる。そのため植物は、動物、昆虫、菌類、細菌、あげくの果てにはほかの植物からも襲われたときに備えて身を守る手段を身につけてきた。植物は「毒のエキスパート」になったのだ。

植物は驚くほど多岐にわたるファイトケミカルをつくりだすことによって、環境中のストレス要因に対応してきた。言ってみればこれらは非常に種類の豊富な天然の植物性サバイバル化合物群だ。物理的なストレス要因は、高地に生える植物にふりかかる大量の紫外線から、暑く乾燥した日に水不足に陥ることまで多岐にわたっている。

こうして何百万年か経つあいだに、植物はとてつもなく臨機応変になり、きわめてうまく化学物質が扱えるようになった。

「人は食べるもので決まる」という格言がある。植物がつくりだす植物性栄養素で体を満たそうとするなら、これはまさに真実だ。植物がつくった植物性の栄養素を食べたり飲んだりするとき、わたしたちの体は、植物がつくりだしたユニークな遺伝学的・化学的知恵で満たされる。

アスコルビン酸はビタミンCという形でもてはやされている。だが、植物を食べることによって手に入れられる植物性栄養素のうち、大きな生理学的インパクトをもたらし、体とDNAを微生物や細菌などの侵入者から守ってくれるものはビタミンCに限らない。フルーツ、野菜、スパイスは、みな多岐にわたる植物性栄養素を含んでいる。

DNA再起動のヒント【10】

スーパーのカゴに、下記のリストにある植物性栄養素がたっぷり詰まった野菜やハーブを入れよう。特定の野菜だけを多量に買うのではなく、多岐にわたる種類のものを買うこと。そして目に選ばせてほしい。さまざまな色のもの(抗酸化作用があり、DNAを保護してくれる植物色素)を食べれば食べるほど、体にいい!

1. アスパラガス
2. アーティチョーク
3. エシャロット
4. エンドウ豆
5. オクラ
6. オレガノ
7. カラシ菜
8. カリフラワー
9. キャベツ
10. ケール(調理したものだけ)
11. コラードの若葉〔ケールの一種〕(調理したものだけ)
12. コリアンダー〔香菜、パクチーのこと〕
13. サツマイモ
14. サヤマメ
15. ジャガイモ(中身が黄色か紫色のもの)
16. ズッキーニ(濃い緑色の品種)
17. セージ
18. タマネギ(あらゆる品種)
19. トウガラシ
20. ナス
21. ニンジン
22. ニンニク
23. パセリ
24. ビーツ
25. ピーマン、パプリカ(あらゆる色のもの)
26. フェンネル
27. ブロッコリー
28. ブロッコリーラーブ〔菜の花とブロッコリーを合わせたような食感。イタリアン・ブロッコリーとも呼ばれる〕
29. ミント
30. 芽キャベツ
31. レモングラス
32. ローズマリー

そうしたものの中に、食物に含まれるカロテノイド〔カルチノイドとも呼ばれ、これまでに750種類以上が同定されている〕がある。これは色素のような抗酸化物質で、健康に大きく役立つものは主に次の6種類だ——αカロテン、βカロテン、βクリプトキサンチン、ルテイン、リコピン、ゼアキサンチン。DNA再起動プログラムでは28日間にわたって、こうしたカロテノイドを生のフルーツ、野菜、ナッツ類、オリーブオイルからなる独特の組み合わせによって摂取していくことにな

DNA再起動のヒント【11】

以下の植物性栄養素に富むフルーツは、DNA再起動プログラムに役立つ食材だが、ここでも野菜と同じルールが当てはまる。特定のフルーツだけを多量に摂ろうとはしないこと。多様性こそあなたの遺伝子の健康に欠かせないものだ

1. アプリコット
2. イチジク
3. 柑橘類
4. グアバ
5. クランベリー
6. サクランボ
7. ザクロ
8. スイカ
9. トマト（赤いもの）
10. ナシ（あらゆる品種）
11. パイナップル
12. バナナ
13. パパイヤ
14. ブドウ（紫色のもの）
15. ブラックベリー
16. プラム
17. ブルーベリー（できれば野生のもの）
18. マンゴー
19. モモ
20. ライチー
21. ラズベリー
22. リンゴ（あらゆる品種）

る。

ファイトケミカルの利用法については、自習書の代わりとなるレシピ「ハーブとスパイスナッツ入りフレッシュ・グリーンサラダ」（435ページ）を参考にしてほしい。

ところで、なぜ植物はこれほど賢いのだろう？　じつは、生き延びるために、そうならざるをえなかったのだ。植物は根を下ろして生きつづける場所を自分で選べるとは限らないから、化学的な創造性を駆使しなければならない。たとえば落ち着いた場所が高地だったら、日々浴びる強い紫外線のために大量の酸化ストレスにさらされることになる。**わたしたちは、こうした植物を食べて得られる植物性栄養素を通して、地球というストレス満載の場所で生き延びる植物の知恵をもらうことができるのだ。**

研究のためにペルーに出かけて、アルティプラーノ高原を訪れたとき、わたしは植物が感じていることをじかに体験することになった。１０００メートル高度が上がるたびに10パーセント増える強い紫外線に見舞われたのである。

ついに標高４０００メートルを超える目的地に着いたとき、わたしは、海抜ゼロメートルの首都リマにいたときより、30パーセントも強い紫外線にさらされていた〔紫外線の量は、季節や天候、地形などに左右される〕。肌は確かにそのツケを払い、効果的なブロードスペクトラムの日焼け止めをたっぷり塗ったにもかかわらず、ほんの30分太陽の下にいただけで、ひどい日焼けを起こしてしまった。そんなことは、そのとき以前も以後も経験していない。

植物性栄養素が詰まったジャガイモ

ペルーに出かけた理由は、植物、とりわけジャガイモが日々のストレス要因に立ち向かう方法を探るためだった。ジャガイモはここ数年ですっかり悪者になってしまったが、これから見ていくように、じつはすばらしい植物性栄養素の源である。

ジャガイモにはなんと4000種類もの品種があって、その植物性栄養素も多岐にわたり、炎症を減らし、酸化ストレスを抑える効能があることが知られている。植物がそもそもなぜこうしたファイトケミカルをつくりだすのか、その理由を覚えているだろうか。なにも、わたしたち人間に〝ヘルシーな〟楽しみと食物になる植物性栄養素を与えるためにそうしているわけではなく、自らがこうむる酸化ストレスに対処するためだ。こうしたストレスのいくらかは、わたしがペルーのアルティプラーノ高原で経験したのと同じ、高いレベルの紫外線被曝からもたらされる。紫外線はとても強力で、直接DNAにダメージを与えて、DNAを粉々にしてしまう。過剰な紫外線被曝ががんを引き起こすのもそのせいで、DNAは、太陽のもとに座るだけで老化し、粉々になってしまうのだ！

アルティプラーノを案内してくれたアレハンドロ・アルグメドは、「アンデス協会」の所員だ。これは国際的な評価を受けている非営利団体（NPO）で、わたしが訪れた「ポテトパーク」のような生物文化遺産地域を設けるために、先住民の人々と共同作業を行っている。

生物文化遺産地域は160平方キロメートルもの広大な地域に広がり、先住民族が育てているマシュア〔ノウゼンハレン科の根菜〕、オキザリス〔カタバミ科の根菜〕、ジャガイモ〔ナス科の根菜〕といった、アンデス山脈に育つ根菜類のきわめて重要な生物多様性の維持を目指している。なんといっても、ペルーはジャガイモの原産地で、インカ文明はジャガイモを食べて繁栄したのだ。

ポテトパークは、植物の知恵を詰め込んだノアの箱舟のようなところで、自らの生物文化遺産を蓄えて守るために団結した地元民からなる「ジャガイモの守護者《ガーディアン・オブ・ポテト》」によって維持・保護されている。守護者たちはその知識を隠蔽《いんぺい》するようなことはせず、自らの知識も種イモも、世界中のコミュニティーや研究者たちに気前よく分け与えている。

ジャガイモの守護者の食事は主に――ご想像のとおり――ジャガイモからなり、ほんのときたま、モルモットのようなタンパク源を口にするだけだ。そしてときおり、自分たちが育てたジャガイモを、もっと低い土地に住む人々がつくる果物や野菜と交換している。そうした食物は低地では簡単にとれるが、守護者たちが住む高地では育たないのだ。

だが、わたしの興味をことさら惹いたのは、3台のジープを連ねて急峻な坂やスイッチバックを上っているときに、アレハンドロが口にした地元の人々のユニークな健康状態だった。1年中高地で暮らしているにもかかわらず、ジャガイモの守護者のあいだでは、白内障や黄斑変性のような眼病、さらには皮膚がんさえ発症率が低いという。その理由はわからないということとだったが。

当初、これは意外なことに思えた。高地で暮らすと紫外線の被曝量が増えるため、目に多くのダメージが溜まり、皮膚がんにもかかりやすくなることが、かなり前から知られていたからだ。わたしは、高地のまぶしい強力な光に目をせばめながら考えた。平地より30パーセントも高い紫外線を1年中浴びる高地に暮らしながら、眼病と皮膚がんの発症率が低いというのは、なぜだろう。

増加した紫外線はDNAの構造を変えることによって、体のダメージを増やすことがわかっている。太陽の光にほんの1~2秒体をさらしただけで、通常100個ぐらいの二量体*〔分子2個が重合して生成する物質〕ができる。それも、細胞1個につき、それだけの数が生まれるのだ。すると、体にある酵素は、DNAに生じたこのダメージを修復するために超過作業を強いられる。

二量体は、いわば「スリンキー」〔階段から落として遊ぶコイルバネの玩具〕のようならせん状の構造にできるねじれだ。スリンキーで遊んだときのことを思い出せばわかってもらえると思うが、一度ねじれができてしまうと、このオモチャはうまく動かなくなる。わたしたちのDNAも、ちょうどこのような状態に陥り、三次元の構造体にできたこのねじれが、DNA老化の最初のステップになるのだ。二量体はDNAの複製エラーを導き、正常な細胞がすぐに悪性細胞に変わり、あっという間に新たながんが生まれてしまう。

通常より30パーセントも紫外線放射量が多い戸外で1日の大部分を過ごしている集団で、皮膚がんと眼病発症率がふつうよりずっと低い、というこの話を聞いて、わたしはキツネにつままれたような気がした。

アレハンドロに、この〝紫外線被曝の謎〟についてより詳しく尋ねたところ、首都リマに仕事を探しに出かけたまま戻ってこなかった仲間の話を聞かせてくれた。じつは、そうした人たちのあいだでは、目や皮膚が同じように保護されていたわけではなかったという。アルティプラーノにとどまったジャガイモの守護者に比べて、リマに移り住んだ守護者たちの皮膚がんと眼病発症率は、もっとずっと高かったというのだ。わたしはアレハンドロに通訳を頼んで、守護者のひとりに、なぜ彼らの皮膚と目は、それほど健康的なのかと尋ねてみた。

その答えは、感動的ですらあった。アレハンドロの通訳によると、自分たちはじつは「ジャガイモの守護者」なのではなく、むしろジャガイモこそが自分たちの守護者なのだ、というのだ。

これを聞いて、わたしは考えはじめた。もしかしたら、守護者たちが1年中主に食べている「高地で育ったジャガイモにある何か」が、彼らのDNAを老化から、そして皮膚がんと眼病

＊DNAの鎖をネックレスにたとえると、二量体はネックレスにできた「こぶ」のようなもので、DNAが情報を保管する方法にダメージを与える。DNAを適切に働かせるには、常にこうした二量体を修復しつづけなければならない。

から守っているのではないかと。

実際、ジャガイモの多くの品種には、イソプレノイド経路により生合成されるカロテノイドなど、抗酸化作用を持つファイトケミカルが有意な量含まれている。たとえば、中身の色が濃い黄色のジャガイモの品種は、眼の黄斑変性を予防するうえで重要なゼアキサンチン、アンテラキサンチン、ルテインといった色素状のファイトケミカルを多く含む。

じつは、こうしたファイトケミカルの多くが高山に育つジャガイモなどの植物に含まれている理由は、高レベルの紫外線被曝がもたらす酸化ストレスの増大とＤＮＡの損傷を未然に防ぎ、受けてしまったダメージを修復するためなのだ。

あれほど標高の高い場所で1年中暮らすことから受ける強い紫外線からジャガイモの守護者たちを守っているのが果たして何なのかを真に解明するには、まだしばらく時間がかかる。その間わたしは、食生活を通してこのような植物性栄養素をできるだけ摂ることを勧めたい。

1つ興味深いことがある。植物が管理された環境、たとえば紫外線などのストレスを受けにくい温室で育てられた場合、こうした〝温室育ち〟の甘やかされた植物に含まれる植物性栄養素は、たとえ有機栽培されていても、少なくなるようなのだ。

一方、露地で有機栽培される農作物は、当然なことにより多くのストレスを受ける。自然界の捕食者の襲撃をより受けやすくなるからだ。その結果、より多くの植物性栄養素を含むことになる。こうした農作物を、とりわけＤＮＡ再起動式に食べると、より多くの植物性栄養素を摂ることができる。究極的に望ましいのは、あなたの食生活を植物性栄養素で満たすことだ（その方法について、これからたくさん紹介していこう）。そうすれば、健康に大きなインパクトを与えることができる。

DNAを保護して老化を押し戻す植物性栄養素をもっとも多く含むのは、色の濃い野菜だ。そのため野菜は、あなたの目に選ばせることをお勧めする。たとえばジャガイモを選ぶときには、中身（肉）の色がもっとも濃いものを選ぼう。

具体的には、DNA再起動プログラムを実践するさいには、露地で栽培された野菜や果物を選ぶようにして、温室栽培されたものは避けよう。たとえそれが有機栽培されたものであっても、だ。ストレスにさらされて育った農産物、たとえば有機栽培された露地トマトは、より多くの植物性栄養素を含むだけでなく、味もずっといい。植物性栄養素の多くは、何百万年にもわたる植物の進化と絶えざる改良の成果だ。だから、それを活用して酸化ストレスを食い止め、遺伝子の老化を押し戻さない手はない――ちょうど植物自身がそうしているように。覚えておいてほしい。「植物性栄養素」イコール「植物の知恵」だということを。これを摂ることは、慢性病とDNAの老化からあなたの体を守るもっとも自然な方法なのだ。

13

ファイトケミカルの裏の面

――DNAを傷つけ、老化させる食物

農薬、殺菌剤、除草剤、殺虫剤などにまみれたものを食べたいかと訊かれたら、「できればそうしたくない」と答える人がほとんどだろう。このことは、年間数十億ドルの売り上げを誇る「有機栽培食品」産業を生み出すことになった。

だが、ご存じないかもしれないショッキングな事実がある。地球上もっとも有毒で発がん性と変異原性〔突然変異を誘発すること〕の高い農作物の一部は、完全に天然、すなわち有機栽培のものなのだ。だから、有機栽培の野菜なら何でも体にいい、というわけではない。

実際、あなたが今買ったばかりの、冷蔵庫にしまってある有機栽培のセロリは、農薬を使ってふつうに育てられたセロリより「ソラレン」と呼ばれる天然の殺虫剤を多く含んでいる。その理由は、前の章で説明したとおり、植物は死を招く植物性の毒の扱いに優れているからだ。だが、誰に植物をとがめることができよう。当面のところ、立ち上がって捕食者から逃げられる可能性はない。だとすれば、敵に毒を盛ろうとたくらんだとしても当然だろう。

実際、植物はわたしたちに毒を盛ってきた。20年以上前の米国農務省の推定でも、アメリカにおけるがんによる死亡原因の約3分の1は食生活にあると報告されている。これにショックを受けなかったとしても、**こうしたがん死の多くは、食物にもともとそなわっていた天然の発がん性物質が原因だったと聞いたら、ぞっとするのではないだろうか。**

天然の毒がそんなに出回っているとは！

あなたのキッチンに潜んでいる天然の毒について心配になったとしたら、もう少しソラレンに関する話を聞いてほしい。

セロリとその科に属す多くの農作物――パースニップ〔姿はニンジンに似ているがセリ科の白い根菜。アメリカボウフウ、オランダボウフウなどとも呼ばれる〕など――は、フロクマリン類という天然の毒素をつくりだす。フロクマリンの1種であるソラレンも、そうした毒性のある天然の化学殺虫剤で、セロリはこれを使って、自分をエサにしようとたくらむ昆虫を退けているのだ。

セロリのような植物は、ストレスを受ければ受けるほど――たとえば虫に葉をムシャムシャやられたときなど――それに反応して多くのソラレンをつくりだす。その量は、最大で、ふだんの100倍にもなる！　そのため、有機栽培されたセロリは、通常の栽培法でつくられたものより、もともと多量のソラレンを含んでいることになる。通常の栽培法では合成殺虫剤が使われるため、ソラレンの量を増やす原因になる昆虫は死んでしまうからだ。

ソラレンはまた、栽培者が気をつけて手袋や衣類で肌を守らなければ、接触皮膚炎を引き起こすことが知られている。

だが、ソラレンのほんとうにユニークなところは、日光にあたったときにだけ「活性化」することだ。昆虫の中には、この化学戦略を出し抜くために、セロリの葉を体に巻きつけて暗闇をつくり、その中で葉をムシャムシャやるものさえいる。そうすれば、食べたばかりの葉に含まれるソラレンを活性化させて「オン」状態にしてしまう太陽光から身を守れるからだ。

なにも、セロリは必ず暗闇の中で食べるようにと言っているわけではないが、有機栽培だろうがなかろうが、天然の化学毒物には、もっと注意を払うように勧めたい。これはとても大事なことだ。というのも、ソラレンのような天然の化学物質は、殺虫剤であるだけでなく、強力な発がん性物質でもあるからだ。ソラレンはＤＮＡにダメージを与えてがんを引き起こす。そのため、どのファイトケミカルを食べるかについて、慎重に選ぶことがとても重要になる。

ＤＮＡを保護して遺伝子の老化を押し戻すことができるように、のちほど、害のあるファイトケミカルの摂取を避けたり減らしたりする方法についてお伝えしよう。ソラレンのようなファイトケミカルがいったん活性化されてしまったら、ＤＮＡに破壊的なダメージがおよぶ危険性があるため、これはとても大事なことだ。

危機が迫ると防衛のためにファイトケミカル武器を発射する、という戦略を持つもう１つの野菜はパースニップだ。青果店から得たサンプルを調べた結果、古いパースニップのフロクマリン類の量は、新鮮なものに比べて２５００パーセントも多いことがわかった（ソラレンはフロクマリン類の1種であることを思い出してほしい)。「DNA再起動のヒント【24】」の避けるべき野菜とフルーツのリストに、パースニップが入っているのもそのためだ。自分が買うパースニップにどれだけの量のフロクマリン類が含まれているかは知りようがない。

ここに、忘れてはならない非常に重要な点がある。それは「**ファイトケミカルはすべて植物性栄養素かというと、そうとは限らない**」ことだ。もちろん、一部のファイトケミカルには、体にとても有益なものがある。たとえば、サリチル酸(アスピリンの主要有効成分であるアセチルサリチル酸の仲間で、もともとヤナギの樹皮からつくられたものだった)は、心血管疾患にかかる危険性を減らしてくれる。しかし、アスピリンのように体によい物質も、摂りすぎれば害になりかねない。重要なのは用量だ。ほかにも例をあげれば、カカオ豆に含まれるテオブロミンとコーヒー豆に含まれるカフェインがある。この2つのファイトケミカルは、高濃度では昆虫にとっての神経毒だが、適量であれば、どちらもヒトの健康に役立つ。

では、どうやれば、DNAを傷つけるソラレンのようなファイトケミカルの摂りすぎが避けられるだろうか?

それは、「**同じ食品を食べすぎないようにする**」ことだ。あなたの体もその中に含まれるDNAも、さまざまな食品を常に食べつづけることによってニーズを満たすように進化してきた。わたしが〝モノイーティング(単一食品摂取)〟と名づけた食べ方は、ある食物を食べないことによって栄養素を欠乏させ、ある食物を食べすぎることによって毒を取り入れたいなら、まさに〝うってつけ〟の方法だ。

さまざまなものをまんべんなく食べるというアドバイスはシンプルなものに聞こえるかもしれないが、それをやらないと、あっという間にトラブルに見舞われることになる。有機野菜のジュースだけを飲むダイエットをしていたある患者は、ビーチで1日過ごしただけで、ひどい日焼けを起こしてしまった。ジュースに使われていた有機栽培のセロリに多量のソラレンが含まれていて、ビーチで陽を浴びたときに、それが活性化してしまったのだ。運よく痕を残すこととなく治すことができたが、もっと深刻な事態になっていてもおかしくなかった。

単一の食品を食べすぎないように、というアドバイスに加えて、DNA再起動プログラムで完全に避けるべき食品についてこれから紹介しよう。さらに、DNAを傷つけて老化を招く天然の化学物質を含む食品で、このプログラムの実践中、およびそのあとも多量に摂るべきでないものについても紹介したい。

キュウリなどに含まれるククルビタシンは、DNAを傷つける可能性のある非常に毒性の強い天然の化学物質だ。とても苦い物質で、1ppb（10億分の1）の含有量でも苦みが感じられる。だから、キュウリをかじって苦いと感じたら（とりわけ有機栽培の場合には）、DNAを傷つけるリスクを避けるために、迷わず残すようにしよう。

ゴイトロゲン（甲状腺腫誘発物質）は、カブなどの野菜に含まれるファイトケミカルだ。これは、甲状腺腫の原因の1つだと考えられている。甲状腺が食物からヨウ素を吸収するのを妨げてしまうからだ。そこでDNA再起動プログラムでは、アブラナ科の野菜を生で食べるのは禁止している。これには、ケール、芽キャベツ、カリフラワー、カラシ菜などが含まれる。ただし、これらのおいしい野菜は、調理すれば食べてもかまわない。なぜなら、危険なイソシオチアネート化合物は、火を通すと不活性化されるからだ。もう生のケールは食べないようにしよう。ゴイトロゲンでいっぱいだから！

　マイコトキシンは、菌類がつくりだす天然の化学物質（いわゆるカビ毒）で、さまざまな食物に感染して、それらを汚染する。アフラトキシンはマイコトキシンの1種で、アスペルギルス・フラバスなどの数種のカビから生まれ、発がん性と毒性がもっとも強い天然化合物の1つとして知られている。このカビは肝臓がんや先天性欠損症を引き起こすうえ、DNAを直接傷つける。

DNA再起動のヒント【12】

以下は、DNAを傷つけるため、避けるべき食物や食べ方のリストだ

1. アップルジュースとアップルシードル（アルコールの入っていないもの）
2. 過度に苦いキュウリ
3. 傷ついていたり、カビが生えていたりするフルーツや野菜
4. 市販のアップルソースとピュレー
5. 多量のケール、芽キャベツ、カリフラワー、カラシ菜
6. 特定の食物だけを多量に摂ること（モノイーティングは避けること！）
7. ドライフルーツ（レーズンを含む）
8. 生のケール
9. ピーナッツ

アフラトキシンが含まれている可能性があるため（アフラトキシンには4つのタイプがあるが、そのうち食物にもっともよく含まれているのは最強の毒性を持つB1タイプだ）、28日間のDNA再起動プログラムでは、ピーナッツおよびピーナッツを含む食品の一切を禁じている。アメリカに輸入されるピーナッツは、国内で生産されたものより、アフラトキシンを多く含んでいる場合がよくある。にもかかわらず、あなたが食べるピーナッツバターが適切に検査されたアフラトキシン・フリーのものであるかどうかを知る方法はない。17章「DNAにナッツをたっぷり食べさせよう」で見ていくことになるが、DNAを傷つけるリスクを負わずに楽しめるヘルシーなナッツは、ピーナッツ以外にもたくさんある。

アフラトキシン（と、他の種類のマイコトキシン）は、ドライフルーツの多くにも含まれている。そのため、DNA再起動プログラムでは、ドライフルーツも禁止だ。

別の微生物がつくるパツリンもマイコトキシンの一種で、食物によく忍び込んでいる。このカビ毒があなたのディナーテーブルに入り込む経路の1つは、アップルジュースやアップルソースだ。

アップルパイも例外ではない。リンゴを使った市販製品は、よくカビの生えたリンゴを使っている。傷んで食べるべきではない果実なのに、製造過程でまぎれこんでしまうのだ。考えただけで気持ちが悪くなる。傷ついたリンゴにはパツリンが含まれるため、DNA再起動プログラムではリンゴ製品を禁じている。リンゴの汁で甘味がつけられた製品も気をつけて排除しなければならない。

パツリンを避けてリンゴジュースを飲む方法は1つある。それはリンゴ酒〔ハード・サイダー、シードルとも呼ばれる〕だ。興味深いことに、リンゴジュースを発酵させてアルコールにすると、パツリンが自然分解するのだ。地元の地酒製造所がつくる、甘味を添加していない高品質のリンゴ酒をときおり楽しむという唯一の例外を除き、あなたや家族がリンゴのジュースやリンゴを使った加工製品を摂るべき理由はまったくない。DNAを傷つけることがわかっているのだから。

オクラトキシンAも、微生物がつくりだすカビ毒で、あなたのDNAにダメージを与える。これが食物に入り込む経路は、ドライフルーツ、傷ついたリンゴ、不適切に保存された穀物などだ。さらには、多くの乳製品ベースの粉ミルク、穀物素材のベビーフード、そしてリンゴを含むベビーフードからも検出されている。こうしたものはすべてDNA再起動プログラムから排除しよう！

DNA再起動のヒント【13】

通常の農作物栽培で使われる農薬、殺菌剤、殺虫剤、除草剤からDNAを守るため、下記の野菜とフルーツについては、有機栽培されたものを買おう

1. イチゴ
2. 柑橘類
3. キュウリ
4. ジャガイモ
5. トマト
6. ネクタリンやモモなどの核果類
「中心に硬化した内果皮があるフルーツ」
7. ブドウ
8. ピーマン
9. リンゴ

食物にはこれほど多くの天然の毒が含まれていると聞かされたら、食欲が失せてしまうかもしれない。わたしは、ある患者が、ファイトケミカルの一部に危険な毒性があることを聞かされたあと、こんな反応を示したことを今でも覚えている。

「じゃあ、ファイトケミカルを食べる意味なんてあるんですか」

彼女はそう言ったのだ。

ファイトケミカルとマイコトキシンに関する憂鬱な話のあとでは、あなたも同じ気持ちを抱くだろう。だが、植物性栄養素に含まれるファイトケミカルには、あなたのDNAを炎症と酸化ストレスから守ってくれるという大きなメリットがある。とりわけ、新鮮なフルーツから得られるファイトケミカルは強力だ。

これだけは覚えておいてほしい。毎日リンゴを1個食べることは、医者を退けることにはならない〔イギリスの諺「1日1個のリンゴで医者いらず」〕——もしそれがマイコトキシンまみれだったら。だから、口に入れるものは、賢く選ぶようにしよう!

男性は女性よりコリンが必要

体内のあらゆる細胞はコリンを必要としている。コリンは脳内の神経伝達物質のもととして使われるだけでなく、細胞膜などの重要な構造物を支える物質でもある。さらには、コレステロールを運ぶことにまで関与している。コリンはまた、DNAの鎖が物理的に切れてしまわないようにするうえでも、きわめて重要な役割を果たす。複数の医学研究で、コリン不足の人々がある種のがんにかかりやすいという結果が示されているのも、それが理由だと思われる。

コリンの必要量の大部分は食物から摂ることができるが、これは非常に重要な栄養素なので、わたしたちの体には、コリンをいくらかつくりだす遺伝的能力がある。

だが、今まで話してきたほぼすべてのことと同じように、コリンをつくりだす能力およびコリンを必要とする程度は、自分が受け継いだDNAに左右される。一部の人、たとえばMTHFD1遺伝子を持っている60パーセントにおよぶアメリカ人男性は、この遺伝子を受け継いでいない男性に比べて、より多くのコリンが必要だ。場合によっては2倍も必要な人がいる。

とはいえ、コリンの必要量を決める最大の要因は、あなたを男性または女性にしたDNAだ。コリンは胎児の発達に欠かせないので、女性のDNAはコリンをより多くつくりだせるようにできている。そして、コリンを産生させる合図となるのが女性ホルモンであるエストロゲンの存在だ。

しかし男性は血中エストロゲンの量が少ないため、コリンが充分に産生されないというリスクを抱えている。コリンの産生がそもそも苦手なDNAを持っている人はなおさらだ。近年、男性におけるコリンの欠乏は、多くの人がコリンの源となる最高の食物を除外しているために悪化している。この食物とは卵黄だ！　全卵に含まれるコリンは、その99パーセントまでが卵黄に含まれている。ダイエットのために卵白でつくったオムレツを選ぶ男性が増えているが、そうした人々は気づかないうちに、自らをコリン不足という危機的状況に追いやっているのだ。

　コリンが足りないと一大事になる。肝臓に脂肪を蓄積させてしまい、非アルコール性脂肪性肝疾患（ＮＡＦＬＤ）と呼ばれる病気を招くからだ。

　この病気は、肝硬変を引き起こす原因になり、ついには肝臓がんさえ起こしかねない。非アルコール性脂肪性肝疾患は、肝臓の酵素の上昇により見つかることが多く、通常の血液検査で発見されることもよくある。危険はそれだけではなく、充分な量のコリンがつくりだせない男性は不妊症になるリスクも抱えている。コリンは健康な精

　ここ何年も、妻から健康診断を受けるようにと言われてきました。妻は、わたしがぼんやりして活力を失い、いつも疲れていることに気づいていたんです。ときには、ぼおっと歩きまわっていることさえありました。わたし自身は仕事のストレスで疲れ切っているだけだと思っていましたが、ついに医師のところに行って検査をすべて受けたら、非アルコール性脂肪性肝疾患にかかっていると言われました。そのあと、ＤＮＡ再起動プログラムを本気で実践して自分を変革したんです。この前受けた検査の結果、ＤＮＡ再起動プログラムが完全にわたしの脂肪性肝疾患を治してくれたことを知って驚きました。わたしは何年も高タンパク質ダイエットをやっていました。それは体重増加こそ抑えてくれたのですが、卵黄を捨ててきたせいで肝臓がメチャメチャになっていたとはまったく知りませんでした。そんなこと、誰にわかります？　コリンなんて聞いたこともありませんでしたし、それが男性に不足していることも知りませんでした。今では、食物はほんとうに薬だとみんなに言っています。

――トム（25歳）

子の生成に欠かせないからだ。

こうしたことを考えると、男性や閉経後の女性は、食物から充分な量のコリンが摂れるように気をつけることが必要だ。人によっては、1日650ミリグラムも必要になる場合がある。DNA再起動プログラムでは全卵（とりわけ放し飼いされた鶏の卵）を食べるように勧めている（大きめの卵には、約125ミリグラムのコリンが含まれている）。全卵を食べることは、DNAのために充分なコリンが摂れる簡単かつ優れた方法だ。

コリンを多く含み、DNA再起動プログラムで許可されている他の食品には、動物性食品（鉄分を多く含む肉を少し摂る）、シーフード、ナッツ、そしてブロッコリーなどの野菜がある。DNA再起動プログラムをヴィーガン〔肉類だけでなく卵や乳製品も摂らない完全菜食主義者〕として行う人は、毎週のナッツ摂取量を増やすことをお勧めする。これについては、のちほど記載する献立プランのセクションで詳しく説明しよう。

あなたのDNAは食事から摂るミネラルが大好き

酸化ストレスと闘い、DNAを修復し、老化を押し戻してくれる酵素（いわばミニチュア・タンパクマシンだ）の多くは、銅やマンガン、セレン、亜鉛といった金属のサポートを得て働く。そのため、食物から充分なミネラルを摂ることが非常に重要になる。ミネラルは良好な酵素をつくりだすだけではなく、カルシウムが骨の健康を助けるように、骨格を支えるうえでも大きな役割を果たしている。カルシウムなどのミネラルは、体内の他のシステムでも広く使われていて、たとえば、神経系はメッセージの伝達にミネラルを使う。さらにカルシウムについて言えば、切り傷ができたときに出血を止める血液凝固カスケード〔血が止まる仕組み〕にも一役買っている。

銅とマンガンも食事から摂らなければならない重要な金属類で、ココア製品、ナッツ、豆類、牡蠣《かき》、全粒穀物などに多く含まれている。しかし、こうした食物が痩せた土地からつくられたものである場合には、体が必要とする銅の量が充分に摂れなくなる。

銅・亜鉛スーパーオキシドディスムターゼとマンガン・スーパーオキシドディスムターゼは、酸化ストレスをつくりだすフリーラジカルを体から一掃するのを助ける酵素だ。必要な量の銅が体に供給できないと、ＤＮＡがつくりだすスーパーオキシドディスムターゼが減ってしまう。

ただし、ミネラルをサプリメントで摂る場合は、気をつけなければならない。過剰な量の銅を含む製品があるからだ。体内に銅が多くなりすぎると、酸化ストレスが増えて、かえって体に悪い。パート2のはじめで、ＤＮＡのダメージと修復のデリケートなバランスについて話したことを覚えているだろうか？　同じことは、食事から摂るミネラルをサプリメントで補うときにも言える。充分に摂ることは必要だが、過剰摂取は生物学的な面からも遺伝子に与える影響の面からも有害だ。

セレンも体に必要な微量ミネラルで、摂取源としてとくに優れているのはブラジルナッツだ。体内にある多くのタンパク質の構造には、セレンが組み込まれている。体内の酸化ストレスのレベルを下げるのに役立つグルタチオンペルオキシダーゼという酵素をつくるのにも使われるし、細胞によるDNAの修復も助けていると考えられている。さらに、セレノメチオニンと呼ばれるセレンの一形態は、p53という非常に重要な腫瘍抑制タンパク質をつくりだすTP53遺伝子をオンにすることが研究で示されている。いくつかの対照実験により、細胞を紫外線のストレスにさらした状況で充分な量のセレンを与えると、p53の活動が3倍に増え、DNAの修復量が2倍になったことがわかったのだ。

これはおそらく、多くのタイプのがんのリスク低減にセレンが関与している機序だと思われる。だが、あわててセレンをサプリメントで摂る前に、過剰なセレン摂取

DNA再起動のヒント【14】

下記のミネラル*を食物から摂ってDNAを保護しよう

1. 銅——1日あたり900mcg(マイクログラム)
2. 鉄——男性は1日あたり8mg、閉経前の女性は1日あたり18mg
3. マンガン——男性は1日あたり2.3mg、女性は1日あたり1.8mg
4. セレン——1日あたり55mcg
5. 亜鉛——1日あたり40mg

*成人の1日あたりの推奨量(RDA)
〔厚生労働省による「日本人の食事摂取基準」(2020年版)については、次を参照されたい。日本人に合った、より詳しい数値が男女別・年齢別に記載されている。mhlw.go.jp/stf/newpage_08517.html〕

は体にとって毒になり、健康に悪影響を与えるという事実を知っておいてほしい。

食物の産地も、その食物に含まれる天然セレンの量に大きな影響を与える。アメリカとカナダの一部の地域の土壌には、世界の他の場所より多くのセレンが含まれている。一方、スカンジナビア諸国や中国の一部の土壌のセレン含有量は通常より低い。

これもまた、〝モノイーティング〟すなわち同じ農地でつくられた同じ農作物を毎年毎年食べるべきではない理由だ——たとえそれが、地元でとれる有機栽培された農作物であったとしても。セレンの場合、同じ場所でつくられた同じ農作物を食べつづけると、その農作物が育った土壌に天然に含まれる量に従い、体にとって足りなくなるか、毒性をもたらすかのいずれかになる。

ヒトの体は3グラムもの亜鉛を含むことができる。この必須微量ミネラルは、体内にある300種類以上の酵素に使われて、免疫系を適切に働かせる。亜鉛はまた、インスリンを生成する膵臓《すいぞう》内のB細胞に欠かせないミネラルだ。

最良の亜鉛摂取源は、魚、豆類、ナッツ、牡蠣、鶏肉、そして赤い肉だ。亜鉛は、タンパク質を含む食品と一緒に摂るとよりよく体に吸収されるミネラルの好例である。だがその逆もしかり、だ。つまり、多量の食物繊維とフィチン酸塩（より詳しくは18章を参照されたい）を含む食物と一緒に摂ると、吸収量が低下する。だから、亜鉛はタンパク質と一緒に摂るようにしたい。

14

遺伝子の老化を押し戻すジューシーな方法

ネズミもできる、ネコもできる。ゾウだってできる。だがなぜか人類と、その霊長類のいとこたち（ああ、モルモットもそうだった）は、自らビタミンCをつくりだすことができない。それ以外の哺乳類が、ブドウ糖を摂取し、それを体内で労せずにビタミンCに変える中、わたしたちは食物からせっせとビタミンCを摂りつづけなければならないのだ。

なぜ、イヌやネコがドライフードを食べて何の問題もなく生きつづけられるのに、モルモットは新鮮な野菜やフルーツを食べなければならないのだろう。一度でもそう思ったことがあるとしたら、もうおわかりだろう。そう、これも同じこと。ビタミンCを体内でつくりだせるか、だせないかの違いなのだ。

人類がビタミンCの生成能力を失ったのは、4000万年前ごろだと考えられている。その結果わたしたちは、ゴリラやチンパンジーとともに、新鮮な食物を摂らなければ生きられなくなった。

今でもヒトは、他の動物たちがブドウ糖からビタミンCをつくりだしている遺伝子を持っていないわけではない。しかし、ヒトの場合、もともとGULOという遺伝子だったこの遺伝子は、進化の過程で多数の変異が入り込み、壊れて機能しない偽遺伝子のGULOPになってしまった〔Pは偽遺伝子であることを示すpseudoの略〕。そんなわけで、いくらDNAと体が頑張っても、ヒトが近いうちに体内でビタミンCがつくりだせるようになることは期待できないだろう。このことはまた、食物から新鮮なビタミンCを摂ることができなければ長旅ができないという制約をわたしたち人間に課している。

GULOP遺伝子を修復する方法はまだ見つかっていない。だからその日が来るまで、酸化ストレスが与えるダメージから体を守ってくれるこの主要ビタミンの摂取は、食物に完全に頼らざるをえない。だが、問題は酸化ストレスだけではないのだ。というのも、ビタミンCは、体内のさまざまな生物学的機能に欠かせない補酵素〔酵素を補う物質〕で、たとえば、コラーゲンを維持したり、ホルモンや神経伝達物質のように重要な物質をつくったりするのに欠かせない。さらには、水溶性なので、血管の中を抵抗なく流れて、酸化を促進する凶悪な化合物（覚えているだろうか、DNAにダメージを与える悪者だ！）を掃除してくれる。

だが、面白くなるのはここからだ。

たとえ体内でビタミンCをつくりだす遺伝子がないといっても、ビタミンC必須摂取量に大きな影響を与えているのは、あなたが受け継いだ遺伝子にほかならないのである。

ビタミンCの必須摂取量が人によって遺伝的に異なることは、このビタミンが発見される前から知られていた。今をさかのぼること18世紀、何か月間も海上での生活を余儀なくされたイギリス人船乗りたちは、たくさんの新鮮な果物や野菜がなくても、長距離航海をうまく乗り切れる者とそうでない者がいることに気づいていた。

その違いは、ビタミンCを腸から細胞に移動させることなどにかかわる遺伝子のバージョンが、人によって異なることが原因だった。特定の遺伝子のどのバージョンを受け継いでいるか（たとえば、SLC23A1遺伝子やSLC23A2遺伝子など）によって、体と細胞がビタミンCを取り込む量が違うのだ。

食物から摂るビタミンCの必須摂取量が人によって異なるのもそのためだ。必須摂取量を決めるのは、祖先から受け継いだ遺伝子なのである。イギリスの一部の船乗りのように、わたしたちの中には、ほかの人よりビタミンCを摂る量が少なくてもやっていける人がいる。その一方、研究が進んだおかげで、ある遺伝子を受け継いだ一部の人は、通常より多くのビタミンCが必要であることも今や判明している。このような人の遺伝子は酸化によるダメージにうまく対処できないため、ビタミンCを多く摂らないと、身体の組織とDNAにダメージがおよんでしまう。

この例の1つが、HP－1とHP－2という2つのタイプがあるHP遺伝子だ。

第1のルールで見てきたように、血液に過剰な鉄分が自由に浮遊しているような状態は、決して好ましいことではない。体内の酸化ストレスが増大するからだ。そこでＨＰ遺伝子の登場となる。この遺伝子の仕事は、ハプトグロビンという名のタンパク質をつくること。このタンパク質は、血中を浮遊するヘモグロビン（鉄分を含んでいる）と結合することによって、酸化ストレスを減らす。ＨＰ－１遺伝子はスター社員さながら、ＨＰ－２遺伝子の仕事ぶりを大きく上回る模範的な仕事を楽々とやってのける。

当然のことに、血中を浮遊するヘモグロビンの回収量が少なくて、体からいつも怒られるのはＨＰ－２遺伝子のほうだ。体は、この遺伝子を発火させる方法を持たないため、常にＨＰ－２遺伝子がとり残した酸化ストレスのゴミ掃除をさせられる。そのさい、ゴミをふきとるのに使う雑巾がビタミンＣだ。そして、この雑巾があればあるほど、体内における酸化ストレスの増加を押しとどめることができる。

このビタミンＣ必須摂取量の話を聞いた今、あなたは、自分がどちらのＨＰ遺伝子を受け継いでいるか知りたくなったかもしれない。

DNA再起動のヒント【15】

レモンまたはライム果汁を毎日飲んで、その遺伝学的なメリットを受け取ろう

1. レモン1個か小ぶりのライム2個を用意する。
2. レモンまたはライムの果汁を搾る。
3. 果汁を12オンス〔約350cc〕のコップに入れる。
4. コップに、発泡水かふつうの水を注ぐ。
5. 28日間、これを飲みつづける。

だが、今日行われている遺伝子検査につきものの遺伝子差別のリスクから身を守るため、この件については、最新の遺伝子検査を行わずに、保守に徹することを勧めたい。なぜなら、簡単でほとんど費用もかからない解決手段があるのに、わざわざ高額で不確実な遺伝子検査など受ける必要はないからだ。じつのところ、HP－1とHP－2のどちらの遺伝子を受け継いでいるかにかかわらず、充分な量のビタミンCの摂取を心がけさえすれば、HP遺伝子がちゃんと働いていなくても問題はないことが研究で明らかになっている。

というわけで、DNA再起動プログラムでは、高額で危険な遺伝子検査は行わない。そのかわり、みな例外なく船乗りのまねをして、28日間にわたり毎日レモン1個かライム2個を搾った果汁を飲みつづけることになる。

15

遺伝子の老化を逆転させる「正しい脂質の組み合わせ」

高校2年生のとき、わたしはレスリング部に入部した。このスポーツで求められる精神的努力と身体的スタミナの組み合わせが、たまらなく魅力的だったからだ。強靭な体力を必要とするレスリングを極めるため、1日数時間の持久力トレーニングも毎日欠かさず行った。

そんなわけで、レスリング・シーズンが始まる前の定期健診で、医師にコレステロール値が上がっていると言われたときには心外だった。レスリング部のワッペンやら何やらがついた新しい革ジャンを誇らしげに着込んで診察室に行ったその日のことは、今でも忘れずに覚えている。医師は困惑していたし、わたしもそうだった。医師はいくつか食生活に関する質問をしたあと、肩をすくめた。そして、もしかしたら今回の結果は不正確だったかもしれないから、フォローアップ検査を受けるようにと言ったあと、こう言い添えた。「次は、血液検査の前に絶食するように」

その日わたしは、キツネにつままれたような思いで診察室を後にした。チームメイトと違って、生の卵黄を飲むようなことはしていなかったし、実際、食生活の大きな変化と言えば、前よりサラダを多く食べるようになったことぐらいだったからだ。

フォローアップ検査から数日経って、診療所から結果を聞きにくるようにと電話があった。今度こそ、ほんとうに驚かされることになった。わたしのLDLつまり〝悪玉〟コレステロールの値がものすごく高かったのである。それだけではなかった。HDLつまり〝善玉〟コレステロールの値も、平均以下だったのだ。トリグリセリド（中性脂肪）の値が正常範囲にあったことだけが、唯一の救いだった。

医師は「話をする」ためにわたしを座らせた。そして、わたしの年齢およびLDL値の高さとHDL値の低さを同じ状況にいる人たちの統計に照らして考えると、ただちにライフスタイルを大幅に変えることが必要だ、さもなければ血管疾患を抱えるリスクがある、と告げた。「ライフスタイルを大幅に変える」とはどういうことか、と尋ねたところ、わたしのコレステロール値を正常にするためには、運動、体重減少、そして厳格な低脂肪ダイエットが必要だという。

合点がいかなかったのは、当時のわたしは16歳のエリート高校生アスリートで、絶対に体重過多などではなかったことだ。それに運動についても、すでに毎日2～3時間もトレーニングしていたので、それ以上の運動が必要だなどとはとても思えなかった。医師の「ライフスタイルを大幅に変える」というアドバイスのうち、該当すると思われたのは、食生活を全面的に変えるということしかなかった。

わたしは避けるべき食品のリストを渡され、言われたとおり食生活を改善して2か月経ったら、再度受診するようにと言い渡されて帰途についた。

渡されたリストには、もうバターは摂らないようにして〝コレステロール・フリー〟のマーガリンに替えること、そしてコレステロールを含む食品は除去するか、食べても最小限に抑えるように、という注意が含まれていた。つまり、チーズ、ヨーグルト、卵黄、肉は、食べないか、食べてもほんの少しにする、ということだ。さらに、ココナッツやチョコレートといった他の〝邪悪な〟食品も除去の対象だった。リストは長く、容赦なかった。実質的に、食べることを楽しくするあらゆる食品が除外されていた。

わたしは、医師から渡された食生活改善リストの但し書きに、脂質のかわりに、より多くのタンパク質と炭水化物を食べるようにと書かれていることに気がついた。よし、これなら何とかやれるかも、と思い直し、わたしは食生活の改善に乗り出した。

低脂肪ダイエットを2か月間続けたあと、わたしは診療所を再び訪れて血液検査をした。食生活に関する医師の指示を完璧に守り、2か月間一度たりとも、微量以上の脂肪を含む食品を口にしなかったわたしは、そのことを誇らしくさえ思っており、結果を待つあいだ、そうした努力が、正常に戻った血液検査の結果に輝かしく反映されると安心しきっていた。だが、フォローアップの診断のときより険しくなった医師の顔つきを見たとき、何かまずいことが起きていることがわかった。

医師はわたしに座るように勧めてから、検査結果のコピーを手渡した。目の前の数値はとても信じられるものではなかった。LDLコレステロール値が2か月間の低脂肪ダイエットで下がるどころか上がっていたのだ！　おまけに、それでは足りないとでも言うかのように、HDL、つまり〝善玉〟コレステロールの値も下がっていた。

いったいどうなっているのだろう？　頭に浮かんだ唯一のことは「あれほど真剣に低脂肪ダイエットをやったのに」という思いだった。おかしなことに、医師はわたしが低脂肪ダイエットをきちんと守らず、ズルしたに違いないと確信していた。

この低脂肪ダイエットの大失敗から数十年経つが、かつてのわたしと同じ状況にいる人への医学的アドバイスが、今でも基本的に変わっていないことには驚かされる。

DNA再起動プログラムを自ら考案し、それを実践してみて初めて、わたしのコレステロールの数値は大幅に改善したのだった。

遺伝子、脂肪酸、多価不飽和脂肪酸

遺伝的傾向がどうであろうとも、脂質にはすべての人に害があるものもあれば、遺伝子の健康と活力に欠かせない構成要素であるものもある。そして、かつてのわたしと同じような立場にいる人にとって重要なことは、一部の脂肪は、じつのところ、コレステロール値のバランスを完璧に保ってくれる有益なものであるという事実だ。

脂質は長年にわたって悪者にされてきたが、適切な脂質は、腹部の脂肪を減らし、関節痛をやわらげ、中性脂肪の値を引き下げ、乳がんのリスクさえ低減してくれる。

覚えておいてほしいのは、あらゆる脂質は、1グラムにつき熱量9キロカロリーという、非常にエネルギーの詰まった食材であることだ。これに比して、1グラムにつき熱量4キロカロリーの炭水化物とタンパク質は、エネルギー密度がもっと低い。体は、タンパク質を分解するさいにより多くのエネルギーを使うため、タンパク質のエネルギー密度は、実際にはもっと低いだけでなく、長く満腹感を維持してくれる。自分の食生活からなぜ特定の脂質を除かなければならないのかを理解しておくことはとても重要だ。なぜならこれこそ、遺伝子の老化を押し戻し、老化のプロセスを予防する鍵なのだから。

すべての脂質は平等につくられているわけではないため、これからちょっと時間を割いて、脂質の違いを説明したい。これは、DNA再起動プログラムで最善の選択ができるようにするためだ。一部の情報は少し専門的なものになるので、DNA再起動プログラムで脂質を摂るさいに必要となる情報を、いつものように第2のルールの最後にまとめてある。では、始めるとしよう！

一価不飽和脂肪酸（ＭＵＦＡ《ムーファ》）〔炭素の二重結合を1個持つ不飽和脂肪酸〕は、それを含むオリーブが健康によいと称賛されている根拠だ。人類は、ほんとうに長い年月オリーブを食べてきた。最初に栽培されたのは、６０００年以上も前のことだと考えられている。オリーブの木はとても長生きで、樹齢５００年にもなることがある。

オリーブオイルは植物由来の一価不飽和脂肪酸を多量に含む食物の1つで、脂質の約75パーセントまでがこの脂肪酸で占められている。オリーブオイルは、オメガ9脂肪酸、とりわけＬＤＬコレステロールを低下させるオレイン酸（マカデミアナッツにも含まれる）の良質な供給源だ。

正確に言うと、オリーブは果実だ。そして、一価不飽和脂肪酸の量に関して言えば、オリーブオイルの主な3つのグレード、つまり「エキストラ・バージン・オリーブオイル」、「バージン・オリーブオイル」そして「オリーブオイル」のあいだに大きな違いはない。だが、これらのグレードには、ほかの大きな違いがある。エキストラ・バージン・オリーブオイルは最高級グレードとされ、もっとも低いグレードは、ただのオリーブオイルと呼ばれている。ただの「オリーブオイル」と呼ばれる油は、本質的には種子油だ。つまり、オリーブの核（種）を搾って得た油である。

化学薬品や加熱処理を加えずにオリーブの果肉から搾った純粋な油は、エキストラ・バージン・オリーブオイルだけだ。そのため、オリーブオイルの瓶に「バージン・オリーブオイル」

または単に「オリーブオイル」というラベルが貼られているものは、DNA再起動プログラムでは完全に避けるようにしよう。

DNA再起動プログラムを行う人にとっての、オリーブオイルのグレードの違いとは、今までに判明している230種類の植物性栄養素をどれだけ多く含んでいるか、だ。含まれる植物性栄養素には、フェノール化合物、トリテルペン、植物ステロールなどがある。前に説明した炎症マーカー（IL－1βとIL－6）の上昇を抑えるこれらの植物性栄養素は、グレードが高いほど含有量が多い。これは明らかにあなたの遺伝子と総合的な健康にとってとても有利に働く。

だが、植物性栄養素の含有量は、オリーブの品種、栽培地によって異なるだけでなく、同じ農家であってもとれる季節によって異なる。オリーブオイルは、加工の手が加わるたびに油の品質が落ち、もともと含まれていた重要な植物性栄養素の質も劣化する。だからこそ、28日間のDNA再起動プログラムでは、最高品質である一番搾りのエキストラ・バージン・オリーブオイルだけを買って摂取することが重要なのだ。

追加の金額を払ってでも最高級のオリーブオイルを購入すれば、油1グラム、すなわち9キロカロリーを摂取するたびに、オレオカンタールやヒドロキシチロソールといった植物性栄養素を、他のグレードのオリーブオイルからよりも多く得ることができる。だから、油から摂取する同じエネルギー（カロリー）あたりの植物性栄養素の量を最大にして遺伝子の老化を押し戻すために、口にするのは、最高品質のエキストラ・バージン・オリーブオイルだけにしよう。

どんな油であっても、外からの光と空気を遮断して保管する注意は必要だ。そのため、市販のエキストラ・バージン・オリーブオイルを選ぶさいには、酸化や酸敗〔油脂が腐ってすっぱくなること〕により健康に役立つ特質の多くが失われていない、しっかりと封のされた不透明な瓶入りのものを選ぼう。そして、遺伝子の健康によい製品を手に入れるための追加の出費は、これから先の何十年ものあいだ、あなたの遺伝子の健康を保つための投資だということを覚えておいてほしい。そうする甲斐は充分にある。

といっても、エキストラ・バージン・オリーブオイルのような良質の油を摂取すべき理由は、健康のためだけではない。この油は風味が抜群によいだけでなく、少しずつ使うだけでいいので長持ちするのだ。これこそ、まさにあなたが必要としているもの——つまり、風味そのものが豊かで、そのために使用量が少なくて済むから体にいい、という理想的な組み合わせを持つ油なのだ。

一価不飽和脂肪酸はまた、特定のナッツ（これについては、のちに詳しく説明する）やアボカド、そして特定の種子油にも含まれている。

最近、一価不飽和脂肪酸は、多くの研究者たちからその価値について疑問を投げかけられるようになった。今では、健康に対するその恩恵は、一価不飽和脂肪酸を含む素材に左右されると考えられている。たとえば、素材が動物性（牛脂やラードなど）なのか植物性なのか、さらには素材を揚げたり炒めたりして食べるのか、それともサラダなどで冷たいまま食べるのかによって異なると考えられるようになったのだ。

一価不飽和脂肪酸に関して、このように好悪入り混じった研究結果が出ている理由の１つは、研究デザインが異なっているせいだろう。だがそれより大きな理由は、一価不飽和脂肪酸は、その種類によって、含んでいる植物性栄養素が大きく異なるためだと、わたしは考えている。実際わたしは、一価不飽和脂肪酸であるエキストラ・バージン・オリーブオイルが健康的な体とＤＮＡをつくる理由は、それにオレオカンタールやヒドロキシチロソールのような植物性栄養素が含まれているためだと確信している。

α－リノレン酸（ＡＬＡ）やドコサヘキサエン酸（ＤＨＡ）、そしてエイコサペンタエン酸（ＥＰＡ）のような多価不飽和脂肪酸（ＰＵＦＡ《プーファ》）は、あなたの遺伝子の健康を向上させるポテンシャルがあると示唆されている。その一方で、同じ多価不飽和脂肪酸であっても、たとえばアラキドン酸（ＡＡ）は、主に炎症を促進することにより遺伝子の老化を速めてしまう。

もう少し詳しく見てみよう。

多価不飽和脂肪酸には、体内では生成できないものがあり、それらは必須脂肪酸と呼ばれている。

そして多価不飽和脂肪酸は、病気の予防と進行の双方に非常に大きな役割を果たしているのだ。たとえばα－リノレン酸、DHA、EPAといったオメガ3多価不飽和脂肪酸を多く摂る食事法はみな、がんや心血管疾患の発症率の低さと関連づけられている。

オメガ3やオメガ6は、絶対的な最終物質ではない。というのは、あなたの体には、複雑な生化学反応を使って、多価不飽和脂肪酸を別の多価不飽和脂肪酸に変換する遺伝的特徴があるからだ。その理由は、あらゆる多価不飽和脂肪酸は、それぞれやや異なる働きをすることにある。一例をあげると、リノレン酸（オメガ6多価不飽和脂肪酸）は、体によってアラキドン酸（別のオメガ6多価不飽和脂肪酸）に変えられることがある。リノレン酸は当初、心血管疾患に関連する炎症の原因だと考えられていた。だが、この見解は今では疑問視されている。なぜかというと、研究の多くは、トランス脂肪であるマーガリン由来のリノレン酸を使って行われたものだったからだ。

なぜ、α－リノレン酸、DHA、EPAといったオメガ3グループの多価不飽和脂肪酸を、アラキドン酸のようなオメガ6グループの多価不飽和脂肪酸より多く摂らなければならないのか、ということについては、関連しあう2つの考え方がある。両方のグループとも必要だが、バランスが重要なのだ。

まず、アラキドン酸のようなオメガ6は、ロイコトリエンB4などの炎症産物をもたらす。この物質は最近、マウスの実験でインスリン抵抗性を促すことも示された。オメガ6はまた、トロンボキサンA2を通して血小板の凝集を導く。そうなると、血栓ができやすくなる。トロンボキサンA2は、血栓による心臓発作の発症率を低減させるために低用量のアスピリンを使うときに、アスピリンの標的となる物質だ。

その逆に、体がオメガ3から生成する物質の一部には、抗炎症作用と抗血栓症作用がある。さらには、EPAとDHAの摂取をともに増やすと、レゾルビンが増えると考えられている。レゾルビンは強力な抗炎症作用があるとみなされている代謝産物のグループだ。

DHAとEPAは体内でもつくられるが、体はそれらをつくりだすのがあまり得意ではないようだ。そのため、食物からできるだけ多く摂ることを心がけよう。DHAとEPAは、ふつう魚に豊富に含まれている。「マリーン・オメガ3」と呼ばれることがあるのもそのためだ。DNA再起動プログラムで薦める魚の種類については、第2のルールの最後のほうで、より詳しく述べることにしよう。というのは、すべての魚が実効性のある量のDHAとEPAを含んでいるわけではないからだ。DHAはまた、神経の発達にも非常に重要で、神経学的機能を司る少なくとも100種類の遺伝子に、エピジェネティクス的に関与している。

こうした情報を手にしたあなたは、オメガ3だけを摂って、オメガ6は避けたいと思われるかもしれない。だが、あなたの体を最適に働かせるには、オメガ3とオメガ6の両方が必要であるという事実を忘れないでほしい。

ただし、残念なことに、今日人々が口にしている養殖魚や家畜はオメガ6を多く含むエサを与えられており、そうしたものを食べることによって、余分な量のオメガ6を摂取してしまっている。これでは、オメガ6が多くなりすぎてしまうのだ！

オメガ3のほうに天秤を傾ける1つの簡単な方法は、フラックスシード〔亜麻、アマニの種子〕を挽《ひ》いて粉にしたものか、フラックスシードオイル〔亜麻仁油、リンシードオイルとも言う〕を摂ることだ。これはまたα－リノレン酸の良質の摂取源でもある。DNA再起動プログラムでは、毎日2〜3グラムのα－リノレン酸を摂ることが必要だ。そのため、α－リノレン酸を豊富に含むクルミなどのナッツを食べない日には、挽いたフラックスシードを大さじ1杯食べるようにしよう。

誰もがみな同じように脂肪を分解するわけではない

医師から指示された食生活を几帳面に守って脂肪の摂取を減らしたわたしに、何が起きたか覚えているだろうか。悪玉LDLコレステロールの値が、かえって跳ね上がってしまったのだ！　ちょうど、大人になってからも乳糖を分解できるかどうかはその人の遺伝子に左右されるように、人々が特定の食物に反応する方法に遺伝子が重要な役割を果たしていることは、最新の遺伝子研究によりますます明らかになってきている。

たとえば、こんな例がある。『サイエンス』誌に掲載された研究で、北極海沿岸に住むイヌイット族の人々が、なぜクジラの脂身や、アザラシ、セイウチ、魚といった高脂肪の食生活を続けて健康でいられるのかを遺伝的に説明する結果が報告された。彼らのＬＤＬコレステロール値を予想よりずっと低いものにさせていたのは、高脂肪の食生活を可能にする遺伝子の変化だったのだ。

興味深いことに、研究対象だったグリーンランドに住むイヌイット族の人々は、ほぼ全員がこの遺伝子の変異を抱えていたが、この遺伝的類似性を持つ人は、ヨーロッパ人の２パーセントと漢民族の15パーセントにしか見当たらない。

ただし、この遺伝子が影響を与えていたのは、コレステロールだけではなかった。血液に通常含まれる脂肪酸のプロフィール全体が変化しているように見受けられたのだ。

これは、いったい何を意味するのだろうか？

オメガ３脂肪酸とオメガ６脂肪酸を生成・活用する経路では生化学的変換が段階的に起こるが、そのステップのすべてで、ＤＮＡに埋め込まれた遺伝子に従ってつくられる複数の酵素が働いている。つまり、遺伝子がすべてを司っているのだ！

オメガ３とオメガ６の変換では、酵素がよく働く人もいれば、それほど働かない人もいる。あなたが綿棒によるアルコール摂取量自己診断で調べたアルコール分解酵素でもそうだった。そして、オメガ３とオメガ６をずば抜けてうまく代謝することができるこの特別な遺伝子こそ、イヌイット族、および少数のヨーロッパ人と漢民族が、高脂質の食生活でも健康でいられる理由なのである。

とはいえ、体内の脂質代謝に遺伝子が関与する機序の解明には、まだ多くの科学研究が必要だ。イヌイット族の人々を高脂質の食生活にあれほどうまく適応させた遺伝子についても、具体的にどのような変化がその遺伝子に起きたのかについて、確かなことはまだわかっていない。だがありがたいことに、今からすぐ始められることはあるし、できることは、これからもっと増えていくだろう。

たとえば、「DNA再起動のためのクラッカー自己診断テスト」は、あなたに最適な炭水化物の摂取レベルを教えてくれる。イヌイット族の人々は世の中の大部分の人より脂質を多く摂れる遺伝子をそなえているが、もしDNA再起動のためのクラッカー自己診断テストをやったとしたら、おそらく「要制限」カテゴリーに入るだろう。その理由は、集団としてのイヌイット族の人々は、同じ北極圏で、彼らの近くに居住するヤクート族の人々を調べた研究者が見出したように、AMY1、すなわちアミラーゼ遺伝子のコピー数が少ないと予想されるからだ。

では、イヌイット族を調べた研究結果は、この第2のルール「エイジングを押し戻そう」について、何を教えてくれるのだろうか？　それは、炎症を増やすのではなく減らすために、わたしたちは血のつながった祖先に思いを馳せ、自分にとって適切な脂質だけを適切な量食べるべきだということだ。このことについては、より具体的な処方箋を次の章で提供しよう。

あなたの総合的な健康、とりわけ遺伝子の健康にとって、慢性的な炎症ほど悪いものはない。それでは、遺伝学的に〝正しい〟方法で脂質を食べるプランについて、さっそく見ていくことにしよう。総合的な目標は、あなたの食生活から飽和脂肪酸の摂取量を減らし、多価不飽和脂肪酸、とりわけオメガ3脂肪酸を増やすことだ。

よい脂質と悪い脂質

食べるものに対する反応は遺伝学的な理由から人それぞれ異なる、という本書の基本的な主張についてはすでにご理解いただけたと思う。それでも、遺伝学的に健康で長い人生を享受できるようにするための万人に当てはまる食生活の法則というようなものは確かに存在する。

そこで、自分の力で変えられるものについて考えてみよう。

炭水化物許容摂取カテゴリー（最大限、ふつう、要制限）がどれであるかにかかわらず、脂質は、1日の総カロリー摂取量の40パーセント以上にしてはならない。そして炭水化物許容摂取カテゴリーが「最大限」の人は、脂質を総カロリー摂取量の30パーセント以下に抑えることが必要だ。しかしこのような人は、赤い肉の摂取を週に2回以下に抑えることになるので（第1のルールを参照）、飽和脂肪酸の摂取量を抑えるのは、それほど難しくはないだろう。

それでも注意しなければならないのは、油はいわばエネルギーが詰まった燃料のようなものであることだ。熱量は1グラムにつき9キロカロリーもある。これは炭水化物とタンパク質のカロリーの2倍以上だ。だから、脂質《リピッド》から植物性栄養素が持つ抗酸化力と遺伝子修復力をできるだけ多く摂れるようにするため、燃料は賢く選ぶべきだ。その方法について、これからお伝えしたい。

それぞれの人の遺伝子に合った食べ方をさらに探るため、わたしは油に関する研究を進めた。遺伝子の健康を高める最高の植物油を処方したかったからだ。わたしが薦める油は、すべて果実および食用種子から搾られた油であり、遺伝子の状態を確実に最高のレベルに保ってくれる。

DNA再起動プログラムで調理と摂取が許されている油は、生の未加工の状態でも食べられる果実、ナッツ、一部の種子由来のものだけだ。

オリーブオイルのほかにも、ココナッツオイルや他のナッツ油（ヘーゼルナッツオイル、ピスタチオオイル、クルミオイルなど）を使うことができる。これらのナッツは、そのままの形でも油分を摂るために食べることができるうえ、あなたのDNAに恩恵をもたらしてくれる強力な植物性栄養素が詰まっている。だが、バターやギー〔インド料理で使われる水分を除いた澄ましバター〕は、DNAの再起動のために推奨される植物由来の油が持つすばらしい植物性栄養素を含まないため、使用禁止だ。さらにこれらは、あなたが受け継いでいる遺伝子によっては、悪玉のLDLコレステロールを急上昇させる。これもまた、DNA再起動プログラムの認可リストにある油脂を使うべき理由だ。とくに調理油については、エキストラ・バージン・オリーブオイルかココナッツオイルを、今まで使ってきたより低い温度で使うようにしよう。言い換えれば、もう調理でも生でも、菜種油（キャノーラ油）や大豆油、サフラワー油（ベニバナ油）、綿実油《めんじつゆ》などは使わない、ということだ。

現在、アメリカでもっとも摂取されている油は大豆油だ。それには大きな理由がある――廉《れん》価《か》なだけでなく、「コレステロール・フリー」と銘打って売りやすいからだ。だが、これはマーケティング上のトリックだ。というのは、植物由来のあらゆる油は、そもそもコレステロール・フリーなのだ。さらに、大豆油は部分的に水素添加処理されていることがよくある。そうなると、口にするにはよけい不適切だ。

さて、悪いニュースはこのへんで終わりにして、グッドニュースに進み、おいしくて、あなたのＤＮＡにいい油について見ていくことにしよう。

中鎖脂肪酸トリグリセリド（ＭＣＴ）は、このところ人気が急上昇しており、主に液体のココナッツオイルという形で摂取されている。科学的な証明はまだだが、初期研究段階のデータによれば、食生活において、長鎖脂肪酸トリグリセリドをココナッツオイルのような中鎖脂肪酸トリグリセリドに替えると、血中脂質プロフィールを大幅に変えることなく軽度の体重減少が得られるという。

中鎖脂肪酸トリグリセリドは中鎖脂肪酸（ＭＣＦＡ）を含んでいる。そのため、体内で、ほかの油脂とは違う方法で、エネルギーに変えられるのだ。中鎖脂肪酸は腸から取り出されると肝細胞に直接送られる。いったん肝細胞に入ると、今度はミトコンドリアに酸化される。ミトコンドリアは、10章で出合った細胞内のエネルギー処理工場だ。つまり中鎖脂肪酸は、脂肪組織に追いやられて貯め込まれるのではなく、代謝によって燃料に変えられ、すばやくエネルギーになる。より多くのエネルギーとより少ない脂肪という組み合わせは、あらゆる点でグッドニュースだ。

28日間のＤＮＡ再起動プログラムでは、中鎖脂肪酸トリグリセリドの利用を大いに勧めたい（これらは認可オイルのリストにも入っている）。とりわけ、低温で炒めたり揚げたりするときに使うにはぴったりだ。

中鎖脂肪酸トリグリセリドの唯一の短所は、エキストラ・バージン・オリーブオイルに含まれている植物性栄養素の一部が欠けていることである。それでも、ＤＮＡ再起動プログラム用に考案したいくつかのレシピでは、中鎖脂肪酸トリグリセリドを少量使った料理で、おいしい結果が得られている。そのユニークな味がバターのよ

DNA再起動のヒント【16】

あなたのDNAを安全に保つため、下記の油脂をキッチンとDNA再起動プログラムから完全に排除しよう

1. キャノーラ油
2. コーン油
3. サフラワーオイル（ベニバナ油）
4. 水素化（硬化）油
5. 大豆油
6. バターとギー
7. ピーナッツオイル
8. マーガリン
9. 綿実油
10. ヤシ油
11. ラード

うに感じられるからだ。ただし、中鎖脂肪酸トリグリセリドばかり使ってオリーブオイルを忘れるようなことはしないように。オリーブオイルの抗酸化およびポリフェノール特性はとびぬけて優れているのだから。

オメガ6とオメガ3のバランスをとって遺伝子を元気にする方法

覚えているだろうか？　オメガ3をより多く摂れば、お腹についた脂肪を減らすことから、遺伝子の老化を招く炎症を鎮めることまで、数多くの健康上のメリットが手に入れられることを。

オメガ3の摂取を増やす最良かつもっとも簡単な方法は、1週間に少なくとも2～3サービング分、許可された魚介類を摂ることだ（許可された魚介類のリストについては、「DNA再起動のヒント【17】」を参照のこと）。

冷水性の魚〔周年水温が20℃以下の水域における繁殖が適している魚類。ニジマス、タラ、サケなど〕はまた、ビタミンDの優れた摂取源でもある。この重要なビタミンの摂取が足りていない人は今でも多い。たとえば、太陽光を遮断してビタミンDの体内生産を妨げてしまう肌の色の濃い人や、室内にこもりがちな人は、深刻なビタミンD不足に陥りやすい。とりわけ、肌の色の濃い人は、太陽光を充分に浴びずにビタミンD不足に陥ると、ある種のがんにかかりやすくな

DNA再起動のヒント【17】

下記のリストから選んだ魚介類を毎週2〜3サービング（魚介類の場合、1サービングは2〜4オンス〔57〜113g〕）摂取しよう。同じ汚染物質にさらされないようにするため、さまざまな種類のものを選ぶこと

1. イガイ（カラス貝、ムール貝）
2. イワシ
3. エビ*
4. 牡蠣《かき》
5. キングサーモン（天然物）（チヌークサーモン）
6. 大西洋サバ
7. ニシン
8. ニジマス**
9. ベニザケ（天然物）
10. マナガツオ

*次の国・地域で獲れたもの：アメリカ、カナダ、中央アメリカ
**消費者の健康に配慮して養殖されているもの

DNA再起動のヒント【18】

DNAを守るために、許容基準を超えるとメチル水銀や他の汚染物質を含んでいる可能性のある下記の魚介類は避けよう

1. アマダイ
2. オレンジ・ラッフィー〔ヒウチダイ科の魚〕
3. キハダマグロ
4. キングマッケレル〔サバ科サワラ属の魚〕
5. サメ
6. シーバス（チリ産のもの）
7. スナッパー〔フエダイ科の魚〕
8. ハタ〔ハタ科の魚。ハタハタとは異なる〕
9. ビンナガマグロ
10. マカジキ
11. メカジキ
12. メバチマグロ

る。だが、脂の乗った冷水魚（ＤＮＡ再起動プログラムでは、天然のサケ、大西洋サバ、ニシンなどが許可されている）の摂取を増やせば、ビタミンＤの必要摂取量を満たすことは可能だ。

ベジタリアンやヴィーガンだったり、魚が嫌いだったりして、ＤＮＡ再起動プログラムで許可されている魚を摂るのが難しい人は、オメガ3とビタミンＤを、サプリメントの形で毎日摂ることをお勧めする。

ベジタリアンまたはヴィーガンとしてこのプログラムを実践する人にとって、高品質で適切なオメガ3サプリメントを入手することは、以前よりずっと容易になったと思われる。これらの人には、毎日500ミリグラムの摂取をお勧めする。魚由来のオメガ3でかまわないなら、毎日500ミリグラムの冷水魚由来の魚油を摂るといい。ビタミンＤについては、毎日1000ＩＵ〔250マイクログラムに相当〕の高品質のサプリメントを摂るといいだろう。

もう1つ覚えておいてほしいのは、ＤＮＡを守るため、魚介類を選ぶときにはメチル水銀などの汚染物質に注意を払う必要があることだ。一部の重金属は、ある特定の自然環境に多く存在する。そして食物連鎖を通して濃縮され、魚介類の種類によって、さまざまな濃度で魚介類の体内に蓄積される。とはいえ、わたしたちが口にする汚染物質の多くは、じつのところ、石炭燃料の発電所のような人工的な汚染源から来ている。

危険にさらされているのは妊娠中の女性や子供たちだけではない――あなたのＤＮＡも危な

い。「DNA再起動のヒント【18】」は、避けるべき魚のリストだ。魚を選ぶときには、ぜひこのリストに照らしてほしい。魚介類はまた〝モノイーティング〟を行うとリスクが高まる食材だ。同じ魚介類を食べつづけると、体に蓄積される汚染物質の毒性レベルがあっという間に上がってしまう。そのため、魚介類も、さまざまな種類のものを摂るようにしよう。

人工的につくられたトランス脂肪酸、いわゆる〝トランス脂肪〟を食べるべきでない理由については、もうすでにお聞きおよびのことだろう。だから、ここでは繰り返さないことにする。今まであなたが摂ってきたトランス脂肪は、おそらく加工食品由来のものである可能性が高い。DNA再起動プログラムでは、あらゆる加工食品を禁止している。加工食品には乳化剤も詰め込まれているからだ。だからキッチンからすべて乳化剤を除去してしまえば、トランス脂肪を避けることは、思いのほか簡単だ。

16

ＤＮＡを保護してくれるオリーブとオリーブオイル

遺伝子に対するオリーブの健康増進効果は非常に高いので、もう一度ここで詳しく説明することをお許しいただきたい。オリーブオイルについては、前章で一価不飽和脂肪酸について見たときにすでに触れたが、老化をもたらす酸化ストレスと炎症の蔓延からＤＮＡを守る最良の方法の１つが、オリーブオイルの摂取だ。

過去数十年間、オリーブオイルは心臓によい油の筆頭に挙げられてきた。だが、オリーブオイルにそなわる多くの効能が遺伝子レベルで働くことがわかってきたのは、ごく最近のことだ。

前にエピジェネティクスに触れたところで説明したように、あなたの遺伝子は「オン」と「オフ」に切り替わることができる。そして遺伝子を楽器にたとえれば、環境からのシグナルに応じて、音量を上げたり下げたり微調整することもできる。もちろん、この〝環境からのシグナル〟を発するものには、あなたが食べるものも含まれる。

パラオキソナーゼ１酵素をつくりだすＰＯＮ１《ポン・ワン》遺伝子は、ぜひとも「オン」にし、かつ音量を最大にしたい遺伝子だ。PON1遺伝子が一所懸命に働いているときには、体内の脂質が〝腐る〟（つまり酸化する）のを防ぎ、それによって心血管系を病気から守ることに大きく貢献すると考えられている。

酸化はDNAにダメージを与えるため、体内の脂質の酸化を防止することはきわめて重要だ。酸化はまた、アテローム性動脈硬化症の引き金になる。心血管疾患は先進国における第1の死因であるため、パラオキソナーゼ1酵素を増やすことによってアテローム性動脈硬化症の発症プロセスに大きくかかわっている酸化脂肪を除去するのは、とてつもなく大切なことだ。

だが、この遺伝子の働きはそれだけにとどまらない。HDLコレステロール、つまり〝善玉〟コレステロールをよりよく働かせて、心臓の健康を保ってくれる。パラオキソナーゼ1酵素の唯一の問題は、年齢が進むにつれ、DNAによる生成量が減ることだ。

では、PON1遺伝子をより活発に働かせるにはどうしたらよいのだろう？

PON1遺伝子からより多くの恩恵を引き出す1つの方法は、*エキストラ・バージン・オリーブオイルを摂取することだ。この油はまた、炎症を止めて酸化ストレスを押し戻すうえで大きな役割を果たす。炎症と酸化ストレスは、ともにDNAを老化させる最大の要因だ。

＊すべての人がオリーブオイルの摂取に同じように反応するわけではない。というのは、遺伝で受け継ぐPON1遺伝子にはさまざまなバージョンがあるからだ。ほかの人ほどオリーブオイルに反応しないバージョンのPON1遺伝子を受け継いでいるとしても、オリーブオイルが遺伝子に与えるポジティブな影響は、ほかにもたくさんあるため、それはそれでかまわない。

オリーブオイルに含まれる3大化合物は、カロテノイド、ポリフェノール、トコフェノール。これらの化合物の多くは、酸化ストレスを掃除したり、炎症を抑えたりしてくれる。なかには、その両方を手がけるものもある。

とりわけ、エキストラ・バージン・オリーブオイルに含まれるヒドロキシチロソールとオレウロペインは、非常に強力なフェノール系抗酸化物質だとみなされている。また、オレオカンタールは、エキストラ・バージン・オリーブオイルに含まれるもう1つのフェノール系抗酸化物質として目下医学界で注目を集めている。なぜなら、体内にある酵素シクロオキシゲナーゼ（COX－2）の生成を抑制して、多くの医薬品と同じように、炎症を抑制することが判明しているからだ。この物質にはまた神経保護作用があり、アルツハイマー病に関連づけられている炎症マーカーを減らすのに効果がある。

最高品質のオリーブオイル――エキストラ・バージン・オリーブオイル――は、オリーブオイルの中でもっとも手が加えられていない純粋なオイルであるため、さまざまなグレードのオリーブオイルの中で、フェノール系生物活性抗炎症化合物をもっとも多く含んでいる。だからこそ、あなたの体に最高グレードのエキストラ・バージン・オリーブオイルだけを与えることは理にかなうのだ。

エキストラ・バージン・オリーブオイルの優れた健康効果は、研究からも裏づけられている。ＬＤＬコレステロールに対する酸化作用を低減することについて、すべてのグレードのオリーブオイルの中で最大の効果を発揮することが判明しているだけでなく、C反応性タンパク（CRP）のような血中炎症性バイオマーカーを下げることもわかっているのだ。とくにオリーブオイルに含まれるポリフェノールは、このオイルを摂取していると心血管疾患にかかる率が低くなる根拠だと考えられている。

オイルだけでなく、オリーブの実自体にも多くの健康メリットがある。いくつかの研究では、1粒のオリーブの構成要素のうち、3パーセントまでが純粋なポリフェノールであるとされている。これは、あまり多いようには聞こえないかもしれないが、一握りのオリーブ、さらにはホームメードの「古代レシピにもとづく抗酸化オリーブ・タップナード」（レシピは423ページ）を食べれば、

DNA再起動のヒント【19】

オリーブを食べて、炎症と酸化ストレスを減らそう

1. 1週間に2回、3〜4個のオリーブを食べるか、1週間に1回「古代レシピにもとづく抗酸化オリーブ・タップナード」（423ページ）を1サービング分食べよう。
2. オリーブは必ず種付きのものを選ぼう。種を抜くプロセスは（そして詰め物をするプロセスも）、オリーブが持つ植物性栄養素の量を減らしてしまうことがわかっている。
3. さまざまな品種のオリーブを食べよう――植物性栄養素の含有量は品種により異なる。
4. “カリフォルニア・スタイル”の酸化処理が施されたオリーブは食べないようにしよう。これは、暗黒色のオリーブで、カリフォルニアで生産されたもの。このオリーブは健康によくない人工的な化学処理を経ているため、抗酸化能力が低下してしまっている。

あなたの遺伝子にそなわる抗炎症・抗酸化能力は一気に高まるだろう。

たった1個のカラマタ・オリーブ〔ギリシャ・カラマタ産の黒いオリーブ〕にも、3ミリグラムのヒドロキシチロソールが含まれている。これは、約500ミリリットルの瓶に入っているエキストラ・バージン・オリーブオイル全量に含まれる分に匹敵する。LDLコレステロールの酸化作用を低減させはじめるには、最低5ミリグラムのヒドロキシチロソールで充分だというデータもある——1日たった2粒のカラマタ・オリーブで、それが達成できるわけだ!

17

DNAにナッツをたっぷり食べさせよう

DNA再起動プログラムを実践するさいは、リストから選んだナッツを1週間に4サービング分食べてほしい。これは、ファイトケミカルの摂取量を増やすとてもいい方法だ。ファイトケミカルには、DNAの老化防止を促してくれる抗酸化物質が含まれている。抗酸化物質については、このあとすぐ説明しよう。ナッツはまた、一価不飽和脂肪酸や多価不飽和脂肪酸のような体によい脂質、マグネシウムやカリウムといったミネラル、食物繊維、タンパク質、必須脂肪酸、トコフェロールのような抗酸化ビタミンなどの優れた摂取源でもある。

好ましいナッツは、栗、ヘーゼルナッツ、ピーカンナッツ、ピスタチオなど。とりわけクルミは最適だ。ピーナッツは完全に排除してほしい。その理由は13章で説明したマイコトキシン（カビ毒）にさらされる危険性があるからだ。ナッツはまた、抗酸化作用のあるフェノール類がもっとも豊かに摂れる食材の1つで（ナッツよりフェノール類を多量に含む食材は、ある種のスパイスと果実だけ）、とくに栗、ピーカンナッツ、クルミに豊富に含まれている。

ポリフェノール類の一種であるカテキンとガロカテキンを豊富に含むのは、ヘーゼルナッツ、ピーカンナッツ、ピスタチオだ（これらは茶にも含まれている。詳しくは第4のルール「ウーロン茶を飲もう」で）。これらの化合物がDNAによい理由は、ゲノムに働きかけて、炎症を引き起こす遺伝子シグナルの転写・翻訳という破滅的なカスケードを止めさせるからだ。このカスケードが起きると、遺伝子は老化してしまう。ポリフェノール類のもう1つのグループはプロアントニアシジンで、アーモンド、ヘーゼルナッツ、ピーカンナッツ、ピスタチオに豊富に含まれている。

フラボノイド群（フェノール系化合物のサブグループ）について言えば、アーモンド、ヘーゼルナッツ、ピスタチオが優れた摂取源になっているが、なかでもピーカンナッツは王者として君臨している。スチルベン類も健康増進に役立つ化合物で、ピスタチオに含まれている。ピスタチオの皮にはレスベラトロールも含まれる。これはスチルベンの一種で、ワインを飲むと摂れることがよく知られてきた。

今あげたのは、ナッツが含むファイトケミカルのほんの一部でしかない。また、ナッツが含有するファイトケミカルの種類は、非常に多岐にわたっている。

ではなぜ、ナッツにはこれほど多種多様なファイトケミカルが含まれているのだろうか。

その答えはこうだ。木になるのは（それこそ、わたしたちに食べられる前に、ナッツが目指していたことだが）簡単ではないからだ。わたしたちの健康を増進してくれるこれらのファイトケミカルは、そもそも、芽生える木が順調に生育できるようにするためのものだ。こうした化合物は、じつはナッツの薄皮の部分に多く含まれている。そのため、ナッツは薄皮をつけたまま食べよう。そうすれば、余分なカロリーを加えずに、植物性栄養素をより多く摂ることができる。ナッツはまた一価不飽和脂肪酸と多価不飽和脂肪酸の優れた摂取源だ。とりわけ、栗とクルミは含有量が多い。とはいえ、ナッツには脂質を多量に含んでいるものもある。たとえば、マカデミアナッツは、その75パーセントまでが油分だ。一方、栗の油分は3パーセントでしかない。

このように、ナッツは一価不飽和脂肪酸と多価不飽和脂肪酸という健康的な組み合わせが得られる一方で、比較的エネルギー密度が高い食材であるため、指示されたサービング量に従って食べることが必要だ。そして、〝モノイーティング〟の危険性を忘れないようにしよう。すべてのナッツが平等につくられているわけではないので、いつも同じものだけを食べることはしないように。チャレンジ精神を発揮して、リストにあるナッツをさまざま試してみてほしい。

こうしたナッツの効果は、最近行われたメタ分析で裏づけられている。メタ分析というのは、小規模な諸研究をまとめて、より正確な結果を手にすることができる強力な研究手法だ。このメタ分析の結果、1週間に4回、ほんの1オンス（約28グラム）ずつナッツを食べるだけで、虚血性心疾患で死亡するリスクが24パーセント減ることが示された。さらに、ナッツの摂取が中性脂肪、LDLコレステロール、さらには血圧さえも低下させることが明らかになった。このメタ分析の研究者たちは、それらのデータにもとづき、2010年だけでも、250万人近くの人々が充分なナッツを摂取しなかったがために命を失ったと大真面目に結論づけている。

このように、DNA再起動プログラムではナッツを食べることになる。だが、食事と食事のあいだの〝おやつ〟としてではなく、食事と一緒に、あるいは食事の最後に摂ることが必要だ。間食は28日間のDNA再起動プログラムでは禁止されている。なぜならこのプログラムの目標は、あなたのDNAにもっとも合った食事を1日3回食べて満腹感を得ることにあるからだ。だが、食事の最後にナッツを摂ることには、さらに重要な意味がある。これについては、243ページの「DNAのために必ずデザートを食べよう」で詳しく説明しよう。

最後に、この章を終えるにあたり、もう一度ピーナッ

DNA再起動のヒント【20】

下記のリストにあるナッツ*を、1週間に4サービング(ナッツ類の場合、1サービングは1オンス〔約28g〕)食べよう

1. アーモンド
2. カシューナッツ
3. 栗
4. クルミ
5. ピーカンナッツ
6. ピスタチオ
7. ブラジルナッツ
8. ヘーゼルナッツ
9. マカデミアナッツ

*さまざまな植物性栄養素を摂るために、数種類のナッツを食べることを忘れないようにしよう。

ツについて注意を促したい。このナッツ（じつは豆類）は、どんなことがあっても、絶対に避けてほしい。すでに見てきたように、問題になるのはこの〝ナッツ〟自体にあるのではなく、凶悪な毒素だ。このカビ毒には、あなたのDNAを深く傷つけて、肝細胞がんなどの悪性腫瘍を引き起こす危険性がある。だから、ピーナッツは口に入れないようにしよう！

それでは、DNAの健康を促してくれるほかの食物について、さらに見ていこう。

18
DNAに役立つ豆類

世界中の人が何千年間も食べてきた豆類は、食物繊維とタンパク質のすばらしい摂取源であるだけでなく、抗酸化物質、葉酸、さまざまなミネラルの宝庫でもある。

このところ豆類は、含有するファイトケミカルのせいで窮地に追いやられている。わたしのところにも、DNA再起動プログラムを実践する多くの人から、豆類が含むある種のファイトケミカルは消化に悪影響を与えると聞いたから、食べないほうがいいのではないかという質問が寄せられてくる。実際、多くの豆類に含まれるレクチンなどには、ヒトの腸の栄養素吸収を妨げる可能性がある。

だとすれば、なぜわたしは、あなたの健康の役に立たない、植物が自らを守るためのファイトケミカルを食べるようにと勧めているのだろうか？　それは、わたしが科学好きだからだ。

豆類の摂取は心血管疾患と冠動脈性心疾患の双方のリスクを減らし、さらにはコレステロールすら低減させることが科学的研究によって証明されているのだ。

ただし、豆類を食べるべき理由は、食物繊維を摂るためだけではない。食物繊維なら、ほかの野菜でも摂れる。豆類が提供してくれるのは、あなたの遺伝子が欲している、とてもユニークで豊かなイソフラボノイド類と植物性ステロールだ。

DNA再起動プログラムを実践する人が抱く疑問は、ここ最近浮上したものではない。それどころか、数千年も前に古代ギリシャの人々も気づいて対処法を編み出していた。どんなに客人が腹を空かせていようと、豆類は完全に調理してからでなければ、食卓に出してはいけないと助言しているのだ。

じつは、それこそが鍵なのである。豆類に含まれる一部のファイトケミカルは、植物が身を守るための防御物質だ――食べられないようにするために植物がとる戦略について話したことを覚えているだろうか。だからこそ、豆類をあらかじめ水にひたしておく〝予浸〟と発芽が、植物が身を守るためのファイトケミカル、すなわち人にとっては害となる物質を自然に減らせる2つの重要な手段なのだ。キッチンにつくった〝発芽畑〟の世話を家族みんなで楽しむのもいいだろう。それでも、もし予浸あるいは発芽、またはその両方ともやるのが難しければ、DNA再起動プログラムで許可されている時間節約法がある。市販の缶詰ブランドの中には、予浸済みかつ適切に調理されていて、しかもビスフェノールAが使われていない缶に詰められた製品があるから、それを使うといいだろう。

問題をきたすファイトケミカルは、煮るか蒸すかという〝湿式過熱調理法〟で調理することによっても減らせる。この方法を使えば、レクチンを200分の1にまで減らせることがわかっている。ただし、この調理法には難点があり、摂氏80度未満の温度では、レクチンを破壊することはできない。

DNA再起動プログラムでは大豆を除外している。なぜかというと、大豆は発酵プロセスを経たもののみを食べるべきだと、わたしは考えているからだ。たとえば、味噌、テンペ、納豆などがそうした食品の例である。発酵は人にとって害になるファイトケミカルを見事に取り除いてくれる。これについては、第3のルール「うま味を摂ろう」で詳しく説明する。

ソラマメもDNA再起動プログラムから除外されている。その理由は、世界で4億人もの人が抱えている、グルコース－6－リン酸脱水素酵素欠損症（C6PD欠損症）、またの名を「ソラマメ中毒症」という遺伝子疾患があるからだ。ソラマメに含まれるビシンとコンビシンは、ソラマメ中毒症の素因を持つ人にとっては、命取りになりかねないファイトケミカルだ。

ヒヨコ豆には、とくにバイオカニンAとホルモノネチンが豊富に含まれている（大豆より含有量が多い）。この2つの物質のコンビネーションが重要なのは、α型ペルオキシソーム増殖剤活性化受容体（PPAR$_\alpha$）とβ型ペルオキシソーム増殖剤活性化受容体（PPAR$_\beta$）を活性化してくれるからだ。前者は体内の脂質プロフィールを、後者は糖質のバランスを整えることに関与している。

植物性ステロール類は、腸内でコレステロールの吸収を抑制するファイトケミカルだ。豆類が血中コレステロールの量を低減させる理由の1つも、そのためだと思われる。豆類の摂取を調べたあるメタ分析では、これらの物質がある種の心血管疾患を低減させることが示された。

多くの豆に含まれるフィチン酸塩については、食物から摂る必須ミネラルに結合して、そうしたミネラルが体内に取り込まれないようにしてしまうことは確かだ。だが、それより重要なのは、フィチン酸塩がヒ素やカドミウム、クロム、そして鉛といった重金属にも結合することである。食事に少量のフィチン酸塩が含まれるという状況は、豆でできた浄水ポットが、食物や環境中にある好ましくない工業汚染物質を腸から取り除いてくれていると思えばいい。

少量のミネラルを足すことよりも、体から重金属をなくすことのほうが大事だとわたしは思う。ことミネラルについて言えば、DNA再起動プログラムは、必要な分量がすべて摂れるようにデザインされている。そして第1のルールで見てきたとおり、今日のアメリカでは、貧血の人を除き、ほぼ誰でも鉄分を摂りすぎているのだから、フィチン酸塩はじつのところ、鉄分を減らすうえでも役に立っているわけだ。

豆類の摂取は、糖尿病のリスクを減らす働きもあることが判明している。今では、豆類の摂取量の増加と（1週間あたり3〜4サービングにする〔豆類の1サービングは約2オンス（約57グラム）〕）、体重減少および減らした体重の維持（誰でも知っているように、これが難しいのだ）とのあいだに正の相関関係があるとする研究も存在する。もしこれでも豆類摂取が有益であることの証拠が足りなければ、もう1つ情報をお教えしよう。

ある選択／除外比較研究で、30人の肥満患者に、豆類を食べるダイエットと豆類を除外するダイエットをランダムに割りつけた。その結果、豆類を食べたグループでは、C反応性タンパクのような炎症性マーカーの値が有意に低下したのだ。もしあなたの目標が単に体重を減らすだけではなく炎症も低下させて遺伝子の老化を押し戻すことにあるなら、この結果には期待が持てるだろう。

以上見てきたとおり、豆類が苦手な人にはほんとうにお気の毒だが、それをブロッコリーのような野菜で簡単に置き換えるわけにはいかないのだ。

DNA再起動プログラムの最重要目標は、あなたと遺伝的に同じ人は、この地球上にひとりとしていないことを知ることにある。そのため、もしあなたに豆類のアレルギーがあるなら、豆類は一切食べないでほしい。でも、アレルギーがないのであれば、科学に裏づけられた豆類の健康促進特性を存分に活用しよう。

DNA再起動のヒント【21】

豆類をたくさん食べよう！ 豆類の摂取量を1週間につき最大4サービング（豆類の場合、1サービングは約2オンス〔約57g〕）にしよう。下記は「DNA再起動プログラム」が許可している11種類の豆のリストだ。買いだめするさいに参考にしよう

1. あずき
2. インゲン豆
3. ウズラ豆
4. エンドウ豆
5. ササゲ
6. カネリーニ豆〔イタリア料理に使われる白インゲン豆〕
7. 黒インゲン豆
8. ヒヨコ豆
9. フレンチレンズ豆
10. ベルーガレンズ豆
11. 緑豆《りょくとう》

19

DNAを再起動させる調理法

第2のルールの要点の1つは、DNA再起動方式で食物を準備する方法を学ぶことだ。それには、遺伝子の老化からあなたと家族を守るための重要な調理テクニックを知ることが含まれる。

健康に役立つファイトケミカルが体に摂り込まれる方法は、みな同じとは限らない。たとえばビタミンB群のように水溶性のものもあれば、フルーツや野菜に鮮やかな色をもたらしているカロテノイドのように、油脂を使って溶けやすくしなければ体に吸収されにくいものもある。

そのため、健康を維持してくれるファイトケミカルを食物から最大限に引き出すには、DNA再起動方式による調理が必要だ（このあと詳しく説明していく）。DNA再起動プログラムには、食物から植物性栄養素をできる限り引き出すための、さまざまな食物の下ごしらえ法や調理のテクニックが組み込まれている。

調理をすると、ふつう植物性栄養素の一部は失われてしまう。たとえば、高温で壊れてしまう場合もあるし、茹《ゆ》でたときに流れ出し、その茹で汁を捨てることによって失われてしまうこともある。その半面、調理によって、ファイトケミカルを体に吸収しやすくさせることもできる。たとえば、赤唐辛子のカプサンチンとカロテノイド、トマトのリコピンなどは調理することによって吸収されやすくなる。

DNA再起動方式で食物を調理すれば、潜在的な健康効果を押し上げて栄養の質を高めることもできる。何より、この方法で調理すれば食物がおいしくなる――おいしくて栄養たっぷりの食物こそ、あなたのDNAが求めているものにほかならない。

DNA再起動式調理テクニックを説明する一番わかりやすい方法は、典型的な食事のレシピに沿って、その作り方を示していくことだろう。そこで学んだ調理のルールは、あらゆるレシピに応用できる。のちほど、「サフランチキン入り菜園シチュー、アーモンド添え」レシピ（442ページ参照）に沿って詳しい手順を説明しよう。

だがその前に、ちょっと時間を割いて、第1のルールで調べた「DNA再起動のためのクラッカー自己診断テスト」を思い出し、自分の炭水化物許容摂取量カテゴリーが、「最大限」「ふつう」「要制限」のどれに当てはまるかを振り返ってほしい。そして、この診断結果をもとに、このレシピの料理に合わせて食べられる炭水化物の量を次の表で見きわめよう。

もしあなたの炭水化物許容摂取量カテゴリーが「要制限」だったら、主食を用意する必要はなく、シチューだけを食べればいい。カテゴリーが「ふつう」の人は、玄米かキヌアを半量食べることができる。そしてカテゴリーが「最大限」の人は、シチューと一緒に、玄米またはキヌアを全量食べてもいい。だが覚えておいてほしいのは、自分のカテゴリーがどれであるかにかかわらず、シチューで使われるジャガイモは、週当たりの炭水化物コスト手当額に含まれるものとしてカウントしなければならないことだ。

この章を読み終わったあとは、442ページのレシピを読むことを忘れずに。それには、分量や調理時間などがすべて記載されている。ここではまだキッチンには直行せずに、リラックスして読みつづけてほしい。

DNAのために最高にヘルシーな調理法と調理温度を選ぼう

DNA再起動プログラムでは、さまざまな理由により揚げ物が禁じられている。それは、単に油脂の余分なカロリーが加わるからではない。非常に高温で調理するため食物の熱損傷が進み、ア

炭水化物許容摂取量カテゴリーにもとづく主食の例

「DNA再起動のためのクラッカー自己診断テスト」の結果	許容される炭水化物の主食の量
最大限	玄米またはキヌア全量
ふつう	玄米またはキヌア半量
要制限	炭水化物なし

クリルアミドのような酸化促進化合物がいくつも生み出されてしまうからだ。これはＤＮＡにとって好ましいことではない。

動物由来のタンパク質を調理するさいの最大の問題は、炎症を促進してＤＮＡを傷つける化合物が調理中に生成されてしまうことだ。たとえば、タンパク質を高温にさらしたときに、その反応として生成される25種類の化学物質の1種、ヘテロサイクリックアミン（ＨＣＡ）がその例だ。あの、フライパンの底にこびりついた、おいしい焦げつきである。でも、だまされてはいけない。あれはＤＮＡには絶対によくないのだ！

調理時間、調理温度、調理テクニックはみな、料理に含まれることになるヘテロサイクリックアミンの種類の数を左右する。これらの化合物の多くは、長期間にわたって摂取するとがんを発症させると考えられており、ＤＮＡも間違いなくダメージを受ける。そのため、28日間のＤＮＡ再起動プログラム実践中は、肉や魚をグリルしたり揚げたりして食べるのは厳禁だ。このあと説明するように、ヘテロサイクリックアミンと糖化最終産物（ＡＧＥ）の生成を促すのは高温調理だ。とりわけ、遺伝子の老化を押し戻すことについては、ヘテロサイクリックアミンと糖化最終産物の組み合わせが最強の敵になる。これまで食材を熱で褐色に焦がすたびに、あなたは糖化最終産物をつくってきた。だが、このダメージの多くは避けることができる。だから、わたしの話を最後まで聞いてほしい。

体を傷つけ遺伝子の老化をもたらすヘテロサイクリックアミンと糖化最終産物の両方を減ら

すため、これから、2つの重要なステップに気を配って鶏《とり》の胸肉を調理する方法を説明しよう。まず、肉や魚を調理するときには、必ずマリネする過程を経ること。できれば、一晩漬けておくことが望ましい。

そこで、とても簡単な赤ワインとレモン汁のマリネ液をつくって(詳しいレシピは438ページ参照)、鶏の胸肉をひたし、冷蔵庫で寝かせよう。

次に、タンパク質からなる料理をつくるときには、DNAにとって安全な温度で調理することが必要だ。バーベキューやローストでは、調理温度が摂氏200度以上になることがよくある。酸化を促し遺伝子の老化を招く数百種類もの化合物を新たにつくりだしたいなら、これは願ってもない方法だ。そうは言っても、1週間に2回しか許されていない肉類を摂るときに、毎回茹でた肉で我慢するのはあまりにも寂しい。だから、ただ茹でる調理法も選択肢にはなりえない。

揚げ物は不必要なカロリーを加えてしまうだけでなく(これについてはすぐあとで、油で揚げたフライドポテトの例を使って説明しよう)、わたしがこれから説明することになる究極の第3の調理法に比べて、充分に複雑な風味を引き出すことができない。また揚げ物は高温で調理するために、ヘテロサイクリックアミンと糖化最終産物の両方を生み出してしまう。そのため、最善かつもっともヘルシーな妥協案としてわたしが考え出したのは、タンパク質の食材をトロ火で煮込むことだ。

あなたが食べるものは、とびきりおいしくて、かつＤＮＡを保護するものでなければならない。そこで、タンパク質の摂取源は調理の前に必ずマリネ液に漬けておくことが必要になる。このプロセスには肉や魚をやわらかくすることのほかに、もう１つ重要な効果がある。研究によると、肉を調理するさい、事前にワインに漬けておくと、ある種のヘテロサイクリックアミンを88パーセントも減らせることがわかっているのだ。レモン汁も、物質を酸性にする水素イオン（pH）の値を下げてくれるので有益だ。水素イオンの値を下げると、調理中に生成される糖化最終産物の量が減ることが研究で示されている。トロ火のシチュー料理が摂氏１００度を超えることはめったにない。トロ火調理と、調理前に素材をマリネしておくことは、食べ物をもっともヘルシーかつおいしいものにしてくれる秘訣だ。

ＤＮＡ再起動のためにもっとも健康を増進してくれる食材を選ぼう

ニンニクとタマネギの組み合わせには驚くほど多くの潜在的な健康効果があるため、シチュー料理には両方とも使いたい。タマネギは、いつものようにみじん切りにして、とりあえずわきに置いておこう。

だがニンニクについては、通常のレシピとはちょっと違う方法で用意したい。ニンニクに含まれるアリインと呼ばれるファイトケミカルを有効に使うには、まずアリイナーゼという酵素によってアリシンに変え、そのあとさらに他のいくつかの植物性栄養素に変えることが必要だ。そのため、ニンニクは、火を通す前に必ず潰し粗みじんに切っておくことが望ましい。ニンニクを潰すことによって、アリシンの大部分をアホエン、硫化ジアリル、二硫化ビニルジチインという物質に確実に分解させるために、5分間ほどそのまま置いておこう。これらの化合物の多くには驚くべき健康効果があり、DNAの老化を防ぐ作用もある。

だが、恩恵がおよぶのはDNAだけではない。たとえば、ニンニクから得られるアホエンという化学物質には、少なくともアスピリンと同等の抗血栓作用（血の塊ができるのを防ぐ作用）がある。アリシンにはまた、抗菌作用および抗真菌（抗カビ）作用があり、胃がんのリスクを増やすと考えられているヘリコバクター・ピロリ菌を殺す効果が証明されている。研究ではまた、ニンニクとタマネギの摂取と胃がんリスクの低下とのあいだに関連性があることも見出されている。さらには、ニンニクとタマネギを多く摂ると、卵巣、子宮内膜、口腔、食道な

DNA再起動のヒント【22】

ニンニクを潰すか、みじん切りにしたら、調理に使う前に5分間放置しよう

ニンニクのファイトケミカルを最大限引き出すには、アリイナーゼという酵素の力を借りることが必要だ。この酵素はニンニクに含まれる天然成分だが、活性化させるには、ニンニクを傷つける必要がある。そのため、ニンニクは潰したり、みじん切りにしたり、薄切りにしたりしよう！　アリイナーゼは熱によって不活性化するので、アリシンのようなファイトケミカルを最大量得るには、潰したり切ったりしたニンニクを最低5分間寝かせてから調理するようにしよう。

どの他の部位に生じるがんのリスクを減らせるという証拠もあがっている。

興味深いことに、生のニンニクを食べると肺がんの危険性が下がる。そして、これは〝ニンニクくさい息〟という非常に独得の方法で達成されるのだ。あなたも〝ニンニクくさい息〟を自ら体験したり、ニンニクを食べた人の肺から吐き出される生ニンニクの精油を嗅いだりしたことがあるだろう。肺がんのリスクが下がるのは、肺がこの生ニンニクの精油に満たされるからだと考えられている。こうしたことを考えると、17世紀に活躍したイギリスの植物学者ニコラス・カルペパーが、ニンニクのことを「あらゆる病気と怪我に効く」植物とみなしたこともうなずける。

ニンニクを5分間放置してアリイナーゼに仕事をさせ、より多くのアリインをアリシンに分解させよう。5分間待つ理由は、より多くのアリシンを得るためだけではない。アリイナーゼは熱に弱く、調理で破壊されてしまうのだ。そのため、長く待てば待つほど、アリイナーゼがニンニクのアリシン含有量を最大にするチャンスが増える。

さて、今こそ、あの豪華なサフランを取り出すときだ。この非常に強力な植物性栄養素の詰まったすばらしいスパイスは、独特な風味を食物にもたらすために、数千年前から使われてきた。柱頭に含まれるクロシンというファイトケミカルは、深紅色をおびた鮮やかな黄色をしており、染料としても世界中で使われてきた。言い伝えによると、クレオパトラはその手の込んだ化粧をするときに、サフランを使っていたという。

サフランのスパイスをつくるには、サフランの花（学名 *Crocus sativus*）から細い糸のようなめしべを取り出すことが必要だ。１ポンド（約453グラム）分のスパイスをつくるには、なんと7万5000個の花からめしべを手でつまみとらなければならない！　サフランが世界でもっとも高価なスパイスの1つであるのも当然だ。ありがたいことに、おいしい独得の風味を食物にもたらすには、ほんの少し使うだけでいい。

だが、もうお察しのとお

DNA再起動のヒント【23】

もっとスパイスを使おう！　スパイスとハーブの摂取を増やせば、DNAを炎症と酸化ストレスからよりよく守ることができる。手始めとして使いやすいスパイスのリストを以下に示す。毎日少なくともこのリストにあるものを1種類は使おう

1. オールスパイス
2. 唐辛子
3. クミン
4. クローブ（丁子《ちょうじ》）
5. サフラン
6. ジンジャー（ショウガ）
7. セイロンシナモン〔スリランカ産のシナモン。辛味がほとんどない高級品〕
8. ターメリック
9. ナツメグ

DNA再起動のヒント【24】

これからの28日間、次のリストにある野菜とフルーツは避けよう

1. 有機栽培ではないリンゴ
2. 根セロリ
3. 有機栽培ではないケール
4. パースニップ
5. 有機栽培ではないイチゴ
6. 有機栽培か否かにかかわらず、すべての大豆。ただし、たまり、テンペ、味噌、納豆など、発酵処理を経たものは食べてかまわない。

り、ＤＮＡ再起動プログラムが追い求めているのは、単に味のよさだけではない。これからの28日間にあなたが食べ、あなたが行うことは、すべてＤＮＡにもよいものでなければならない。

まさにその狙いどおり、サフランに含まれる2つの植物性栄養素、クロシンとクロセチンには腫瘍作用と抗酸化作用があることが、前者は実験室での研究で、後者はヒトにおける研究で判明している。さらに、初期臨床試験により蓄積されたデータのメタ分析によると、サフランは鬱《うつ》、月経前症候群、性機能障害、不妊症などの症状を改善するだけでなく、過度の間食摂食行動も緩和することが示されている。

これらの所見を証明するにはさらなる科学的研究が必要だが、サフランをあなたの人生に加えない手はない。サフランは、信頼できるところから購入するようにしよう。たとえば、信頼の置ける地元の食料品店や、住んでいる都市の評判のいいスパイス店でもいい。サフランは高価なため、ニセのサフランを買わされる可能性があるからだ。粉になっているものは避けて、めしべが目で見て確かめられるパッケージに入ったものだけを買うようにしよう。サフランは高価だが、これから紹介する料理に必要な量は、ほんの0・01オンス（約0・28グラム）でいい。

さて、ごく小さなボウルかマグに熱湯を入れ、糸状のサフランを浸そう。この液もあとで野菜と一緒にシチューに入れることになる。とりあえずは、サフランをお湯に浸したまま置いておこう。

もちろん、DNAによいスパイスやハーブはサフランだけではない。「DNA再起動のヒント【23】」に効果の高いスパイスを9種類リストアップしたので、毎日、この中から少なくとも1種類は使うようにしよう。

さて、次はジャガイモの下ごしらえだ。この場合も、今まで述べてきたルールの多くが当てはまる。ジャガイモを買うときは、目に選ばせるといい。というのは、中身(肉)の色が濃ければ濃いほど、植物性栄養素とカロテンを食事に多く摂り入れることができるからだ。中身の色の濃い品種、たとえば黄色い「インカのめざめ」や「とうや」、紫色の「シャドークイーン」などを選ぼう。できる限り、小ぶりで、有機栽培されていて、そして何より(これについては、すぐに詳しく述べる)芽が出ていないもの、緑色に変色していないものを選ぼう。

また、ジャガイモ料理には、いつも何らかのタイプの植物性油脂を加えるようにしよう。なぜなら、ジャガイモに含ま

DNA再起動のヒント【25】

植物性栄養素を最大限に利用するには

1. 野菜を茹でた湯は捨てずにとっておいて、植物性栄養素豊かなダシ汁として使う。
2. ターメリック、オレガノ、サフランなど、DNAによいスパイスを必ず使う。
3. 糖化最終産物(AGE)、ヘテロサイクリックアミン(HCA)、アクリルアミドなどのDNAにダメージを与える化学物質の量を減らすような調理法を使う。
4. 低温度に設定したオーブンをより多く使う。オーブンを使えば、調理の温度をよりよくコントロールすることができる。

れる植物性栄養素は脂溶性なので、ジャガイモの持つ遺伝学的に有益で強力な作用が、脂質によって解き放たれるからだ。

さて、ジャガイモには多くの誤解がまとわりついている――ヘルシーでないとか、エンプティーカロリーだ、とか言われているのだ。そこで、実際にそうなのかどうか、数値で確かめてみたい。

1サービングあたり4・5オンス（約128グラム）のジャガイモのカロリーは、ほんの120キロカロリーだ。だが、これをフライドポテトにすると、簡単に400キロカロリー以上に変身する。なんと、200パーセント以上も増えてしまうのだ！　DNA再起動プログラムで揚げ物を禁じている理由は、これでご理解いただけただろう。

そのため、わたしがお勧めするジャガイモの調理法は、茹でるか、または低温で煮るシチューにすることだ。このいずれかの方法をとれば、揚げたり焼いたりするときにできる毒性副産物アクリルアミドの大半を避けることができる。アクリルアミドは、デンプン質の食物が摂氏約120度を超えると形成されはじめるからだ。

だが、茹でるにしろ、低温のオーブンで料理するにせよ、ジャガイモの皮はつけたままにしよう。茹でるときに皮をむかなければ、20パーセントも多くビタミンCを摂ることができる。皮は植物性栄養素が水分に流れ出すことを防ぐ便利なバリアとして働いてくれる。ジャガイモ料理の下準備としてやらなければならないのは、泥を落とすことだけだ。

ジャガイモ（や他の野菜）を茹でるときに役立つもう1つのDNA再起動式テクニックは、茹で汁を捨てずにとっておくことだ。茹で汁には植物性栄養素がたくさん詰まっているので、あとでスープストックとして使えばいい。茹で汁が冷めてから冷蔵庫に保管すれば、次にスープをつくるときに、すでに植物性栄養素豊かなスープの素ができていることになる。

さて、ジャガイモの下ごしらえをするときには、植物が自己防衛のためにつくりだす厄介なファイトケミカルに対する注意を怠らないようにしよう。緑色に変色した部分や芽が出ている部分を取り除くことは非常に重要だ。これは、ジャガイモが成熟して葉緑素を生成しはじめたサインだ。豆類の発芽とは異なり、ジャガイモが芽を出すときには、α−ソラニンやα−チャコニンなどのグリコアルカロイドと呼ばれる自己防衛用ファイトケミカル〔天然毒素〕を全力でつくりはじめる。ジャガイモの芽や緑色に変色した部分に含まれるグリコアルカロイドの量は、それ以外の部分に比べて、最大で7倍にもなる。そのため、緑色になった部分や芽は必ず捨てよう。

DNA再起動のヒント【26】

DNAにいい食べ方は次のとおり

1. 食事のさいには、綿棒を使って行った「アルコール適正摂取量テスト」の結果に応じてアルコールを飲むことが許される。ただし、必ず食事中に飲むようにして、食間には飲まないこと。
2. AGEとHCAの形成を抑えるため、肉や魚は必ずマリネしてから調理すること。
3. 食事のあとにデザート（フルーツかナッツ、またはその両方）を摂れば、食後の酸化ストレスをコントロールすることができる。

次に、赤唐辛子の緑色の茎を取り除こう。

赤唐辛子を食生活に多く取り入れるのはいいことだ。とりわけ自分で調理するなら、さらにいい。赤唐辛子は、カロテノイドの1種である植物性栄養素のカプサンチンを大量に含んでいる。火を通した赤唐辛子に含まれるカプサンチンの量は、火を通したトマトに通常含まれるリコピンのレベルに匹敵することが示されている。

シチューやスープは、脂溶性のカロテノイドの量を増やすのに、もっとも適切かつ簡単な方法だ。食物をシチューにすれば、カロテノイドの量を3分の1も増やせることが、さまざまな研究で明らかになっている。シチューやスープという調理法が優れているのは、通常蒸したり茹でたりするときに滲み出してしまう植物性栄養素を、そのまま料理内に留められることにある。これは、風味もよくする。汁内に残った化合物の多くは、味をよくする重要な成分だからだ。さらに、シチューは水分量が多いため、炒めたり、オーブン料理をしたりするときより調理温度を低く保つことができる。

さて、残りの野菜を切ろう。ジャガイモを切り、皮をむいたニンジンを切り、トマトもざく切りにして、みなわきに置いておこう。ニンジンなどの野菜を刻むと、それらに含まれるカロテノイドのような植物性栄養素が放出されて、体に取り込まれやすくなる。

これで、材料の下準備は完了だ。次に、まず大さじ1杯の水を鍋に入れてから、少量のエキストラ・バージン・オリーブオイルを加えることをお勧めする。これは調理温度を低く保つためだ。鍋が熱くなったら、冷蔵庫でマリネしておいた鶏の胸肉の両面をさっと焼きつけよう。そのあとみじん切りにしたトマト、サフランとそのつけ汁、切ったポテト、切った赤唐辛子とニンジン、潰したニンニクとみじん切りのタマネギを入れる。これに、大さじ1杯の2倍濃縮トマトペーストと1カップの水を加えて沸騰《ふっとう》させる。調理中に塩を加える必要はない。風味が行き渡ってから味見をして、食卓に出す直前に塩味を加減したほうがいい。

鍋の中身が沸騰して10分経ったら、火を中火以下に弱めてふたをし、さらに1時間煮込む。食卓に出す直前に1人前につき小さじ1杯分の刻みアーモンドを加えよう（皮つきのまま刻むこと！　そして、これも、1週間に4サービングまでのナッツ許容摂取量に含めること）。冷たいエキストラ・バージン・オリーブオイルを足すのも、〝コールド〟オイルの植物性栄養素が摂れるすばらしい方法だ。そのため、1サービングあたり大さじ2分の1杯のエキストラ・バージン・オリーブオイルを振りかけよう。

この章で説明した調理ステップに従えば、体にいい植物性栄養素を無駄にせずに最大量摂ることができる。さあ、実際に料理を食べ、あなたがつくった料理に含まれる、栄養豊かで、炎症を鎮め、遺伝子の老化を防いでくれる効果をＤＮＡに楽しんでもらおう。

DNAのために必ずデザートを食べよう

28日間の「DNA再起動プログラム」で、夕食のあとに必ずデザートを摂るように勧められるのは意外に思うかもしれないが、フルーツ、ひとかけらのダークチョコレート、ナッツ、およびその組み合わせなら、デザートとして食べてかまわない。これは、あなたが28日間を楽に過ごせるように勧めているわけではなく、食事のあとには必ず、酸化ストレスと炎症促進プロセスが増加するからだ。

食事を終えたときに体がこうむる酸化ストレスの量は、食べたものに比例する。たとえば、1サービング分の赤い肉からなる食事には、より多くの鉄分が含まれている。第1のルールで見てきたように、鉄分は体にとって、炎症を促進させる物質だ。多量の鉄分摂取は、2型糖尿病の発症リスクとさえ関連づけられている。

炎症を促進させるのは赤い肉ばかりではない。食事を終えるときに自然に起こる血中の糖と脂質の一時的な上昇も炎症促進の原因になる。あなたが食べるものは、多かれ少なかれすべて酸化ストレスを増加させる——たとえほんの少しの増加だとしても。だから、DNAを助けて遺伝子の老化を防ごう。

フルーツかダークチョコレートひとかけら、またはナッツ、あるいはそれらを組み合わせたものを食後のデザートとして摂ることは、酸化ストレスと炎症を減らすための完璧な処方箋になる。というのは、体が必要とするレベルの抗酸化物質を、一番必要なときに増やしてくれるからだ。食後に植物性栄養素豊かなフルーツを摂れば血液の抗酸化能力が高まることは、研究でも実際に示されている。高品質のダークチョコレートに、カテキンやプロアントシアニジンのような健康促進物質が含まれることについては、もうすでにご存じだろう。1オンス（約28グラム）のダークチョコレート（少なくともカカオを72パーセント含むもの）は、DNAにとって、またとない食後のデザートになるのだ。モノイーティングを避けるために、ときおり、1サービングあたり1オンスのダークチョコレートをフルーツやナッツの代わりに摂ろう――ただし、これは1週間に2回までだ。

食後は、1サービング分のフルーツかナッツ、またはその両方を摂る最適なタイミングだ。これらは増えた酸化ストレスを掃除して、DNAを保護してくれる。フルーツは、カラフルなものを選べば選ぶほど体にいい。そして、ナッツは皮ごと食べるのを忘れずに（お薦めのナッツについては、222ページの「DNA再起動のヒント【20】」を参照のこと）。

どんなアルコールを飲むべきか迷っているなら、抗酸化物質のポリフェノールをたくさん含む赤ワインが最適だ。ただし、食間にではなく、食事中に飲もう。アルコールを飲むときは、第1のルール「自分の遺伝子に合わせて食べよう」で調べた「DNA再起動のためのアルコール適正摂取量の目安」に応じて飲むように。

ボナペティ！

DNA再起動の要点
第2のルール――エイジングを押し戻そう

①自分にそなわっているDNAを癒やすメカニズムを活性化させよう。
楽しくできる抵抗運動（筋トレ）を見つけて、1週間に3回行う。
楽しくできる高強度運動を見つけて、1週間に3回行う。

②買い物かごをフルーツと野菜でいっぱいにしよう。

③自分の炭水化物許容摂取カテゴリーに合わせて、植物性栄養素の詰まったジャガイモを適量食べよう。
ジャガイモはあなたの体を慢性病とDNAの老化から守ってくれるすばらしい食物だ。

④DNAの老化を招く有害なファイトケミカルを避けよう。
詳しくは13章を参照のこと。

⑤温室育ちのフルーツや野菜は避けよう。

⑥豆類を1週間に最大4サービング食べよう。

⑦マイコトキシン（カビ毒）をもたらす可能性のある食物はすべて排除しよう。
ピーナッツ、アップルジュース、アップルソース、アップルピュレーはみな禁止。

⑧モノイーティングを避けよう。
たとえどんなものでも、同じ食品だけを食べすぎないようにすること。

⑨男性と閉経後の女性は、より多くコリンを必要としていることを忘れずに。

⑩卵（平飼いが望ましい）は、1週間に7～8個までにすること。

⑪あなたのDNAは食物由来のミネラルが大好きだ。だから、それらを充分に摂るようにしよう。

植物由来のミネラルは、銅、マンガン、セレン、亜鉛など。

⑫1サービングにつき1オンス（約28グラム）のナッツを1週間に4回摂ろう。

⑬イギリス人水夫のまねをしよう。

レモン1個かライム2個の搾り汁を毎日飲むこと。

⑭28日間のDNA再起動プログラムの食事をつくるさいには、DNA再起動方式の調理方法を目安にしよう。

⑮調理油や食用油として使うのは、生の未加工の状態でも食べることができるノッツ、果実、一部の種子を搾った油に限ろう。

食事の締めくくりとして、フルーツかナッツまたはその両方を1サービング分摂ろう（モノイーティングは禁止されていることを忘れずに。そのため、1週間に2回まで、最低72パーセントのカカオが含まれているダークチョコレートに替えてもいい）。

PART 3

DNA再起動

第3のルール

うま味を摂ろう

DNA RESTART

ここでキャサリンと呼ぶ女性ほど、満腹感を得る難しさを知っている人もいないかもしれない。DNA再起動プログラムに出合う前、彼女はいつも空腹感を抱え、食事と食事のあいだに、しょっちゅうつまみ食いをしていた。どれほどカロリーの高い食事を摂っても、どこか満たされない。満足感と満腹感が得られないのだ。だから彼女は、食事をしたすぐあとでも、いつもキッチンで残り物をあさったりシリアルを食べたりしていた。こんな状態が何年も続いていたのだが、ついにDNA再起動プログラムを実践して、終止符を打つことができたのだった。

キャサリンはどうやって、わたしたち全員が本来とるべき正しい食べ方に立ち戻ることができたのか？　じつは、簡単なことだった。「ウマミ（うま味）」をより多く摂るようにしたのである。あなたもこの第3のルールですぐ知ることになるが、キャサリンは、シリアルで必死に満たそうとしていた満腹感を、うま味が〝解き放って〟くれることを発見したのだ。

うま味イコール満腹爆弾

これから見ていくように、うま味は、あなたの食生活を遺伝子にぴったり合うように改善してくれるDNA再起動プログラムの要《かなめ》だ。余分な体重を落とし、あなたに合った体重をこれからの28日間だけでなく、その先も維持できるようにするためには、うま味が絶対欠かせない。

なぜなら、食事の量をふだんよりずっと減らしても、食事中、そしてそのあともずっと、自然に満足感をもたらしてくれるからだ。

人類史の大部分において、わたしたちの祖先は簡単に手に入る栄養などというものとはほとんど縁がなかった。祖先にとっての現実とは、ごちそうどころか飢えだった。この生物学的現実がひっくり返ったのはごく最近のことで、その結果、現代の先進国に暮らす人々は人類史上もっとも大きな体を持つようになった。

20世紀には、人類の偉大なる創意工夫の才のおかげで、未曾有の植物技術革命が起こり、農産物の収穫量は途方もなく増大した。だが、1年中手に入り、簡単にカロリーが摂取できるという、この食物に溢れた状況のせいで、わたしたちは今、自分が受け継いだ遺伝子にまったくそぐわない世界に暮らすはめに陥ってしまった。

わたしたちの祖先がもし、現代の工業式農業が生み出すとてつもない収穫量、乳牛1頭あたりが産出する洪水のような乳量、果物や野菜の驚くようなサイズ、そして比較的〝安い〟畜産物を見たら、さぞかしびっくりすることだろう。だがその一方で――これが肝心なのだが――わたしたちが現在つくりだしている食べ物は、みなひどく〝まずい〟と感じるに違いない。

さらに悪いことに、今日わたしたちは人類史のどの時代より、簡単に手に入る食物に囲まれているにもかかわらず、そうした食物のほとんどは栄養面から見ると〝ジャンクフード〟なのだ。

うま味は、満腹感をより多く感じとるという本来の姿にわたしたちを連れ戻してくれる最強手段の1つだ。うま味は、食べ終わったあとも長く強く口の中に留まる風味を食物から引き出してくれる。わたしはかつて多くの患者たちから、体重を理想的なレベルに落として維持する最大の課題は満腹感が得られないことだと聞かされていた。満腹感など想像することさえできないと言う。そのためみな、こっそり間食したり、毎晩夜更けに冷蔵庫を襲ったりして、翌朝罪悪感にさいなまれるという日々を送っていた。だが、そんな人たちも、ひとり残らず体重を減らしはじめたのである。その理由は、わたしがこれから伝えることを実践したからだ。満腹感を得るには間食したり夜食を摂ったりするよりずっといい方法がある――うま味を摂ればいいのだ。

すべきこととは、すべての食事にうま味を取り込むこと。**うま味こそ、わたしたちを健康的な食生活と人生に戻してくれる鍵だ。**

この第3のルールで、わたしは世界中のトップシェフたちから直接学んだうま味の秘密を明かそうと思う。これらのシェフには、名高いノブ・レストラン・チェーンのノブ・マツヒサ（松久信幸）氏〔アメリカをはじめ、世界中にレストランを展開しているシェフ、レストラン経営者〕や著名なペルー人シェフのフラヴィオ・ソロサーノ氏をはじめ、ミシュラン3つ星レストランのシェフ、ダニエル・ハム氏〔スイス出身〕、コリー・リー氏〔韓国出身〕、ヨシヒロ・ムラタ（村田吉弘）氏〔京都に拠点を置く料亭「菊乃井」の3代目亭主〕、デイヴィッド・キンチ氏〔アメリカ出身」が含まれている。

「ウマミ」は、日本語で〝おいしさ〟を意味する。このパート3では、満腹感を得ながら体重が落とせるように、正しいタイプのうま味食品を正しく摂る方法をお教えしよう。第5の味覚と呼ばれるうま味は、〝今あなたが食べている食物はとても栄養豊かで、健康的な生活に欠かせない特定のアミノ酸に満ちている〟ことを、遺伝学的な方法で体に伝えてくれるシグナルだ。

20

5つの基本味の駆け足ツアー

味を感じる能力は、じつはDNA内の遺伝子にコードされている（塩基配列として埋め込まれている）。その目的は、体の健康を維持できるようにするためだ。認定されている5つの基本味のそれぞれには、有害な食物を避け、最適な健康を促す食物が食べられるようにするための遺伝学的な役割がある。

これから5つの基本味について、駆け足で見ていくことにしよう。まずは、一番人気の甘味だ。なぜわたしたちは甘味をおいしく感じるのか。そして、なぜこれほど我慢するのが難しいのか。そのわけはこうだ。甘味はほぼ必ず「今食べている物は安全でエネルギーに満ちている」ことを示すサインなのである。わたしたちの祖先にとって甘味とは、それを含むものには毒がなく食用に適していることを教えてくれるものだった。わたしたちの遺伝子に、甘い食物に対する「オフ」ボタンがなぜコードされていないのかというと（毒を含む苦い食物については「オフ」ボタンがコードされている）、祖先が暮らしていた環境には、甘味のある食物がめったに存在しなかったからだ。たまたまあったとしても、それを手に入れるには大変な努力が必要だった。そのため生物学的に言えば、甘味とは、貴重品、希少品、そして食べても安全なものを指していた。

わたしたちの祖先が暮らしていた世界では、たとえどんな状況にあっても、甘いごちそうの大部分は決まった季節にだけ存在し、しかもめったに手に入らなかった。もしあなたが過去にさかのぼって、果樹の野生の祖先を見たとしたら、現在スーパーで売られているスーパーサイズのリンゴ、サクランボ、イチゴ、ブルーベリーなどに比べて、それらの実があまりにも小さいことに驚くだろう。

植物は、必要最小限のエネルギーしか使いたがらない。そしてそれは、たいてい甘い味のする果糖の形をとる。そうやってあなたに果実を食べさせ、貴重な種子を運ばせるのだ。膨大な量の異なるタイプの糖を無数の製品に添加している食品製造企業は、こうした自然の適応をいわば不正操作してしまったわけだ。企業がつくる製品は、あなたの体に「わたしを食べて！甘いから安全よ。わたしみたいなものには、もう二度と出合えないかもしれないわよ」というシグナルを送る。人類史の大部分において、これほどの糖分が手に入るという状況は生態学的にほぼ皆無だった。じつのところ甘い食物が嫌いだったら、あなたの祖先が生き延びられた確率は低かっただろう。1年中簡単に手に入る果物や野菜がほとんどなかったことを考えると、めったにない純粋に甘い味の食物があるときにそれを食べられた人は、そうでなかった人より、他の季節を生き抜くことができた可能性が高かったと思われる。

では、塩入れを手にとって、第2の基本味である塩味に移ろう。塩味を感じるのは、食べ物にナトリウムやカリウムといった電解質が含まれているからだ。電解質とミネラルは、代謝系と神経系を最適に働かせるためになくてはならない物質である。

糖分とは異なり、塩化ナトリウムなどの塩分を摂りすぎると、わたしたちは簡単に死んでしまう。だから、そんな状況に陥らないように、わたしたちの体には、しょっぱすぎるものに嫌悪感を抱くという保護機構がそなわっている。しょっぱすぎるスープを1口飲んで口から吐き出した経験がないだろうか。もしあったとしたら、それはあなたの代謝に潜んでいる生物学的DNA塩分濃度チェッカーがちゃんと働いていた印だ。ナトリウムの摂取量が増大すると、「塩分の摂取量を減らせ」と神経学的な指示が出る。すると、喉が渇くという形でそのシグナルが意識に上ってくる。こうしたことがみな組織立って働き、血中をめぐる塩分のレベルを引き下げているのだ。この見事に調整されたシステムが自動的に血液のモニターを続けているおかげで、わたしたちは塩分の摂りすぎから守られている。

塩味と甘味の思考実験

体をだますことによって、塩辛すぎる食べ物に対する抵抗感を、甘い食べ物についても感じられるようにできたらいいのに……。そう思った人は、この簡単な「DNA再起動式、塩味と甘味の思考実験」をやってみよう。これは、あなたの前にDNA再起動プログラムを経験した人たちが絶賛している方法だ。たとえば、あともう1個、どうしてもドーナツが食べたくなったようなとき、ザラザラした粗悪なヨード添加塩（ヨウ素が足りない国々で使われるヨウ素の添加された塩）（おいしくてふわっとした「フルール・ド・セル」（「塩の精華」という意味の、フランスの良質の塩田からとれる天日塩）ではなく！）を大さじ1杯ドーナツに振りかけ、かじりつくたび、飲み込むたびに〝舌がヒリヒリするような〟塩辛さを味わう様子を想像してみるのだ。甘いものが食べたくなったときに、この思考実験をやれば、そんなものを一口かじることを考えただけで、きっと食欲が失せるだろう。

次は酸味だ。一切れのレモンをかじる様子を思い浮かべてみてほしい。ほら、もう唾が出てきただろう。少量であれば、すっぱい味が大好きだという人もいる。ニューヨークのミシュラン3つ星レストラン「イレヴン・マディソン・パーク」のシェフかつ共同オーナーのダニエル・ハムに会って話を聞いたとき、彼は酸味のことを「すばらしい料理には欠かせない要素だ……食べる人の目を覚まして、注意を惹きつけてくれる……」と言っていた。「イレヴン・マディソン・パーク」は、サンペリグリーノ社が行っている「世界のベストレストラン50」で2015年に5位に選ばれたレストランだ（2016年には3位、そして2017年についに1位に輝いた」。

だが、食物に含まれている酸味がとても強いと、わたしたちの体は、過剰な塩味に嫌悪感を抱くのと同じように、それを警戒信号としてとらえる。酸味が喚起するのは、食べ物が悪くなっている可能性だ。なぜかというと、食物を傷める微生物の多くは食物の化学成分を変え、その過程で食品をとてもすっぱくさせるからだ。悪くなってすっぱくなった牛乳のことを考えてみればご理解いただけるだろう。

さて、今度は苦味だ。ごく少量でも苦味を感じることができる能力は、人類が自らを安全に保つために代々受け継いできた、遺伝子にもとづくもっとも重要なメカニズムである。第2のルール「エイジングを押し戻そう」で見てきたように、食物にもともとそなわっている天然の毒素の多くは、アルカロイドと呼ばれる化学物質群に属している。大部分の植物は、ローストされたりサラダにされたりすることを好まない。お腹をすかせた人間や動物を遠ざけるために、植物は何千種類にもおよぶ苦い味の化合物を生成する。これらは総称して「摂食阻害物質《アンチフィーダント》」と呼ばれているが、その理由は自明の理だろう。

植物は、前にも見てきたように、あなたに甘い味のする果実を食べさせて種を運ばせる目的を除き、食べられたいとは思っていない。アルカロイド化合物の多くはわたしたちの代謝系に害をもたらし、さまざまなタイプのがんにかかりやすくさせる。だからこそ苦すぎる味は、すぐにでも食べるのをやめるべきシグナルなのだ。

しかし、植物にとっては皮肉なことに、そもそも食べられないようにするための自衛策だったアルカロイド化合物の一部は、今や、まさにそれを手にする目的で人間に栽培され、摂取されている。ニコチンやコカインから、アトロピン〔ベラドンナなどから抽出され、抗けいれん薬や散瞳剤として使われる〕、ジゴキシン〔ジギタリス属植物のケジギタリスから抽出され、狭心症の治療などに使われる〕、アヘンまで、もともと植物の防御兵器だったアルカロイドは、今やわたしたち人間の健康や楽しみのために利用されているのだ。

化学戦争に秀でているのは、植物だけではない。第2のルールで見てきたように、微生物〔細菌など〕や菌類〔真菌（カビ）、キノコなど〕も、潜在的な捕食者に喜んで毒を盛る。わたしたちの食糧供給システムは日常的に〝天然の〟発がん性物質に汚染されていると聞くと驚かれる人もいるだろうが、たとえば、アフラトキシンのような発がん性物質は、アスペルギルス属の真菌がつくりだすものだ〔アスペルギルス属には無害で有益なコウジカビも含まれる〕。

トウモロコシ、米、小麦などの一般的な穀物を多湿環境で保存すると、こうしたカビが生じる。大部分のマイコトキシン（カビ毒）が苦味を生じさせることについては、意外ではないだろう。これもまた〝近づかないでください〟という、自然界からの控え目な通告なのだ。

最近「うま味」のことをよく耳にするようになった方もいるかもしれない。うま味は今、欧米の料理界で大きな注目を集めている。この〝エッセンシャル・デリシャスネス〟を科学的に立証した日本の科学者、池田菊苗《いけだきくなえ》〔東京帝国大学理学部化学科教授。1864〜1936〕が、この味覚を「うま味」と名づけたのは、1908年のことだった。だが今では、うま味は、世界中の他のさまざまな文化でも、食物をよりおいしくするために過去数千年にわたって活用されてきたことがわかっている。

そう、うま味は〝新しい〟味覚などではまったくないのだ。うま味を感知する遺伝学的な根拠が解明されたのはごく最近のことだが（2000年）、これから見ていくとおり、うま味は、世界中のほぼすべての料理で、食物の味を飛躍的に高めるために使われている。わたしたちの体は、健康を保ち生理学的なバランスをとるための遺伝子を何百万年もかけて進化させてきたわけだが、遺伝学的な見地から見て、うま味を感知する理由はなぜだろう？　そして、なぜそれが重要なのだろうか？

うま味を遺伝学的に見ると

わたしたちがうま味を感知する能力を持つ遺伝学的な理由、そしてそれが満腹感を引き出す理由は、次のとおりだ。うま味は体に、「今食べている食物には、基本的なアミノ酸の構成要素に分解された重要なタンパク質が含まれている」というシグナルを送るのである。つまり、うま味豊かな食物は、生物学的な見地から言って、とても価値のあるものなのだ。うま味はおそらく、わたしたちの祖先が火を調理に使いこなせるようになり、発酵技術による食物の下ごしらえと保管ができるようになってから、その重要性をいっそう増したものと思われる。というのは、調理と発酵は両方とも、食物からアミノ酸とヌクレオチドを引き出すので、うま味が増し、結果的に食物の栄養価も上がるからだ。

うま味は、グルタミン酸のようなアミノ酸が存在することを味によって伝え、この〝栄養発電所〟を脳に「おいしさ」として感知させることにより、人類の食物探索行動を変えた。人類は、タンパク質がより多く含まれる食物を探すようになったのである。そして、このうま味に啓発された食物探索により、人類は進化の過程で、ヒスチジン、イソロイシン、ロイシン、リシン、メチオニン、フェニルアラニン、トレオニン、トリプトファン、バリンといった必須アミノ酸〔体内で合成できないために食事から摂る必要のあるアミノ酸〕が良好に摂れるようになった。わたしの研究によれば、現在地球上の食物連鎖の頂点に君臨する人類が当然のものとみなしている大きくて生産性豊かな脳は、うま味のおかげで進化したものだ。だからわたしたちはみな、うま味に感謝すべきなのである。

うま味は主にグルタミン酸によって引き出される。それより少し程度は劣るが、アスパラギン酸もうま味を引き出すもとだ。この2つの物質は両方ともタンパク質に含まれるアミノ酸で、ある種の調理プロセスを経て引き出される。呈味性《ていみせい》ヌクレオチドのイノシン酸とグアニル酸もうま味を引き出す主要トリガーだ。これらの物質の存在を感知して——アミノ酸はタンパク質の成分であることを思い出されたい——脳がその味を「おいしさ」として感じることは好循環を生み、人の食物探求行動を変える。体が切望するタンパク質は、アミノ酸同士が結合することによってつくりだされる。

さて、世界5大陸を旅して世界のトップレストランを訪れ、シェフたちに世の垂涎《すいぜん》の的である調理テクニックの秘密について尋ねた結果、わたしが何を発見したかおわかりになるだろうか？　おそらくあなたの答えは正しいだろう。そう、世界最高の料理界の巨匠たちがつくる料理の味をあれほどにまで忘れがたいものにさせている〝秘密〟とは、適切な量のうま味を加えることだったのだ。

うま味は説明するのが難しい、忘れがたい味

興味深いことに、うま味は風味を飛躍的に増すにもかかわらず、うま味それ自体の味を感じるのは難しい。その理由の一部は、ほとんどの欧米の料理において、うま味は、万華鏡のように料理の味を構成している風味の1つにすぎないことにある。そのため、この重要な味覚について話したり、正確に説明したりするのは難しいのだ。今まで見てきた4つの基本味と違い、うま味はもっと短命で、慣れていない人がその味を言葉にするのは簡単ではない。またうま味は、塩味、甘味、苦味、酸味のように、〝あるかないかのいずれか〟ではないため、表現するのがさらに難しくなるのだ。あなたが今まで出会った中で、もっとも賢く、もっとも複雑で、

もっとも面白い人のことを思い浮かべてみてほしい。そんな人を、一言で説明するのは難しいだろう。うま味は、まさにその風味バージョンだ。そして、この〝うまく説明できない〟という特徴により、今までうま味は、満腹感と満足感を増す戦略にあまり使われてこなかった。

すでに見てきたように、人類史の大部分において、わたしたちのさまざまな遺伝的祖先は常に食料不足と闘ってきた。このことを端的に表しているのは、今まで研究されてきたほぼすべての文化において、スープが発明され、食べられてきたという事実だろう。池田教授の科学的発見よりもずっと前から、世界のシェフたちはうま味のルールを利用して食物の味をよくし、手に入ったわずかな食糧を少しでもたくさんあるように感じさせようと努力してきた。一言で言えば、うま味は食物においしさを与えてくれる味だ。だから、スープストックはうま味に満ちていることが多い。このうま味が、実際に口にしているのはほとんど水であるという事実を、うまく隠してくれるのである。

動物性および植物性のタンパク質は、〝天然の〟生の状態では、あまりうま味を含んでおらず、うま味を多く引き出すには、アミノ酸成分に分解する必要がある。多くの動物性タンパク質の味が熟成《エイジング》や調理によってよくなる理由もそのためだ。こうしたプロセスを経ると、より多くのアミノ酸が放出されてうま味の割合が増えるので、おいしく感じられるようになるのだ。

1つ確かなことがある。うま味を減らすと、際限なく食べてしまうのだ。うま味は、わたしたちみながそれぞれの異なる祖先から受け継いできた重要な遺伝的財産であり、DNA再起動プログラムにおける重要なルールの1つになっている。

このDNAにコードされた〝正の強化〟〔好ましい行動をとるように積極的に促すこと〕こそ、苦労しなくても正しい栄養摂取ができるように体が進化させた戦略なのだ。そして28日間のDNA再起動プログラムで適切に使うことができれば、うま味は、体重を減らしてそれを維持してくれる、もっともおいしい鍵になる。

21

うま味たっぷりの朝食は体重を減らすもと

DNA再起動プログラムでは、うま味が詰まったタンパク質を毎日食べることによって、満腹感を得ながら体重を減らすことになる。だが、それには、うま味満載の朝食から1日を始めることが必要だ。研究によると、現代の若者の半分以上は習慣的に朝食を抜き、朝食を抜かない人でも、その中身の大部分は、味気ない炭水化物からなる、質素でうま味に欠けたものであることが多い。

うま味の詰まったちゃんとした朝食を摂る時間を見つけるのが難しいことは、わたしも身をもって知っている。かつてインターン実習を行っていたときは、毎朝患者の診察に向かうのに忙しく、きちんと朝食を摂ることなど、二の次、三の次になっていた。とはいえ、生理学的に見ると、朝食を抜くのはよい考えではない。朝食を抜くのは、体に対して「これから飢えに苦しむ1日を迎えることになると遺伝子に伝えてくれ」と言うのと同じだからだ。さほど遠くない過去、わたしたちの遺伝的祖先にとって、そうした飢えの1日は、〝たまに〟あるどころの話ではなかった。それに、サエないカフェテリアでのランチで痛切な空腹感が癒やされる保証もなかった。そこで体は、カロリーがようやくめぐってきたときには、それを賢明に取り込んで、この宝物を貯蔵する方法を身につけたのである——現在〝脇腹のぜい肉《ラブハンドル》〟として知られている場所に。

『国際肥満学専門誌』に掲載された最近の研究に、ミズーリ大学コロンビア校の研究者たちが、1週間に5日以上朝食を抜く（あなたにも身に覚えがあるのではないだろうか）10代の若者たちについて行った研究の結果が報告されている。研究者らは、若者を3つのグループに分け、12週間にわたって観察を続けた。

最初のグループは、卵、乳製品、赤身の豚肉からなるうま味の詰まった、合計タンパク質35グラムの高タンパク朝食を摂り、2番目のグループは、牛乳をかけたシリアルからなる、合計タンパク質13グラムの通常の朝食を摂った。そして最後のグループは、研究に参加する前と同様に、研究期間中も朝食を抜いた。

研究を行ったミズーリ大学医学部栄養・運動生理学科准教授のヘザー・ライディー博士によると、「高タンパク質の朝食を摂った10代の若者は、1日あたりの食物摂取量が400キロカロリー減り、体脂肪も減った」という。この研究では、朝食を抜いたグループの若者の体脂肪は、12週間後に増えていたことも示された。

では、なぜ、朝食をより「少なく」ではなく、より「多く」摂ると体重が減るのだろう？

「体重を減らすために、より多く食べる」というのは一見矛盾して聞こえる。だが先に述べた話、つまりあなたの祖先が度重なる飢餓を経験していたことを思い出せば合点がいくだろう。朝食を抜くことは、飢餓に直面しているというサインを体に送ることになるのだ。すると、体はさらに多くのカロリーを将来のためにしっかりとっておこうとする。DNA再起動プログラムのヘルシーでうま味の詰まった、高タンパク質の朝食を1日のはじめに摂れば、体に——そして祖先から受け継いだ遺伝子に——パニックになる必要はないと伝えることになる。そのため自発的に、その日1日体に取り込まれるカロリーの量を少なくすることができるのだ。うま味豊かな朝食は、いわば、摂取が必要な必須アミノ酸の量は充分足りているから、その日1日厳戒態勢をとる（「ドカ食い」をする）必要はないと遺伝子に伝える公共広告のようなものだ。こうしてあなたは、苦労せずに体重を落とすことができるようになる。

なぜ人は、何百万年にもわたって連綿と続けられてきた遺伝子の進化にあらがおうとしているのか？　そんなことをしても勝てるわけがないことはわたしが保証する。だから、あなたは1日をうま味豊かなタンパク質の充塡で始める必要があるのだ。タンパク質を摂れば、知らないうちにうま味を摂取することになる。とはいえ、うま味があってもタンパク質があまり含まれていない場合もある。そこで朝食には、うま味もタンパク質も両方たっぷり含まれている食べ物を摂らなければならない。

ありがたいことに、人生に大きな変化を起こすときには、楽にできればできるほど長く維持しやすい。だからこそ「うま味を摂ろう」というルールは画期的で重要なダイエット法なのだ。大変な努力を必要とするライフスタイルの改善が続かないことは、さまざまな研究で一貫して証明されている。続かないなら、やる価値はない。なぜなら、大々的なダイエットに失敗する人の多くは、やる前より太ってしまうからだ。

そしてまさにこの点こそ、うま味の持つ生物学的利点だ。うま味は遺伝子に働きかけて、あなたの祖先の食欲を抑えていた遺伝的なダイエット法を探し出し、活用できるようにしてくれる。

さらに嬉しいボーナスとして、ライディー博士と共同研究者は、うま味豊かな高タンパク質の朝食を摂ると、その日1日血糖値が安定することを見出した。だが、どんなものでもいいから朝食を摂ればいい、というわけではない。1日の始めには、うま味とタンパク質の両方が詰まった朝食を摂ることが必要だ。わたしたちのDNAにはうま味を摂るための遺伝子が埋め込まれている。この決定的な風味こそ、食事のあとに、栄養が行き届いているという感覚と満足感を与えてくれるものだ。

体重を減らしながら、厄介な空腹感を減らしたかったら、うま味豊かでタンパク質に満ちた朝食を確実に摂ろう。その方法については、418ページのレシピ「うま味たっぷりオムレツ」を参考にしてほしい。

うま味が必要なのは朝食だけじゃない

うま味パンチが必要なのは、朝食だけではない。すべての食事に、天然のうま味風味をたくさん含めるべきだ。あなたは、プレッツェルのようなジャンクフードをぼんやり食べつづけていることがないだろうか。うま味の欠けた炭水化物たっぷりの食べ物を摂ると、奇妙で厄介なことが起こる――いくら食べても満腹感が得られないのだ。

だが、炭水化物だらけでうま味の乏しいプレッツェルのようなスナックを意識的にうま味たっぷりの食事に替えれば、やがて、エンプティーカロリーの食物を間食することなど、二度としたくなくなるはずだ。なぜなら、うま味に満ちた食事がもたらしてくれる味と満腹感を一度知ったら、それ以外の食べ物には満足できなくなるからだ。すべての食事にうま味を取り込むことの重要さは、いくら強調してもし足りない。うま味は、体重を減らし、満腹感を長持ちさせてくれる鍵だ。

赤ちゃんでさえうま味を感じている

人が初めてうま味に出合う場所は、お母さんの子宮の中だ。あまり知られていないが、羊水は、いわばうま味に満ちたスープである。胎児は子宮の中でものを飲み込むことを覚えるので、人が最初に経験する味はうま味に満ちている。新生児も初期の段階からたっぷりとうま味の味を感じ、その恩恵を授かる。なぜなら、もうおわかりだろうが、ヒトの母乳にはうま味が豊富に含まれているからだ。ヒトの母乳にはグルタミン酸がぎっしり詰まっていて、それがうま味を経験する引き金になる。興味深いことに、ヒトの母乳には、牛の乳より15倍も多くのグルタミン酸が含まれている。それに比べると、大部分の市販粉ミルクは、グルタミン酸の含有量に乏しい。だからこそ、母乳で育った赤ちゃんは、人工栄養の粉ミルクで育った赤ちゃんより、食べ物の摂取量をうまく調整できるのだと、わたしは信じている。母乳に含まれる豊かなうま味が天然のシグナルとして働いて、栄養の必要性が満たされたことを遺伝子に知らせるため、赤ちゃんはおっぱいを飲むのをやめるときを自然に知ることができるのだ。

うま味とローマ帝国

面白いことに、古代ローマ帝国の兵士の味覚もうま味に支えられていた。「ガルム」と呼ばれるうま味に満ちたシロップ状の調味料が、地中海産のカタクチイワシ〔アンチョビの原料〕などの小魚の内臓や身を発酵させてつくられ、兵士に供給されていたのだ。

古代世界の栄養と風味を調べるために、無限とも思われる時間、古典のテキストを精査したわたしは、ガルムを使ったレシピの多さに驚いた。独特の風味を持たせるため、ガルムには発酵過程でハーブが加えられることもよくあり、製造者ごとに秘伝のレシピがある。それでも、風味の違いにかかわらず、ガルムには、誰もがうなずく共通の特徴があった――ひどい悪臭である。

その臭いはあまりにもきつく、今から2000年も前の法律で、ガルム製造者は街に近づく距離を制限されていたほどだ。地中海に降りそそぐ陽光、暑い夏の日、そして腐った魚による刺激臭という組み合わせは、想像だにしたくない。

だが驚くことに、ガルムはたった数滴で料理の味をガラリと変えたのだった――まあまあの味から、とびきりおいしいものへと変身させたのである。

ガルムは古代ローマにおける究極の調味料だった。

そしてローマの兵士たちは、その効果を知っていた。食べ物にうま味を混ぜると、味がよくなるだけでなく、満腹感がずっと長持ちすることを。

今日市販されている一部の調味料とは異なり、いにしえの世界のガルムは手軽な調味料とはとても言えるものではなく、ローマ時代には、目が飛び出るほどの高値が付けられていた。垂《すい》涎《ぜん》の的のガルムが入った壺1個（約3リットル入り）は今日の価格で言えば1万5000ドルもしたという。地中海の沈没船から金貨の詰まった壺を引き出そうとした近代ヨーロッパの宝探しの夢は、たびたび打ち砕かれてきた。見つかったのは、おびただしいガルムの容器だけだった、ということがあまりにも多かったのだ。当時の人々は、なぜそれほどまでにガルムに熱狂していたのか、と不思議に思われるかもしれない。

その理由は、うま味が命のもとだったから――そして、ガルムはほんの少しでも、長い効果をもたらしてくれたからだ。前に食べ物をおいしくするうま味の能力について話したが、うま味にはまた、満腹感をもたらすというパワフルな能力がある。とどのつまり、もしあなたが世界の征服を目論むローマ帝国の兵士だったら、戦場でもっとも避けたいのは、グーグー鳴るお腹を抱えることだろう。

22

天才シェフを故郷に連れ戻したうま味

こと懐石料理（通常、季節感を盛り込んだ日本のコース料理のこと）のうま味について言えば、その道の栄《は》えある名人として崇められているのは、村田吉弘シェフだ。わたしは東京に出かけ、村田氏の高名なミシュラン2つ星料亭「菊乃井」で本人に会う機会を得た。小庭を進んで料亭に入るまで、わたしは、氏の輝かしい料理界におけるキャリアが日本だけで積まれたものではなかったこと、そしてうま味がそのキャリア形成においてきわめて重要な役割を果たしたことを知らなかった。

夕食の前に、村田シェフ自身から世界的に有名な料理の秘密を直接聞かせてもらうことになっていたわたしは、2階にある畳敷きの個室に通された。

低い食卓に着いていた村田氏は、立ち上がってわたしを迎えてくれた。3代目の料理人そして一族が経営する事業のオーナーになるというのは、どんな気持ちだろうとわたしは思いをめぐらしていた。今や村田氏は、ミシュランの星をネックレスのように連ねたレストランチェーンを展開しており、獲得した星の数は合計で8個になる——京都にある2つの料亭は、それぞれミシュラン3つ星の栄誉に輝き、東京の料亭も2つ星を拝領しているのだ。

不完全さを通して美を表す〝侘《わ》び寂《さ》び〟の精神を象徴した美しい手作りの陶器に茶を注ぎながら、村田氏は一族の話を聞かせてくれた。17世紀に端を発した氏の祖先は、京都にある有名な高台寺で、豊臣秀吉の正室の従者として茶道を司っていた。一族は興隆を続けたが、1868年、明治維新のさいに突如、生業を失ってしまう。

政治の混乱と雇用の喪失により、村田一族はクリエイティブになることを余儀なくされた。彼らには知り抜いた技があった——すばらしい懐石料理を完璧に提供することである。懐石料理は、最大25品にもなる高度に専門化された日本独自のコース料理で、旬の味覚と、そしてもちろん、うま味が強調されている。

だが本人の口から聞いてわかったことだが、村田氏はすんなり家業を継いだわけではなかった。まだ大学生だったころ、氏は父の足跡に従って一家の料亭を継ぐことはせず、フランス料理の道に進むと宣言して父親を驚愕させたという。こうして、村田吉弘氏は村田一族代々の伝統から逸脱することになった。ご存じかもしれないが、家族、伝統、名誉といったものを無視するのは、日本ではとんでもないことなのだ。

日本を出た村田氏は、その後の半年間、ヨーロッパのさまざまな著名レストランの厨房を渡り歩いて研鑽《けんさん》を積んだ。しかしこの大望を抱く若きシェフにとって、そこには何かが欠けていた。そして、腑に落ちない思いを抱える中、自分でも驚いたことに、日本に帰りたいという思いが込み上げてきたのだという。ヨーロッパの料理に見出せなかったものは何だったのか、とわたしは氏に訊いてみた。すると端的な答えが返ってきた――「うま味だ」と。

ヨーロッパの料理には、氏が求めるだけのうま味が足りなかったのだ。結局彼は日本に戻って、日本料理のシェフの道に進むことを決心する。今日村田氏は、一家の3料亭を経営することに加え、懐石料理の巨匠としての技を伝える一連の料理関連書の著者としても高い評価を受けている。そして、日本に戻ったあとの輝かしい業績を支えたのがうま味だったのだ。うま味は村田氏の生命線なのである。

とはいえ、わたしが日本を訪れて村田シェフに会った真の理由は、体重を落として健康的な食生活を始めるためにうま味を利用するもっともよい方法を尋ねるためだった。

わたしの質問に答えて、村田氏は「毎日2リットルの〝ダシ（出汁）〟を飲むといい」と言った。ダシというのは、魚ベースの特殊なスープのことで、カツオなどの身を乾燥させて薄く削り、海藻の一種〝コンブ〟を足してつくる。ダシほど純粋なうま味の風味を伝えるものはなく、それこそ日本料理にユニークな風味を与えているものだ。その晩発見することになったのだが、村田氏のつくる料理の風味は、ほぼすべてこのユニークなダシにもとづいていた。

だが、伝統的な日本のダシを2リットルつくるためにかける時間をさっと暗算したわたしは、苦笑いせずにはいられなかった。なぜなら、材料の入手はとてつもなく難しいし（日本に住んでいない人たちの場合」、うまく抽出するための技も必要だからだ。これではDNA再起動プログラムに採用できないと悟ったわたしは、もう一度訊いてみた。

「ほかに、もう少し簡単に用意できる食物はありませんか？」と。ダシの材料に関する村田氏のこだわりを知っていたわたしは、何か別のものを提案してくれるだろうと期待した。何しろ、適切なダシの風味を得るために村田氏が使う水は、東京から500キロ近く離れた京都にある家族所有の井戸から汲んでくるもので、わざわざ週に2回、トラックで東京まで運ばせているのだ。

「ああ、ダシに適した材料の入手は難しいかもしれんね……それなら、トマトはどうかな？」

村田氏の提案は的を射ていた。DNA再起動プログラム全体を通し、うま味を取り入れて活用するのにトマトは主要な役割を果たしている。そこで、村田シェフの提案に敬意を示し、わたしはトマトを使ったうま味感知実験を編み出した。

うま味感知実験

うま味をもっと摂る方法を知る前に、まず、うま味を感知する実験をやってほしい。DNA再起動プログラムの目標は、不必要に身についている余分な体重をそぎ落とすことにある。それには、うま味の味を知ることが必要だ。そうすれば、本能的にうま味を感知して、体重を減らせるようになるからだ。うま味のユニークな味が感知できるように味覚感知能力をアップグレードさせるエクササイズを考案したので、ぜひやってみてほしい。この実験はひとりでやってもいいし、家族や友人と試してみてもいい。

では、さっそく始めよう！

必要なのは、一口大に切ったトマト。またはプチトマトでもいい。実験に使うトマトは、あまり水っぽくないものを選ぼう。水耕栽培されたものは使わないこと。

それから、タイマーとメモをとるものが必要だ。メモをとるには、２７９ページに記載した表を使ってもいいし、別の紙を使っても、スマホなどを使ってもかまわない。とにかく、うま味感知実験をするあいだ、簡単にメモがとれるようにしよう。

最初にトマトをかじったあと、まず30秒間にわたり、10秒ごとにうま味の印象を記録しよう。つまり、30秒が経過した時点で、３回分のメモが作成されているわけだ。この時点でトマトは飲み込んでいい。その後30秒ごとに、合計１８０秒（つまり3分間）に達するまで、うま味感知のメモをとりつづけよう。これで実験は終了し、あとはメモを比較検証するだけだ。

メモには、頭に浮かんだことを自由に書いてかまわないが、簡潔にしよう。トマトを噛みしめながら、口の中にどんな変化が起きているかについても注意しよう。

DNA再起動のためのうま味感知実験

一口大のトマトを口に入れて噛みはじめ、最初の10秒が経過した時点で、感じたことをメモする。はじめの30秒間は、10秒ごとにメモを記録するのを忘れずに。つまり、噛みはじめてからの30秒間に、3回メモを書くわけだ。30秒経った時点で、トマトは飲み込もう。でも時間は計りつづけること！　その30秒後にまたメモをとる。そして、その後も180秒に達するまで、30秒ごとにメモをとる。開始から3分間経った時点でとるメモが最後になる。タイマーを使って正確に測ろう。

それから、唾液の変化に気を配るのも忘れずに！　トマトを噛みしめているとき、口の中は濡れた感じになっただろうか、それとも乾いた感じになっただろうか？　唾液の量は増えただろうか、減っただろうか？　唾液については、この第3のルールで、何度も耳にすることになる。うま味と唾液には密接な生理学的関係があることを、あなたはこれから直接体験することになるからだ。トマトの食感や口当たりにも注意を払ってほしい。

そしてうま味感知実験が終わったら、あなたのとったメモとわたしのメモを比較しよう。

さて、メモを見直そう。どんな味がしただろうか。

おそらく、最初の10秒目に感じたのは、まずはっきりしたトマトの味がして、そのあとだんだんすっぱさと甘さを感じ出したということだろう。

20秒目には、ほのかな甘さか酸味、またはその両方を感じたのではないだろうか。30秒目には、すでに口の中が唾液でいっぱいになっていることがわかっただろう。だから、この時点でトマトを飲み込むように促したわけだ。

ここでちょっと、うま味と唾液について考えてみよう。うま味にそなわる興味深い生理学的特性の1つは、唾液と味覚関連物質の分泌を促すことだ。唾液には消化プロセスを始める酵素がぎっしり詰まっている。唾液の分泌を促すというこのうま味の特性は、過度の口の渇きに悩まされている人々(口内乾燥症と呼ばれる疾患)にとっては、ことのほか有益だ。一般的に、歳をとるにつれ、ものを食べたときの反応として分泌される唾液の量は減っていく。そして、うま味を使えば唾液の

DNA再起動のためのうま味感知実験

開始からの経過時間	味のメモ(どんなことでもかまわないから、頭に浮かんだことをすべて記入しよう)
10秒	
20秒	
30秒 この時点でトマトを飲み込む	
60秒	
90秒	
120秒	
150秒	
180秒	

分泌が促されることは、すでに研究によって証明されている。

うま味を使って唾液分泌反射を活性化させるのは重要なことだ。なぜなら、そうすれば、食べ物を飲み込む前から消化プロセスが始まるからだ。第1のルール「自分の遺伝子に合わせて食べよう」で見てきたように、わたしたちが祖先から受け継いだDNAは、食物の消化と分解に大きな役割を果たしている。第1のルールでは、「DNA再起動のためのクラッカー自己診断テスト」によって自分の唾液をテストし、その結果を活用することが重要な減量ツールになることを説明した。

さて、うま味感知実験の結果に戻ろう。トマトを飲み込んだあとはどうだっただろうか？　わたしの結果からわかるように、開始

DNA再起動のためのうま味感知実験（わたしの結果）

開始からの経過時間	味のメモ
10秒	純粋なトマトの味。すっぱい味。ピリッとした酸味。いくらかの唾液。
20秒	ややすっぱい味。甘さが広がる。唾液が増える。
30秒 この時点でトマトを飲み込む	甘さが支配的になり、酸味が減る。
60秒	全体的にトマトの味が消えかかる。甘さは残っている。すっぱさはさらに減る。唾液はまだ出ている。
90秒	トマトの味がほとんどなくなる。いまだに唾液は出ていて、口の中は潤っている。
120秒	舌の表面にうま味を感じはじめる。
150秒	うま味の感覚が広がりつつあり、だんだん強くなる。
180秒	うま味、または肉のような味が強くなる。この感覚が口の中全体に広がる。

から60秒後、どことなく甘味は残っているが、トマト自体の味は消えはじめる。そして90秒後、つまりトマトを飲み込んでから1分経った時点でも、わたしの口にはまだ唾液が溢れていた。

わたしの場合、うま味感知実験における最大の変化は、120秒（開始2分後）の時点で起きた。トマトの味がほぼ完全に消えたとき、舌の表面で肉料理の味のような、名ざしがたいコクのある風味を感じたのだ。開始後150秒の時点では、この味が展開して、口内の他の部分にも広がるような感じがした。開始後180秒経った最後の感覚はもっとも興味深いものだった。この味の感覚が完全に広がって口内全体で感じられたのである——驚いたことに、それはほとんど肉と同じ味だった。

あなたの結果は、わたしのものに比べてどうだっただろうか？　見比べてみると、それぞれ少しずつ違いがあることに気づくだろう。だが、全体的に見ると、ある共通の傾向があることがわかるはずだ。

あなたに感じてもらいたいのは、ほかのすべての味が消えたあとに残る、この肉のような味だ。それが、うま味である。

ようこそ、うま味のすばらしい世界に！　これであなたの味覚はアップグレード完了だ。

23

世界共通のうま味

本書に記載したレシピの大部分とさまざまな調理法は、多岐にわたる料理を求めて5大陸を旅した結果からヒントを得て考案したものだ。出かけて調べた料理には、アカディア料理〔フランスから北米東部大西洋岸に移住したアカディア人が現地の素材を使って発展させた料理〕、ペルー料理、日本料理、地中海料理、タイ料理、ペルシャ料理、北欧料理、客家《ハッカ》料理〔客家語を共有する漢民族の郷土料理で、中国、香港、台湾、マレーシアなどで食べられている〕、プロヴァンス料理〔イタリアと地中海に接するフランス南東部の料理〕、そしてキクラデス諸島〔ギリシャ南東部に位置する島々〕の料理などが含まれている。わたしの目標は、料理をおいしくするものを科学的に抽出し、誰にでも利用できるように工夫することだった。

この目的を果たすため、世界最高の有名シェフたちのもとにも足を運び、彼らの料理法の秘訣を訊き出すとともに、彼らのつくる食事をあれほどまでに忘れがたく満足できるようにしているうま味の使い方を探った。

世界的に有名なペルー人シェフ、フラヴィオ・ソロサーノ氏には、彼のレストラン「エル・セニョーリオ・デ・サルコ」で会った。ソロサーノ氏はペルーの〝キヌア王〟として知られているが、南米沿岸の多くの地域で好んで食べられている「セヴィーチェ」の長年のファンでもある。セヴィーチェは、生の魚をライムかレモンの汁に漬け込み、塩とキイロトウガラシ（アヒ・ペッパー）などで味付けしたものだ。

もじゃもじゃの髪の毛を生やし大学の砲丸投げ選手のような体型をしたソロサーノ氏の見かけは、わたしの想像とは違っていた。一見するとシェフというより、ナイトクラブの用心棒のように見える。肉類を使わない彼の特徴的なキヌア料理をやさしく愛情込めてつくるよりも、言うことを聞かないクラブの客を片手ではじき飛ばすほうが得意そうだ。

ソロサーノ氏から学んだのは、ほかのほとんどのシェフとは異なり、セヴィーチェに獲りたての新鮮な魚を使わないことだった。

これはわたしには異端とも思える料理法だった。

「もっとも新鮮な魚が最高のセヴィーチェをつくるわけではないことがわかったんでね」と氏は説明した。「それを知ったのは、まったくの偶然だった。テレビのライブ番組でつくるセヴィーチェの材料を準備していたときだったんだが――番組で審査員が味見することになっていてね。だが、ぞっとしたことに、業者が間違えて、違う箱を送ってきてしまったんだ。あまり新鮮ではないやつを。でも、もう時間がなかった」

ある朝、彼のレストランでコーヒーを飲みながら、ソロサーノ氏はこんなふうに話を聞かせてくれた。

「そこで、その箱の魚を使って、いつものやり方でセヴィーチェをつくったんだ……そしたら審査員に大受けしたんだよ！　そのセヴィーチェはうま味がぎっしり詰まっていて、おそらく僕がそれまでつくった中で、最高のものだった」

ソロサーノ氏がその日経験したことの科学的根拠はこうだ。ハムやビーフと同じように、たいていの魚でもエイジングのプロセスを経ると、より多くのうま味をもたらす化合物が生まれるのだ。

魚を〝エイジング〟させる料理法は、思いのほかよく使われている。たとえば、多くの寿司店――とりわけ高級店――では、自然に増えるうま味を最大限にするために、寿司のネタを〝エイジング〟させてから客に出している。

実際、ほとんどの超有名寿司店では、わざともっとも新鮮な魚を提供しないようにしている。ソロサーノ氏も、同じことをつかみかけていたのだ。

ドキュメンタリー映画『二郎は鮨の夢を見る』〔アメリカで製作され2011年に公開された〕で一躍有名になった、ミシュラン3つ星レストランの最高齢シェフ小野二郎氏〔東京の寿司店「すきやばし次郎」の店主〕は、最近の取材で、生で供する魚をいかにエイジングさせているか述べている。

たとえばマグロは、3日間かけて熟成してから客に提供する。これこそ、二郎氏のレストランで寿司を味わったバラク・オバマ元アメリカ大統領に、それまで食べた中で最高かつもっとも新鮮な寿司だったと言わしめた理由かもしれない。オバマ大統領が、その寿司がそれほど〝新鮮〟なものではなかったことを知っていたかどうかはわからないが。

ここで学ぶべきことは、時間がうま味を増やすという事実だ。このことはわたしに、最高においしい料理をつくるための〝正しい〟方法に関する他の多くの思い違いについて考えさせることになった。

だが、うま味の科学と料理を真に深く掘り下げるには、ペルーを離れて再び日本に戻らなければならない。なんといっても日本は第5の味覚を命名した国であるだけでなく、国際的に有名なレストランやシェフがひしめく、世界でもっとも食の関心が高い国なのだ。東京だけをとってみても、ミシュランの星を掲げるレストランの数は、世界のどの都市よりも多い。

わたしの目的は、日本のシェフたちがうま味を最大限に引き出すために使っているテクニックを探ることだった。それはDNA再起動プログラムを実践する人たちが簡単に応用できるようなテクニックでなければならない。それができれば、誰でも、あらゆる食事により多くのうま味を盛り込めることになる。

日本に到着して最初に向かったのは東京だった。そこでわたしは村田吉弘氏（彼をフランスから日本に連れ戻した磁石のようなうま味の力については、22章のはじめですでに紹介した）

とノブ・マツヒサ氏（松久信幸氏）にお目にかかるという光栄にあずかった。ノブの創作料理を初めて味わったのは、ハワイのラナイ島に滞在していたときだ。世界中に展開する彼の22店のレストランと、決して鳴りやまない携帯電話の持ち主であるノブは、真に多忙なシェフである。

彼に会ってわかったのは、骨身を惜しまず情熱を込めて、世界中に展開するレストランを運営していることだった。だが、ノブが心から深く愛しているものも、すぐにわかった——食べ物だ。料理の道に彼を進めさせたもの、そして食物に関する最初期の記憶が何だったかについて、わたしは知りたくなった。

「食べ物に関するもっとも初期の思い出は、みな母に結びついている……わかるだろ、あの台所から聞こえてくる調理の音……包丁で野菜を刻む音とか、ガスを付ける音とか。丹精込めてつくってくれる母の手料理を食べるときには、いつも愛情を感じたものだ。母から学んだのもそれだ。創作する料理には、常に1つ1つ、丹精と愛情を込めるということをね。というのも、愛情とはおいしいものだから！　わたしの料理みたいにね！」

こう言ってノブは、その特徴的な少年っぽい笑顔をわたしに向けた。そして、そう、彼の笑みは伝染するのだ。

確かなことが1つある。彼の愛情はカルトまがいの驚異的な人気を生み出し、世界のセレブを夢中にさせたのだ。たとえば、女優のケイト・ウィンスレットは、彼の料理のことを「この世の楽園、お皿の上のセックスよ」とまで言っている。

夜が更けるにつれ、とびきり美味な料理をつくることにおけるうま味の重要さについて、ノブは語ってくれた。

「まず必ずうま味のことから考えはじめて、他の4つの基本味でバランスをとるんだ――新しい料理を初めて味わうお客さんの表情を見るのはとても面白いよ……とりわけ、自分がつくりだした意外な風味の組み合わせにびっくりする様子はね」

「なぜ、あなたの料理は、世界中のこれほど多くの都市で愛されているのだと思いますか？」とわたしは尋ねた。

「もちろん、まずは、レストランがどこにあろうと、手に入る限り新鮮な野菜を使うからだろうね。わたしのルールは、新鮮な農産物こそベスト、というものだ。これこそ、おいしい料理のほんとうの秘訣だよ。だが、うま味のことも、もちろん忘れてはいないさ！　新たな創作料理を考案するときには、まずそこから始める。この〝うま味〟という言葉を使い出したのがほんの数年前だと思うとおかしいね。その前は〝おいしい〟というだけで充分だったんだ。でも、うま味を使うのは、本能的なものだと思う。うま味がなければ、すばらしい味の和食はつくれないから」

ディナーは、ノブがわたしに味見させようとしてつくらせる新たな料理で何度となく中断された――もう彼のうま味満載の料理で満腹だとどれだけ言っても。

「とびきりすばらしい味の料理を創作するには、うま味について考えることが重要だとお考えなんですよね。でも、満腹感についてはどうですか？」わたしは訊いてみた。

「うま味に満ちたおいしい料理は、食べたあとに満足感が残る。だから、むやみに食べつづけるようなことにはならないんだ」とノブは答えた。そう言いながらウインクして、彼の得意料理であるギンダラの西京焼きを、そっとわたしの皿に載せた。

「DNA再起動をやる人たちに伝えるために、もっとうま味を料理に取り込むヒントをいただけませんか？」わたしは尋ねた。

「それには、きみが今食べているものを見たらいい」。彼は、わたしの皿に載っているギンダラに注意を惹いて言った。「味噌にはうま味がぎっしり詰まっている。だから、料理がおいしくなるんだ。この料理について言えば、味噌を入れると、それを使っていないときに比べて、抜群に風味がよくなる。だから、味噌を料理に足してみることを勧めるね。これは、カロリーをあまり増やさずにうま味を加える簡単な方法だ。ピュレーにしたニンジンのスープに大さじ1杯の味噌を加えれば、よりコクとうま味に満ちた満腹感のあるスープになるだろう」

この時点に至り、ノブがわたしを大量の料理で殺そうとしているのか、それともただ冗談でからかおうとしているのかわからなくなったが、味噌についてのメモをとっているあいだに、彼はまた名物の〝ノブのスライダー〟〔ミニ・ハンバーガー〕を皿に載せたのだった。

そのあと「さて、デザートにしよう！」とノブは言った。

うま味は毎日摂るべき

うま味感知力をアップグレードさせたあなたは今、うま味自体の味が見きわめられるようになりつつあり、これから毎日、毎食ごとに、うま味の量を意識的に増やしていくことになる。それが簡単にできるように、うま味の相乗効果の表を用意した（３１６ページ参照）。この表には、人類がこれまでに把握したもっともうま味豊かな食品を満載したので、ＤＮＡ再起動プログラムを実践するあいだ毎日それらを組み合わせ、毎食ごとに、より味わい深くカロリーの少ない料理がもたらす満足感を味わってほしい。

目標は次のとおりだ。まずＤＮＡ再起動プログラムの第1週目は、少なくとも1日1品、うま味豊かな料理を摂る。第2週目の始めからは、少なくとも2品のうま味豊かな料理を摂るようにする。第3週目までには、１日あたり少なくとも3品のうま味豊かな料理を摂るようになることが望ましい。これを実践するのは案外難しいかもしれないが、あなたの前にこのプログラムを行った人は、やる価値は充分にあると口をそろえて言っている。毎食後に満腹感が得られることがわかりはじめ、体重が落ちはじめたことを知ったら、うま味をもっともっと摂りたくなるはずだ！

じつのところ、うま味にこれほどの過食抑制効果があることには、わたし自身も驚いた。Ｄ

NA再起動プログラムを行っている人の多くが話し、わたしも実体験したことだが、**毎食口にするうま味の量が増えるにつれ、1度の食事で食べる量が減るようになるのだ。**

このルール「うま味を摂ろう」がDNA再起動プログラムにおいて重要なわけは、おいしくてうま味豊かな食物を経験することに焦点を合わせているからだ。316ページの表にある食品を見ればわかるように、それらすべてがとくに多くタンパク質を含んでいるわけではない。ある種の植物（トマトなど）は——とくに食べられたい場合に——うま味の割合を増やすことによって自らをおいしいものにしているのだ。

前にも言ったように、調理したタンパク質食品は常にうま味を含むが、うま味食品が必ずしもタンパク質を含んでいるとは限らない。だがDNA再起動プログラムでは、タンパク質とうま味の両方を楽しむことになる。

24

植物とキノコのうま味ポテンシャル

大部分の植物は、数少ない例外を除いて、あまりうま味を含まない。植物の多くが肉のようなコクを料理にもたらさない理由の1つもそのせいだ。

だが、うま味感知実験（278ページ）であなた自身が体験したように、トマトはこの基本原則の大きな例外だ。おそらくそれこそ、トマトが世界中のさまざまな料理でもっとも人気のある素材になった理由だろう。また、ほぼあらゆる地域の料理にトマトが使われている理由でもあると思われる。トマトはじつに国際的になった。

熟したトマトには、なぜこれほどうま味が詰まっているのだろう。その答えは、言わば、トマトの怠慢さにある。トマトは立ち上がって、もっとよい別の成育地に歩いて行ったりすることができない。だから、あなたに種子を食べてもらい、そして……どこかに落としてもらうわけだ。トマトはよく野菜《ベジタブル》だと言われるが、実際にはトマトの枝に実る、種を含んだ果実《フルーツ》だ。植物学的に言うと、トマトは野菜ではないのである（植物学の分類では、フルーツとは種を宿す実を指し、ベジタブルとは、根や葉や茎といった植物の他の部分を指す〕。種子がいっぱい詰まった食用果実を実らせる他の植物の多くもトマトと同じ戦略をとっている。子孫がよりよい新たな土地で育つことを期待して、種子にヒッチハイクをさせるのだ。

では、なぜ緑色のトマトには赤いトマトと同じ程度のうま味が含まれていないのか、と思われるかもしれない。緑色の未熟なトマトのうま味の量がずっと少ない理由は、あまりグルタミン酸を含んでいないからだ。グルタミン酸は、あのうま味感知実験であなたの口を唾で潤し、長く残る後味を感じさせたうま味のもとである。

トマトに含まれるグルタミン酸の量、ひいてはうま味の量が、完熟度に比例していることは興味深い。完熟トマトが、あれほど大量のうま味をもたらすわけは、アミノ酸であるグルタミン酸がぎっしり詰まっているからだ。この増量分のグルタミン酸を含まない緑色のトマトはすっぱく、トマティーヨ〔ナス科ホオズキ属の植物で、メキシコの伝統的食材〕みたいな味がする。すばらしいルビーレッドに変身する過程で、トマトのグルタミン酸含有量は10倍にもなる。

完熟する過程でトマトがグルタミン酸の含有量を増やす理由は、果実の完熟度を種子の生育レベルに合わせているためだ。トマトのルビーレッド色は、それがおいしいことだけでなく、その種子の発送準備が完了したことも示しているのである。もっとも完熟したトマトには、カロテノイドの1種であるリコピンのような植物性栄養素も、より多く含まれている。研究によると、樹なりの完熟トマトには、人工的にガスの熱で熟成させられたトマトよりも、多くの栄養素が含まれているという。さらには、うま味がとくに強い品種もある。たとえば、瓶詰のサン・マルツァーノ種とサントリーニ種のトマトは絶品だ。値は張るが、こうしたトマトは少量でも充分に味が楽しめる。それにDNA再起動プログラムでは肉にあまり出費しないため（第1のルールで見てきたように、肉類の許容摂取量は、1週間に最大2サービングまでであるため）、1カロリーあたりのうま味パンチを最大にする食材によりお金をかけられるようになる。だから、トマトは厳選しよう。うま味が余分に摂れるなら、余分な金額を支払う価値は充分にある。

サンドライドトマト（天日乾燥トマト）やそれをペーストにしたものも、グラムあたりのグルタミン酸を増やす、すばらしい方法だ。そのためDNA再起動プログラムでも、生のトマトに加えてサンドライドトマトやトマトペーストも料理に使うことになる。それらを調理のさいに加えれば、うま味やコクの割合は大幅に増える。422ページと436ページに、トマトの力を使ってうま味のレベルを増し、満腹感が味わえるようになるレシピを掲載したので、ぜひ試してみてほしい。

だが、プログラムを始めようとしてキッチンに駆け込む前に、うま味の割合を増やせるもう1つのDNA再起動テクニックを知っておこう。

トマトの種は取り除かないこと

わたしは長年のあいだ、ソースをつくるさいにトマトの種を取り除いて、丁寧に果肉を濾《こ》していた。この習慣は大学生だったときにルームシェアをしていたフランス料理の見習いコックから学んだものだった。だが種と一緒に、大部分のうま味も捨ててしまっていたことは知らなかった。

もしあなたも、うま味をもっと摂りたいと思っているのに、わたしと同じようにトマトの種を取り除いているとしたら、ぜひやめてほしい。トマトの果肉、とりわけ種の周囲のゲル状の部分は、うま味がもっとも詰まっている部分だ。トマトの種を捨ててしまったら、うま味も捨ててしまうことになる。

もっと味噌、納豆、たまりを摂ろう

味噌とその原料の大豆はうま味の宝庫だ。大豆食品を発酵させて味をよくし、うま味を増やすアジアの伝統は、2000年以上前から始まった。

枝豆〔未成熟の青い大豆を収穫したもの。近年「Edamame」という名で世界中に広まっている〕は今とても人気があるが、それを食べてもうま味はたいして得られない。なぜなら、大豆のうま味を解き放つ物質がタンパク質の中に閉じ込められているため、枝豆の形で食べても、うま味の味覚ボタンが押されないからだ。

そのため、DNA再起動プログラムでは、味噌、納豆、たまりといった、発酵させた大豆食品を摂ることになる。のちに、うま味摂取に適した食品のリストで見ていくことになるが、発酵という過程は食品に潜むうま味ポテンシャルを解き放ってくれるのだ。

豆腐はなぜ、そのままでは淡白な味なのかと考えたことがないだろうか。そのわけは、うま味風味のポテンシャルが、まだあのプルプルした白い巨体に閉じ込められたままになっているからだ。そのため豆腐のかわりにテンペ〔インドネシアの食材で、大豆などをテンペ菌で発酵させた醗酵食品〕を食べよう。テンペは発酵過程を経ているので、脳に満腹感を伝えるのに必要なうま味をあなたの遺伝子に提供してくれる。

タンパク質、植物性栄養素、ミネラル、そして何よりうま味に満ちている味噌は、あなたのキッチンに常備すべき発酵大豆のペーストだ。ぎっしりうま味が詰まっている味噌は、ノブと話をしたときに彼がとくにお墨付きを与えた調味料の1つであり、彼の名高い料理「ブラックコッド・ウィズ・ミソ〔ギンダラの西京漬け〕」において、その名が冠されているスター素材である。ほんの少し使っただけで満腹指数を増してくれるだけでなく、胴回りも減らしてくれる味噌は、願ったりかなったりの調味料だ。

グルテンフリーの食生活をしている人は、味噌の材料にグルテンを含む穀物が使われていないことを確認しよう。さらにできれば、遺伝子組み換えでない有機大豆であることが証明された原料でつくられたものを選びたい。今日では、すばらしい手作り味噌の店があなたの地元にもたくさんあるはずだ〔近年アメリカでも大豆製品は肉の代用品として需要があり、豆腐や味噌がトレンド食品として家庭でも使われるようになってきている〕。

より多くのうま味が摂れるもう1つのすばらしい食材は納豆だ。大豆を蒸し、発酵させてつくった納豆は、プロバイオティクスと栄養に満ちている。わたしが納豆に初めて出合ったのは、20年ほど前に京都に住んでいたときだ。以来、すっかりそのユニークな味のとりこになり、その意外なうま味の刺激が大好きになった。前もって言っておくが、納豆には強い風味がある。だが、納豆の持つうま味の力は、それを補って余りあるものだ。

もしすぐに納豆を受けつけられなくても、あきらめないで挑戦しつづけてほしい。納豆の味に慣れるには時間がかかる人もいる。でも、たとえばブルーチーズのような強い風味が好きなら、そのうち好きになれるだろう。なぜなら、それらは同じ味のカテ

DNA再起動のヒント【27】

大地から得られるうま味をもっと摂るための4つの方法

1. もっとトマトを食べる——生、調理されたもの、サンドライドトマトなど。
2. もっと干したキノコを食べる——干し椎茸やポルチーニなど。
3. 味噌をサラダドレッシングやスープに加える。
4. 調理やサラダドレッシングに、より多くのたまりを使う。

ゴリーに属しているからだ。一番簡単に納豆が入手できる場所は、日本またはアジア系の食料品店に行くこと。近くにそういった店がない場合は、ネットでオンライン販売している店を探そう。そうすれば、家まで直接届けてもらえる。

たまりは、もともと味噌の製造過程で残った液体からつくられた醬油の一種だ〔たまりには、たまり醬油と味噌たまりがあるが、ここで述べられているのは味噌たまり。1000キロの味噌から10リットルぐらいしか抽出されない、うま味成分が凝縮されたエキス〕。これは実質的にうま味そのものの液体で、多くの料理の味の深みを増す最良の調味料の1つだ。ほかのタイプの醬油とは異なり、通常小麦を加えずにつくられるため、天然のグルテンフリー食品でもある。DNA再起動プログラムのためにショッピングに出かけるときは、ぜひ買い物リストにたまりを加えよう。たまりを使ったレシピのアイデアについては、431ページと441ページを参照してほしい。

ぜひこうした伝統的なうま味豊かな食品を頻繁にたくさん摂ることにより、満腹感を手にして痩せよう!

うま味に満ちた乾燥キノコをもっと食べよう

料理のうま味を増やすもっとも強力で簡単な方法の1つは、乾燥キノコを加えることだ。うま味成分を含むほかのタイプの食品とは異なり、乾燥キノコには、グルタミン酸と呈味性《ていみせい》ヌクレオチドであるグアニル酸の両方を含んでいるものがあり、それがうま味の相乗効果を生み出す。食材を組み合わせることによってこれと同じ効果を生む方法については、314ページの27章「うま味の相乗効果」で詳しく説明する。

椎茸、ポルチーニ〔ヤマドリタケ。主にイタリアや中国で食べられる高級キノコ〕、シャントレル〔アンズタケ。フランス料理で使う高級キノコ〕、モリーユ〔アミガサタケ。欧米で高級食材として使われている〕などのキノコのうま味パンチ力を引き出しているのは、エイジングと乾燥プロセスだ(ジローの寿司のことを覚えているだろうか?)。ヴィーガン料理では、グアニル酸豊かな椎茸のような干しキノコが何千年にもわたって活用されている。ミシュラン3つ星レストラン「ベヌー」を運営するシェフのコリー・リー氏と話したとき、彼は伝統的なアジア料理で使われる乾燥キノコの効用をほめそやし、アジアの菜食料理は、うま味を使って料理にさまざまな層の複雑さをつくる洗練された料理の典型だと語った。

あらゆるキノコの中で、トリュフ〔西洋松露《しょうろ》。フランスの高級食材〕はとくに興味深い。3種類のうま味をそなえているのだ。アミノ酸の1種グルタミン酸に加えて、呈味性ヌクレオチドのグアニル酸とイノシン酸を含んでいる。1つの食材に3種類のうま味成分が含まれるのは単にまれというだけでなく、それが料理に段違いのパワフルな味をもたらすことを意味する。それこそ、有史以来の人類の美食史において、あれほどまでにトリュフが珍重されてきた理由だろう。

トリュフの味を楽しむ人は、トリュフオイルという製品を通してその香りを手にしていることが多い。わたしはトリュフのうま味ポテンシャルには熱い思いを抱いているが、残念なことに、今日手に入るトリュフオイルの大部分は、完全に人工的に香りづけされたものだ。食料棚にトリュフオイルの小瓶を置いている人は、キッチンに行って自分の目で確かめてほしい。もし原材料表示に「天然風味（natural flavors）」とか「人工香料（artificial flavors）」などと書かれていたら、DNA再起動プログラムの一環として、ごみ箱行きにする必要がある。おそらく高価なものだったろうからとても残念なのはわかるが、DNA再起動プログラムの目標は、あなたの健康を最適なものにすることだ。母なる自然がこれほどたくさんのうま味豊かな産物で大地を潤してくれているのに、化学的につくられた人工香料の添加されたものを追い求める必要などないだろう？

25

熟成ハードチーズと肉が持つうま味ポテンシャル

この章のうま味カテゴリーは、ＤＮＡ再起動プログラムを行おうとする人たちにとって、もっとも残念なものになるだろう。というのは、おそらく多くの人には乳製品に対する不耐性があるだろうし、どんな人でも赤い肉の摂取量は1週間あたり2サービングに制限しなければならないからだ（もしそうする理由を忘れてしまったら、第1のルールを読み返してほしい）。だがわたしは、どんな人でもうま味の詰まった肉やチーズなどを適量食べられるように遺伝学的に進化してきたはずだと信じているので、それについて本章で検討してみたい。とはいっても、献立プランのルールはルールだ。守ってもらわなければならない。了解していただけたら幸いだ。

今日、大部分の人は動物性食品を食べすぎている。それには、もっともな理由がある。動物性食品はおいしくてうま味に満ちているからだ。

それでも、植物性食品からうま味を摂る方法を知ることには大きな価値がある。第3のルールの冒頭で触れたダニエル・ハム氏は、この面で大きなインスピレーションを与えてくれるシェフだ。ダニエルはわたしにこう言った。「もちろん、100パーセント・ベジタリアンの料理に満足感を盛り込むのは難しい。でも、それはやりがいのある挑戦だ……うま味はこの挑戦を助けてくれる。うま味はほんとうに偉大だね」

うま味の欠けたあらゆるタイプの食品は際限なく食べつづけがちだ。だが、うま味に満ちた食品は、この悪循環を断ち切ってくれる。わたしが発見した秘訣とは、さまざまな素材を使ってうま味を増やすことだ。まずは、わたしの大好物の食品グループから見ていくことにしよう。

熟成ハードチーズ

牛乳にはうま味がない。だから、DNA再起動プログラムの期間中は、どうしても摂りたいときにコーヒーにちょっと入れる以外には（ただしクリームはNG）、牛乳をそのまま飲むのは禁止だ。そんなことをしたら、だてにカロリーを増やし、うま味のポテンシャルを無駄にしてしまうことになる！

うま味が乏しいことに加え、牛乳はDNA再起動プログラムにとっては役に立たない。というのは、地球上の大部分の人は大人になると乳糖が分解できなくなるからだ（6章で見てきたように、乳糖は牛乳に含まれる糖分のこと）。だが、発酵と熟成の過程が加わると、事態はガラッと変わる。すでにうま味のパターンに気づかれただろうが、発酵か熟成またはその両方を経た乳製品（ケフィア、ヨーグルト、ハードチーズなど）は、乳糖含有量が少ないので人にやさしいだけでなく、うま味もたっぷり詰まっているのだ。

パルミジャーノ・レッジャーノなどの粉のパルメザンチーズは、しっかりしたうま味を与えてくれる。このうま味をもたらすのが熟成過程だ。パルミジャーノ・レッジャーノを熟成させるには2年以上もかかる。この長い期間のおかげで、グルタミン酸がより多く解き放たれ、もちろんそれが、うま味感知の引き金になるわけだ。さらに強力なうま味の相乗効果を引き起こす組み合わせについては、314ページの27章「うま味の相乗効果」を読んでほしい。

うま味をもたらすチーズはパルメザンに限らない。チェダーやグラナ・パダーノ〔牛乳を原料としてイタリア北部でつくられるハードチーズ〕などにもうま味が含まれている。硬ければ硬いほど、含まれる遊離グルタミン酸〔タンパク質が分解され、つながりあっていたアミノ酸がバラバラになった状態のグルタミン酸〕、つまりうま味が多くなる。これこそ、チーズの熟成過程で起こっていることだ。チェダーチーズもブルーチーズも、熟成されればされるほど味が鋭くなり、うま味も増える。熟成チェダーの味が強すぎるなら、レシピに掲載されている使用量を減らすか、もっと熟成度の低いものを選ぶといい。いずれにせよ、熟成したハードチーズはみなカロリーが高いので、そうしたものからうま味を味わうのは控えめにしよう（DNA再起動プログラムを行うさいには、1週間のあいだに、1サービングあたり1・5オンス〔約43グラム〕のチーズを3サービングまでに抑えよう）。

歩くうま味

もちろん動物の肉、たとえば牛、バイソン、羊などの肉も、タンパク質のすばらしい摂取源だ。もしかしたら、あなたの祖先は、ある日バイソンのような野生動物を追っていたときにこのことを実体験したかもしれない。ちょっと想像してみてほしい。仲間と一緒に獲物を追いかけていたその人は、2頭のバイソンをしとめる。走りまわり槍を投げてエネルギーを使い切ったのでヘトヘトだ。バイソンの群れを何日間も追っていた仲間も、みな腹を空かせている。そこで、冷え込む吹きさらしの平原で露営することになったとき、全員一致で、あることを決める。あなたの祖先とその仲間は、獲物を持ち帰る前に、ちょっとそれをかじることにしたのだ。

そのぐらいしてもいいだろう？

毛皮をはいで肉をかじった彼らは、その味に――正確に言えば、その味のなさに――驚いたに違いない。

実際、肉の味はほとんどしなかったはずだ。きっと「なんだ、こんなものか」と思っただろう。さて、あなたの祖先が好奇心の旺盛なタイプだったら、そのバイソンは何かが〝変だった〟から、味がなかったのではないかと考えたかもしれない。そこで、仲間と一緒に、もう1頭のバイソンの肉も試してみることにする。でもまったく同じだった！　持ち帰った獲物の肉を部族の焚火であぶって食べて大好きになったあの味、そして何より、こんがりあぶったバイソンを食べたあとに感じる、あの「満足感」は、いったいどこに行ってしまったのだろう？

よし、ここでタネ明かしをしてしまおう。この〝あなたの祖先〟とは、じつはわたしのことだ。

本書のためのリサーチの一環として、生まれて初めて生肉を食べたとき、わたしは心底驚いた。なぜ、肉の味がしないのかと。そしてご想像にたがわず「なんだ、こんなものか」と思ったのだ。

ほんとうに、うま味はほとんど感じなかった。ぜんぜんおいしくなかったのだ！

その日以来2年間真剣にリサーチを行ったわたしは、今、その理由をあなたに伝えられるようになった。うま味を感じるときに実際に味わっているのはアミノ酸なのだ。具体的に言うと、グルタミン酸と、呈味性ヌクレオチドのイノシン酸およびグアニル酸などである。これらの物質は、肉が分解を始めて、そのうま味成分を解き放つまで感じられない。この過程を生じさせる手段はさまざまで、燻煙、加熱調理、乾燥、塩蔵などは、みなうま味を解き放つ。つまりわたしたちは、生肉からうま味を感じとる遺伝子を持っていない、ということなのだ。それに、生肉のうま味を感じないことに加えて、歯も生肉を噛み切るようにはできていないし、噛み切るための歯をつくる遺伝子もない。

生肉は硬すぎるのだ！

わたしが試した生肉は、じつは機械で挽《ひ》いた挽き肉だった。というわけで、生肉は硬いこと、まったくうま味がないこと、そしてもちろん、わたしたちの腸にとってもはやなじみのないものになった危険な微生物が潜んでいる危険性を考えれば、当分は食べないほうが身のためだろう。

では、肉はどうやって食べるのが一番いいのか。

わたしたちが求めているのは風味だということを思い出してほしい。そのため、うま味成分を引き出してよりおいしくする熟成過程を経たビーフかポークから始めるといいだろう。さらに覚えておいてほしいのは、歳を重ねた動物の肉は、熟成され調理されると、若い動物の肉よりうま味が多くなる傾向があることだ。これもまた、倫理的な理由に加えて、生まれたばかりの赤ちゃん牛や子牛《ヴィール》の肉をメニューから外すべき理由である。

肉を食べるときは、一口ごとにうま味が加算されるような食べ方をしてもらいたい。なぜならわたしたちが目指しているのは、より少ない分量でより大きな味わいを得ることだからだ。どんな人でも、肉の摂取量を減らすべきである。それでも肉を食べるときは、意味のある食べ方をしよう。

空気乾燥されたうま味と塩漬けされたうま味

加工肉には、驚くほど硝酸塩とカロリーが詰まっているため、DNA再起動プログラムでは摂取を一切禁止している。ただし、1つだけ例外がある。もしあなたが筋金入りのDIY愛好家で、放牧によって有機的に育てられた動物の肉を使って、自分でうま味豊かな加工肉をつくるのなら、1週間に2回許されている赤い肉摂取のどちらかで、2~3オンス〔57~85グラム〕のサラミを控えめに楽しんでもいい。うま味のルールはここでも当てはまる——うま味に満ちた少量の自家製ソーセージは、食物に風味を加え、満腹感を得るのにとても効果的だ。

ランチョンミートのようなコールドカット肉〔ハムなどの冷たいままで食べる肉製品〕——さらにはスーパーマーケットのデリコーナーに並んでいるほぼすべての肉製品——は、DNA再起動プログラムでは全面禁止になっている。多くのすばらしい選択肢に溢れている今日、わざわざ高度に加工された〝謎の肉〟など食べる必要はないだろう。目標にすべきなのは、オリジナルの肉に似ているか、その形をまだ保っているものを食べることだ。あいにくだが、ニワトリや魚に〝手の指〟はない〔欧米の子供たちに人気のある「チキン（またはフィッシュ）フィンガー」のこと。細長く成形した加工肉類をフライにしたもの〕。

こうした栄養価に劣る高度に加工された肉製品の大部分は、天然のうま味に乏しい。パッケージの写真にはだまされないようにしよう。ほとんどの加工食品は、不必要な人工甘味料、人工香料、乳化剤、そして不健康な脂肪に満ちている。自分と家族の健康のために、こうしたものは一切排除しよう。

飛ぶうま味

ニワトリ、七面鳥、アヒル、キジの肉や卵は、良質な天然のうま味源だ。鶏肉《とりにく》には、飽和脂肪酸の含有量が低い部位もある（胸肉など）。とはいえ、スープに、より多くのうま味と栄養を加える安価ですばらしい方法は、放し飼いで有機的に飼育されたニワトリの骨を使うことだ。鶏肉については、それがどこから来たものなのかに注意を払う必要がある。その理由は、工業化された養鶏場の鶏舎に一歩足を踏み入れれば、おのずから明らかになるだろう。今日養鶏は一大産業になっているが、利益幅は非常に低い。残念なことにその結果、何千羽ものニワトリが異常なほど狭い空間に押し込められるという事態が生じている。これは明らかに倫理にもとることだが、それに加えて、不自然な密集はニワトリの健康にさまざまな悪影響をもたらしている。病気に感染する率も高くなるので、気の毒なニワトリに投与される抗生物質の量もどんどん増えているのだ。

だがもっとも重要なのは、「あらゆる動物は、それが食べるものからなる」という事実だ（動物を食べるあなたも、無意識のうちに、その動物が食べてきたものを食べているわけだ）。

穀類の多い飼料を与えられたニワトリでは、最終的にわたしたちの食卓に載ることになるその肉と卵の品質もひどく劣ったものになる。反対に、ニワトリや牛といった動物が放牧飼育されたときには、その肉から自然に飽和脂肪酸の量が減り、オメガ3脂肪酸の量が増える傾向にある。DNA再起動プログラムを実践するさいには、有機的に飼育されたニワトリの肉を摂るようにしよう。

そして鶏肉の場合も、食べるのは週に2サービングまでにすることが必要だ。

卵は非常に用途の広い食品だ。だが、LDLコレステロール値がすでに高い人は、白身と黄身の割合を、白身を多くするように調整するといい。ただし、充分な量のコリンを摂取することは忘れずに。大ざっぱな目安としては、「炭水化物許容摂取カテゴリー」がどれであっても、1週間あたり7～8個の卵は食べていい。幸運にも放し飼いのニワトリの卵が手に入る人は、あのコリンに満ちた黄身が食べられることを祝うべきだ（男性はコリンを多く摂らなければならない理由を覚えているだろうか？　忘れた方は、第2のルールを再読されたい）。実際、卵のうま味の大部分は黄身に含まれている。気がかりなのは、餌をすべて穀物（たとえ有機穀物であっても）に頼っているニワトリが産んだ卵だ。繰り返しになるが、あなたが食べるのはニワトリが食べたものだ。ニワトリが自分で餌を選べないとすれば、その卵の品質はあなたのDNAを活性化するには基準を満たさないものになってしまう。

26

魚、貝、海藻のうま味ポテンシャル

海から獲れる食物は豊かでパワフルなうま味源だ。実際、人類の歴史を通じ、高度に発達した文明の多くは、海から獲れる素材を使ったうま味たっぷりの料理を楽しんできた。巻きずしを真においしくしているものの1つは、海苔《のり》と呼ばれる海藻食品だ。これはふつうシート状に形成して乾燥したもので、一見すると黒い画用紙のように見える。海苔は巻きずしに使うことに加え、簡単に細かく切れるので、ご飯にのせたり、ほかの料理に加えたりすることもできる。うま味を増やすことに加えて、ヨウ素も健康的に摂れるすばらしい食材だ。

魚のうま味——トップシェフの隠し味

周辺国家の征服に驀進《ばくしん》するローマ帝国の兵士を活気づけ満足させるうえで、うま味が中心的な役割を果たしたという話を覚えているだろうか（忘れてしまった人は、21章、270ページの「うま味とローマ帝国」の項目を読み返そう）。さて、現代版のガルムとも言うべきものは、ウスターソースだ（イギリスの元祖ウスターソースには、アンチョビなどが含まれていて日本のものとは少し異なる）。これは実質的に液状のうま味で、料理の風味を際立たせるために、多くのシェフに〝隠し味〟として使われている。すでに紹介した有名なシェフ、ダニエル・ハム氏は、彼のレストランの成功の秘密をこんなふうに教えてくれた。賞をとった料理のいくつかで、うま味を増すために、この発酵した魚のソースをごく少量使ったのだ、と。

世界中のソースやスープによく加えられるのは、アンチョビペーストだ。よく歯磨き粉チューブのような容器入りで市販されている。アンチョビペーストは、とりわけ遊離呈味性《ていみせい》ヌクレオチドの含有量が多く、これからすぐに見ていくように、グルタミン酸と組み合わせると強力なうま味を引き出してくれる。お勧めしたいのは、エンドウ豆大の少量のアンチョビペースト（塩分が多いので少な目に使おう）をトマトソースかマリネ液に加えることから始めることだ。アンチョビペーストに含まれる呈味性ヌクレオチドのイノシン酸と遊離グルタミン酸という組み合わせは、うま味のレベルを大幅に押し上げるため、ほんの少しのアンチョビペーストでも、うま味を充分に引き出してくれる。意外なことに、適量を加えた場合には、魚の〝生臭い〟臭いはしない。逆にもし「生臭」かったら、アンチョビペーストを入れすぎたということだ。

魚由来のソースや調味料のようなものを少量たりとも料理に入れるようなことはしたくない

が、それでもうま味を魚から直接引き出したい（ほんとうにそうすべきだ！）という人は、魚を丸ごと買って調理するか、燻製の魚を買ってくるのがベストだ。

DNA再起動プログラムでは、脂がのったうま味豊かな魚を、1週間に少なくとも2〜3回は食べることが必要だ。うま味を多く含む魚には、サバ、イワシ、ニジマス、天然のサケなどがある。正しく調理した場合、オメガ3脂肪酸に満ちた魚には、ある種のがんや2型糖尿病を防ぐことから、記憶力を増強し、子供の睡眠を改善することにまで、すばらしい効果があると判明している。

うま味豊かな魚やナッツをより多く摂取することによる健康増進効果は、人生の初期から表れる。最近、アメリカ栄養学会の学会誌『ザ・ジャーナル・オブ・ニュートリション』に掲載された論文で、うま味豊かな魚と多価不飽和脂肪酸豊かなナッツをより多く摂取する子供たちは、こうした食物を食べない子供たちより全体的に細身で、腹腔内の脂肪も少なかったという研究結果が発表された。さらに動物研究データによると、魚に含まれる脂肪酸の効果は、小児期よりさらに早い胎児期から始まり、このような脂肪酸が足りないと脳の正常な発達が深刻に妨げられるという。

サケが好きな人には、養殖サケではなく、天然のサケを摂ることを強くお勧めする。ベニザケやキングサーモンなどの大きな魚と、もっと小さな魚を交互に摂れば、ポリ塩化ビフェニル（PCB）のような環境汚染物質の影響を減らすことができる。

魚であれば、なんでもいいというわけではない。とりわけ養殖魚については注意が必要だ。種類によっては、ほかの魚よりかなり低い量のオメガ3脂肪酸や天然の抗酸化物質しか摂れない場合がある。DNA再起動プログラムで、養殖ティラピア（日本では、かつて「イズミダイ」や「チカダイ」などと名づけられて戦後の食糧難の時期に導入されたが、今ではほとんど食べられていない）を禁じているさまざまな理由の1つもそのためだ。確かにティラピアは安いが、それを言うなら段ボールだってそうだ。どちらも食べるべきものではない。環境破壊の懸念を置いても、不自然な穀物の餌で育てられ、大量のホルモン剤と抗生物質が投与されている魚など、食べる必要はまったくないのだ。

DNA再起動プログラムを行うあいだ、養殖ティラピアの摂取は禁止だ。

反対に、大西洋サバやイワシは、DHAやEPAといった必須脂肪酸に満ちた、はるかに健康的でうま味の詰まった海産物だ。さらに、それらを缶詰にしたものは、天然素材であることに加えて、とても経済的だ。昔からイワシが健康的な食生活に欠かせな

DNA再起動のヒント【28】

海からのうま味がもっと摂れる5つの方法を試してみよう

1. 海苔やワカメなどの海藻類をもっと食べる。
2. 天然のサバ、サケ、イワシなど、脂の乗った魚をもっと食べる。
3. エビやホタテ貝などの甲殻類や貝をもっと食べる。
4. ウスターソースをもっと使う。
5. タイのナンプラーのような魚醤《ぎょしょう》をもっと使う（ただし、塩分が濃いものもあるので注意すること）。

い食材であったのには、ちゃんとした理由がある。イワシには、グルタミン酸と、呈味性ヌクレオチドのイノシン酸が含まれていて、健康的であるだけでなく、うま味に満ちているのだ。

貝のうま味

牡蠣《かき》は必須ミネラルの亜鉛が摂れる優れた食材であるだけでなく、免疫力を高めることが証明されている。さらに牡蠣には、はじけるようなうま味が含まれている。ムール貝、ハマグリ、ホタテ貝、ウニも、うま味リストの上位に顔を出す食材だ。とはいっても、貝は万人に安全だというわけではない。第1のルールで説明したように、食物から過剰な鉄分を取り込んでしまう遺伝子を受け継いでいる人がいるからだ。そのような人は、ある種の貝に付着するビブリオ・バルニフィカスという細菌に感染しやすい。そのため、うま味豊かな貝を楽しむときには、最高の衛生基準を満たした、できれば地元で評判のよい小型鮮魚店から買うようにしよう。

うま味を多岐にわたる食材から摂ることの大切さについては、強調してもしすぎることはない。いくつかのうま味のもとが気に入ったので、それだけを28日間ずっと食べつづける、というようなことはしないでほしい。とっかえひっかえやろう！　さまざまなうま味素材を摂ることこそ、DNA再起動プログラムの献立プランを立てるさいに念頭に置くべき原則だ。

27 うま味の相乗効果

何千年ものあいだ、最高の料理人たちは、グルタミン酸などの遊離アミノ酸とイノシン酸やグアニル酸といった呈味性ヌクレオチドとを組み合わせたときに生まれる相乗効果を活用して、とびきり美味な料理をつくりだしてきた。

ミシュラン3つ星レストラン「マンレーサ」〔アメリカ・カリフォルニア州ロスガトスにある〕のオーナーシェフで、格調高い男性ファッション誌『GQ』の年間最優秀シェフにも選ばれたデイヴィッド・キンチ氏に会ったとき、彼はこんな話を聞かせてくれた。

「ぼくは、できる限り、うま味の原則を料理に取り入れようとしている。個人的なことを言えば、うま味は、おいしさそのもののために使っているだけではないんだ。うま味を使えば、脂肪に頼る割合を減らすことができる。単においしいだけではなく、健康にもいい料理をつくるのは、シェフとしてのぼくの責任だからね」

キンチ氏は、彼の言う〝簡単なこと〟をやって、うま味の相乗効果を引き出している。たとえば、チキンスープのストックに、パルメザンチーズの皮や昆布を加えたりするのだ。

これこそ、うま味の相乗効果が特別なものである点だ。料理をつくる人独自のユニークな食材の組み合わせにより、味を変えることができる。遊離呈味性ヌクレオチドを含む食品を加えれば、うま味ファクターを10倍近くまで増やすこともできる。

さて、このへんで、うま味について述べてきたことをまとめよう。読者の便宜をはかって、DNA再起動プログラムを実践するさいに、さまざまな方法で組み合わせて、うま味の量を増やすことができる具体的な食材をリストアップした。これらの食材を使えば、満足感と満腹感をより迅速に得ることができる。うま味を組み合わせて相乗効果を得ることのもう1つの意外なメリットは、塩分量が減らせることだ。これは塩分制限が必要な人にはとても重要な利点だ。

うま味はまた、世界中の調味料にこのユニークな味が豊かに含まれている理由を教えてくれる。トマトケチャップ、シラチャーソース〔唐辛子とニンニクが効いたタイ発祥のソース〕、バーベキューソース、オイスターソース、ナンプラーなどは、みなうま味に満ちている。世界中のほぼすべての料理において、食品をおいしくするために、うま味素材が使われているのだ。だが残念なことに、現代のケチャップやバーベキューソースを含む調味料の多くには、不必要なほどの糖分と塩分が含まれている。そのため、DNA再起動プログラムでは、この2つの調味料の使用は禁止だ。アンチョビペーストのような、魚ベースの高品質なうま味素材だけを使うようにしよう。

食事のたびにうま味について考えることができるように、下の表に多くの一般的なうま味食材を掲げた。左側の欄はグルタミン酸の優れた摂取源、右側の欄は呈味性ヌクレオチドの優れた摂取源だ。両方にリストアップされている食材があることに気がつかれたかもしれない。それらは、両方のうま味物質を含む食材だ。

本書にはレシピも掲載してあるが、究極的な目

減量のためのうま味食品の組み合わせ——うま味の相乗効果

グルタミン酸の優れた摂取源	イノシン酸かグアニル酸、またはその両方の優れた摂取源
アンチョビペースト	アンチョビペースト
イワシ	イカ
乾燥ポルチーニ	イワシ
グリーンピース	カニ
クルミ	鶏肉
鶏肉	サケ
サケ	サンドライドトマト
サンドライドトマト	大西洋サバ
熟成チェダーチーズ	トマト
ジャガイモ	海苔
大西洋サバ	豚肉
たまり	干し椎茸
テンペ	ホタテ貝
トマト	ロブスター
海苔	
パルミジャーノ・レッジャーノ	
ブルーチーズ	
干し椎茸	
味噌	

標は、食事を準備するさいに、両方の欄にある食材を組み合わせられるようになることだ。この表を基本的な目安として使えば、うま味の相乗効果を大幅に高める組み合わせを考えだすことができるだろう。そうなれば、食事から満腹感を得て、体重を減らすことができるはずだ。

ぜひ、もっとうま味を摂ろう！

DNA再起動の要点

第3のルール――うま味を摂ろう

①うま味は、迅速に満腹感をもたらし、その感覚を長く維持してくれることを覚えておこう。
②毎度の食事に、1品以上うま味豊かな食品を取り入れよう。
③うま味感知実験をしよう。
詳しくは22章を参照のこと。
④トマトは種の部分も食べよう。
⑤味噌、納豆、たまりをもっと摂ろう。
⑥体重を減らすため、朝食には、うま味豊かなタンパク質を含む食品を必ず摂るようにしよう。
⑦ポルチーニなどの乾燥キノコをもっと食べよう。
⑧味噌をスープやマリネ液に加えよう。
⑨1週間に2~3回以上うま味豊かな魚を食べよう。
⑩体重を減らすために、異なるうま味食材を組み合わせて相乗効果を引き出そう。

PART

4

DNA再起動

第4のルール

ウーロン茶を飲もう

DNA RESTART

DNA再起動プログラムを始める前、プログラマーのチャドにとって、飲み物と言えば、職場の大部分の同僚と同じようにコーヒーのことだった。お気に入りはモカ。少なくとも1日4杯、必ずダブルクリームと砂糖を2杯入れて飲んでいた。仕事の締め切りが迫ってくると、しょっちゅうひどい胃炎に悩まされ、胃酸の量を抑えるプロトンポンプ阻害薬のオメプラゾールが手放せなかった。

DNA再起動プログラムを実践しはじめたチャドは自分の体がずいぶん変わったことに気がついた。プログラムを始めてすぐに驚かされたのは、コーヒーをほとんど飲まずにウーロン茶（烏龍茶）を飲むようになったため、胃炎が治ったことだった。それは薬が不要になるほど改善していた。だが、一番嬉しかったのは、目に見えて胴回りが縮んできたことである。職場でも気づく人が出てきて、どうやって痩せたのか、いつも飲んでいるお茶が、その秘訣なのかと訊かれた。チャドをはじめ、ジャバをこよなく愛する同僚たち（「ジャバ」には「コーヒー」の意味と、コンピューター言語の「JAVA」の意味がある）が考えてもいなかったのは、1日4杯のコーヒー（とダブルクリームと2杯の砂糖）を飲むことが、いかに余分な液体カロリーになっていたかということだった。じつに、毎日850キロカロリーもよけいに摂っていたことになる！　そしてDNA再起動プログラムを実践したあとにチャドが知ったのは、ウーロン茶は、余分なカロリーを彼の人生からそぎ落としてくれただけでなく、お腹の脂肪を標的にして、それもそぎ落としてくれたことだった。

チャドにとって、コーヒーと椅子に座りがちなライフスタイルという組み合わせは、長年にわたる体重増加と胃炎の引き金になっていたのだ。カロリーゼロのウーロン茶を毎日2～3杯飲むようになってからは、締め切りがやってきても胃炎にかかることがなくなり、仕事にもずっとよく集中できるようになったと彼は言い切る。

そう、ウーロン茶は特別な茶なのだ。

わたしが第4のルール「ウーロン茶を飲もう」を考案したのも、この茶には重要かつ有益な3つの特徴があるからだ。

まず、一部のウーロン茶には、食物から摂る脂肪の吸収を抑えることによって、減量を促す効果がある。さらにわたしは、ウーロン茶には、あなたのDNAに働きかけて、内臓脂肪、つまり〝ぽっこりお腹〟の脂肪を減らす力があると信じている。ほかの一部の茶と同じように、ウーロン茶にはカテキンと呼ばれるファイトケミカル化合物が含まれており（これについては、このあと詳しく説明する）、カテキンは、脂肪を腸から体に移動させる、胃や膵臓《すいぞう》のリパーゼのような酵素を阻害してくれるのだ。体脂肪が減るのを喜ばない人はいないだろう。

わたしがDNA再起動プログラムで毎日ウーロン茶を飲むように指示する2番目の重要な理由は、この茶には、腸内フローラを好ましい方向に変化させる力があると信じているからだ。ウーロン茶は、肥満より健康を好む微生物を増やしてくれる。第1のルールで説明したように、腸内フローラが健康の重要な鍵を握っていることは、今や周知の事実だ。

腸内フローラに異常な変化が起きると、炎症が進んで「リーキーガット」の頻度が増え、DNAにダメージを与えかねない。炎症とDNAダメージの関係について第2のルールで学んだことを覚えているだろうか？　炎症を抑えるウーロン茶は、この問題を改善してくれる。さらに、ウーロン茶のような茶には、善玉菌が増える方向に腸内フローラを変える力がある。これはもちろん、健康にポジティブな影響を与える。

3番目の、とりわけ重要な点は、ウーロン茶を飲めば、28日間のDNA再起動プログラムを行うあいだに余分なカロリーを加えることなく、酸化ストレスの軽減をはじめとする効果が得られることだ。そんなことを可能にする飲み物や食べ物は、地球上ほかにない。何よりウーロン茶はおいしくて楽しめる茶だ。これについても、すぐに見ていこう。

わたしが、なぜこういったことを知っているかというと、世界最高の茶葉の生産国や製造国に出向き、研究所を訪ね歩いて、茶の健康効果の研究に人生を捧げている研究者たちにじっくり話を聞いたからだ。これからすぐに見ていくことになるが、研究者たちは最近、ウーロン茶に含まれるテアシネンシンという化合物や他の化合物に非常に強力な健康増進作用があることを見出した。アジア以外の地域に暮らしている人は、ウーロン茶にあまりなじみがないかもしれないが、そうした状況はこれからの数章で大きく変わることになるだろう。

28

茶に秘められた物語

チャノキの木（学名 *Camellia sinensis*）の葉と茎を使った茶が、いつ発見されて飲みはじめられたのかは定かでない。伝説によると、茶の魔力は今から4000年ほど前、中国の初期の皇帝のひとりだったと言われる神農《しんのう》によって、まったく偶然に発見されたという。[1] 神農はただの古代の皇帝ではなかった。彼は偉大な植物学者でもあり、いまだに漢方薬の祖として崇められている。

茶の発見の逸話は、こんなふうに伝えられている。ある日、とりわけ骨の折れる薬草採取作業に午前中いっぱいを費やして疲れ果てた神農は、木の下で小休止をとることにした。野営地を整え、火を熾《おこ》して水の入った壺をかけたあと、神農は少し横になった。ひと眠りしてから目覚めると、驚いたことに、沸いたままになっていた壺の水が黄金色《こがねいろ》に変わっている。好奇心旺盛な神農は、色が変わった理由を確かめようとして壺の中を覗いてみた。すると、木の葉が数枚浮かんでいた。おそらく風が吹き込んだのだろう。どんな味がするのかと気になった神農は、湯を口に含んでみた。そして、もう一口。さらにもう一口……。裏づける記録はないものの、色が変わった湯を味わった神農は、この葉のエキスが浸出した飲み物を飲んで「美味だ」とつぶやいたのではないだろうか。

こうして茶が生まれた。

飲料革命

神農の昼寝は、今や世界のすみずみに浸透している飲料の革命を引き起こすことになった。今日、茶は、世界中のどんな飲み物よりも多く飲まれている。なんと70億ポンド〔約317万5000トン〕もの茶が毎年消費されているのだ。とは言っても、茶はただ1種類の飲み物ではない。チャノキを育てて加工する方法は無数にあるため、あなたの茶碗に注がれることになる茶が、みな同じ健康効果を持つとは限らない。

便宜上、ここでは、チャノキ由来の主な3種類の茶――紅茶、ウーロン茶、緑茶――に属すものを茶と呼ぶことにする。ほかにも、プーアール茶〔普洱茶。後発酵茶である「黒茶」に分類される〕のように、完全に酸化・発酵させ、高級ワインさながら20年以上も熟成させたものもある。

特別に製造された茶にはすべて、ワインのように〝テロワール〟がある。つまり、土壌のタイプ、水利、標高といった特定の環境要素が、茶の個性を生み出しているのだ。

3種類の主な茶の違いについて知っておくべきことは、酵素的褐変《かっぺん》、つまり酵素による酸化の度合いだ。熟れたバナナと同じように、茶も酸化が進めば進むほど色が黒っぽくなる。プーアール茶は、酸化だけでなく、さらに発酵プロセスまで経た茶だ。反対に、白茶《しろちゃ》は、加工の度合いがもっとも低いことが多い。白茶の茶碗1杯あたりのカフェイン含有量も、もっとも多くなる。チャノキの若芽またはつぼみを使ってつくられているからだ。

ある種のウーロン茶〔烏龍茶。半発酵茶の「青茶《あおちゃ》」に分類される〕は、釜炒《かまい》り〔焙煎《ばいせん》のこと〕工程を経る。このプロセスは、一部の茶が持つ鋭いタンニンのような風味をまろやかにし、深く魅力的な、後味を長く引く風味を与える。釜炒りすると、ウーロン茶は熟成が可能になるが、この熟成には長い年月を要することもある（珍重されるウーロン茶には、25年から50年もの長期にわたって熟成されたものまである）。

毎年消費される70億ポンドの茶の大部分は、紅茶、つまり完全に酸化した種類の茶だ。だがこれは、DNA再起動プログラムで薦めるタイプの茶ではない。これからすぐに説明するが、わたしが数ある茶の中でウーロン茶を毎日飲むよう薦めるのには、いくつか重要な理由がある。なかでもとりわけ重要なのは、最近、科学研究により、とても特殊なグループのポリフェノール化合物「テアシネンシン」がウーロン茶に含まれているとわかったからだ。テアシネンシンはすばらしい化合物だ。あなたは、DNA再起動式にウーロン茶を淹《い》れることによって、それを毎日摂取することになる。

ＤＮＡ再起動プログラムを実践するための第4のルール「ウーロン茶を飲もう」に関する重要な科学的事項について述べる前に、異なるタイプの茶について、とりわけウーロン茶について詳しく説明しておきたい。こと茶については、おびただしい数の種類があるので、知るべきことはたくさんある。あなたが奥深い茶の世界、とくにウーロン茶の世界を楽々と進むことができるように、これから数ページを割いて、知っておくべきことをまとめよう。これを読めばすぐにあなたも、毎日ウーロン茶を飲んでその健康効果を享受している数多くの人たち――その大部分がアジアの人たちだ――の仲間になれるだろう。

3つの主要な茶のカテゴリー、つまり紅茶、ウーロン茶、緑茶には、それぞれ数百種類の亜種があると考えられている。世界中の人がたしなみ、そのためもっともなじみのある、完全に酸化が進んだ紅茶は、じつは歴史の偶然のひねりによって生まれたものだった。

酸化工程は、保存手段の1つであると考えることができる。完全に酸化されると、茶は色が黒くなる。これは、茶葉の収穫後に加工業者が行う処理によって化学変化が起こるためだ（酸化は、揉捻《じゅうねん》と呼ばれる工程で起こり、葉に含まれる酸化酵素が空気中の酸素に触れて活性化し、カテキンやペクチン、葉緑素が酸化発酵する）。歴史の面から見るとこれは、中国などの国からヨーロッパの港に船で輸送された茶葉が、酸化工程のおかげで、よい保存状態で届くことを意味した。飛行機が世の中のあらゆることを塗り替える前、これほどの距離にわたる輸送には数か月以上もかかったことを思い出されたい。

それでも、完全に酸化した茶葉でさえ、長い航海を必ず乗り越えられるとは限らなかった。茶葉の箱や包みが濡れたり水浸しになったりして腐ってしまうこともよくあった。これこそ、今日のわたしたちが、香料の添加された紅茶を飲む習慣を持つに至った理由の１つである。おなじみのアールグレイもその例にもれず、この紅茶の風味をもたらしているベルガモット・オイルがそもそも加えられた理由は、紅茶の質が劣化していること――つまりちょっと腐っていること――を隠すためだった。

紅茶

今や、世界中の人々が紅茶の味に慣れ親しんでいるとはいえ、健康への効果という面から見ると、酸化処理には難点がある。その最大のものは、茶にして淹《い》れたときに、苦みのある渋い味が引き出されてしまうことだ（緑茶はまったく酸化しないように製造されるので、酸化度はゼロだ。一方、英国式の紅茶は完全に酸化処理されるため、酸化度は１００パーセントになる）。１００パーセント酸化した茶の強い味の特性を和らげるために、紅茶を楽しむ世界各地の人は、牛乳やクリームといった乳製品、または砂糖のような甘味料、あるいはその両方を加えるようになった。

第1のルールで見てきたように、アジアに住む大部分の人は、大人になると牛乳が飲めなくなる。おそらくこのことは、紅茶に牛乳を加えるという英国式の飲み方が中国でさほど一般化しなかった理由の1つだろう。こうした地域に住む人々は、牛乳やクリームで強い味を和らげることができないのだ。だが、わたしがアジアに出かけて多くの漢方医に話を聞いたところ、彼らが患者に英国式の紅茶を毎日飲まないように勧めるほんとうのわけは、一部の人にとって体が〝温まりすぎてしまう〟、または体に〝キツすぎる〟と信じているからだった。

紅茶に牛乳を加えるもう1つの難点は、苦味は中和されるが、紅茶にある健康効果の一部が無効になってしまうことだ。α－ラクトアルブミンやβ－ラクトアルブミンといった牛乳に含まれている天然のタンパク質が、紅茶の持つ健康増進物質に結合して、体にとって使いにくいものにしてしまうのである。

緑茶

健康効果がもっとも豊かなお茶を探したとき、わたしの考えは当然のことに緑茶に向かった。というのも、緑茶が持つさまざまな健康増進作用は、すでに数多くの科学的研究によって裏づけられていたからだ。だが、緑茶にはわずかな難点がある。わたし自身長年にわたって緑茶に親しみ、茶の研究者たちの話も聞いてきたのだが、その中に、繰り返し浮上する、避けて通れない問題があった。それは、1日に何杯緑茶を飲んでもまったく問題がない人がいる一方で、問題をきたしてしまう人がいるという事実である。人によっては、チャノキに含まれる天然のファイトケミカルにより、吐き気や胃腸障害を引き起こす人がいるのだ。

わたしが初めて緑茶と出合ったのは、理学士号を取得して大学を卒業したあと、大学院で医学を学ぶ前に京都で暮らしたときだった。それ以来ずっと緑茶を楽しんできたが、毎日大量には飲めないことがわかった。念のために言っておくが、ここで話しているのは、ティーバッグに詰められ、〝グリーンティー〟という名でアメリカや日本以外の諸国で販売されている低品質の茶のことではない。もちろん「スナップル・グリーンティー」〔アメリカで人気のある緑茶ベースの甘味飲料〕のことでもない。わたしが言う〝緑茶〟とは、DNAを守る力がある、葉茶《はちゃ》から淹れた本物のお茶のことだ。

第1のルールで見てきたように、もっとも避けたいのは腸に炎症を起こすことだ。せっかく、あの邪悪な乳化剤などの有害物質を食生活から取り除いたのだから、さらに慎重を期したい。興味深いことに、多くの漢方医も、緑茶を過剰に飲むと、人によっては問題が生じると言っている。具体的に何が起こるのかと訊いてみたら、緑茶は体質により過剰な刺激になる場合があるということだった。

詳しい話をもっと聞きたがっていることを察した漢方医は、伝統的な漢方医学史上もっとも完全かつ包括的な薬学書にあたってみたらどうか、と勧めてきた。その書とは、その重要性が国際連合教育科学文化機関（ユネスコ）に認められて世界記録遺産に登録された16世紀の『本《ほん》草綱目《ぞうこうもく》』のことだった。著者の李時珍《りじちん》は、27年の歳月を費やし、内科医と植物学者としての経験と900冊以上の既刊の文献を基にこの大作を書き上げたのだった。

驚いたことに、500年以上も前の李時珍の記述は、わたしが多数の患者から聞いた話と一致していた。

「体と血の衰えた患者が（緑）茶を長期間飲みつづけると、重篤な胃の炎症が引き起こされる……」

緑茶は日本でよく飲まれ、ほぼどんな街角の自動販売機でも冷温両方のものが手に入るが、かかりつけの医師にこうした胃腸の不具合を訴える日本人は少なくない。その事実は、緑茶を研究し、その健康効果に関する情報を発表している日本人研究者でさえ認めている。こうした研究者たちは、毎日緑茶を飲むようなことはしていない。1日に多量の緑茶を飲むと、胃の調子が悪くなることがわかっているからだ。

この問題を避けて通る方法は、緑茶の抽出物を錠剤やカプセルの形で摂ることだ。だが、第2のルールで見てきたように、サプリメントやビタミンを勧めることにおいて、わたしは慎重にならざるをえない。栄養補助カプセルでは、正確な成分が保証できないからだ。茶の摂取については、錠剤やカプセルをわざわざ飲む必要はない。これからすぐ見ていくように、それよりずっと優れたものがあるからだ。

茶の研究者たちが飲んでいた茶碗の中身を見たとき、わたしはそれが緑茶ではないことを知って驚いた。中身は別の茶だった。

茶の研究者たちはウーロン茶を飲んでいたのである。

29

なぜウーロン茶なのか?

茶の健康効果を求め、スリランカや日本をはじめとして世界を旅するうちに、ウーロン茶に含まれる独特のポリフェノール化合物群の1つでテアシネンシンと呼ばれる化合物に期待が高まっていることがわかった。茶の研究者たちにも、緑茶ではなくウーロン茶を飲んでいる理由を尋ねると、こんな答えが返ってきた。ウーロン茶は胃にやさしいだけでなく、ポリフェノール化合物をもっとも多く含み、それらの化合物の多くは、ウーロン茶を飲んでいる最中にすぐ体に吸収されるからだ、と。さらに、ウーロン茶のポリフェノール化合物は、腸内フローラの状態を好ましい方向に推し進めてくれる。こうしたユニークな化合物がとくにウーロン茶に豊富に含まれている理由は、その独特の製造工程にある。白茶、緑茶、紅茶などとは異なり、ウーロン茶は、半酸化〔半酵素発酵〕させた茶なのだ。この半酸化が、独特のポリフェノール化合物をとらえ、生み出し、維持するのである。

新しい習慣を身につけるのが難しいことは一貫して研究で証明されている。だが28日間のD

NA再起動プログラムをひとたび完了すれば、そうした習慣が身につく確率はずっと高くなるはずだ。それに、あなたのDNAが新たな習慣になじむ時間もとらなければならない。ウーロン茶を毎日飲みつづければ、健康と長寿を促進する遺伝子を「オン」にするプロセスが進むとともに、過剰反応する有害な遺伝子を「オフ」にすることができる。ある種の遺伝子産物の生成量を増やしたり減らしたりすることは、究極的に、「病気」対「健康・長寿」の闘いを左右する。DNAを再プログラミングするには時間がかかるためDNA再起動プログラムは28日間に設定されているのだが、その過程のあらゆる段階においてウーロン茶を飲むことはプラスになる。

28日間のDNA再起動プログラムでウーロン茶を飲む方法を説明する前に、あまり知られていない、心躍る茶の研究の世界にご案内しよう。一度ウーロン茶を飲みはじめたら、その違いが実感できるはずだ。ただ単に減量ツールになるだけでなく、全身にさまざまな効果が表れる。

ウーロン茶を毎日飲むことにより、あなたも数千年にわたってこの健康増進効果を実感してきた人たちの仲間になれる。最新の科学はまだ、ウーロン茶があなたのDNAにもたらす健康効果のほんの一部を理解し明らかにしはじめたにすぎないが、今後新たな効能が次々と明らかになることだろう。

ウーロン茶のポリフェノール含有量は、ほかのどの茶より多い

ウーロン茶に関するワクワクするような研究はまだ始まったばかりなので、おそらくあまり耳にしたことがないかもしれない。現在までに新たに発見されたポリフェノール化合物の多くはウーロン茶にのみ存在するものだ。そこでわたしは、この古代より伝わる飲み物の健康効果についてさらに深く知るために、最先端の研究を行っている世界最高の茶の研究者たちを訪ねることにした。適切な情報を得るには、もっともユニークで特別なウーロン茶の生産者と専門研究者を擁する国に出向く必要がある。

そこでわたしは飛行機に飛び乗ったのだった――最高品質のウーロン茶の主要生産地、台湾に行くために。ついに台湾に到着すると、今度は時速300キロの超高速新幹線に乗り込んで台中に向かった。

最初に台中に行った理由は、「行政院農業委員会茶業改良場」という茶の研究機関があるからだ。1903年に設立されたこの研究所は、美しい緑の畝《うね》を描く茶畑に囲まれている。元来この研究所は、台湾産の茶の品質改善を進める茶農家と茶葉生産者を支援するために設立されたものだった。以来100年が経過し、研究所は拡大して、茶の健康効果、とりわけウーロン茶の効能の研究を行うようになっている。同研究所では現在、ウーロン茶独自のポリフェノール化合物群を構成するテアシネンシンの研究に主な焦点を絞った研究プロジェクトが10件以上

も進行している。

ときおり吐き気や胃腸障害を生じさせることがある茶の天然のファイトケミカルは、その大部分が緑茶に含まれており、ウーロン茶ではずっと少ない。緑茶が一部の人に吐き気と炎症をもたらすことは、当然と言えば当然だろう。第２のルールで見てきたように、植物は、あなたや他の生物から食べられないようにするために、毒素となるファイトケミカルを生成することがよくあるからだ。

じつは、茶の色を緑色に保つのは、製茶の方法としてはもっとも簡単だ。茶葉が収穫されてまだ緑色を保っているときに、製茶業者は茶葉に熱を加えることによって酸化を止める。日本の煎茶もこの方法でつくられている。加熱すると、ポリフェノール・オキシダーゼという酵素が不活性化されるために酸化が止まり、茶葉の深緑色が保たれるのだ。ずっと昔この工程は、アジア料理で今も使われている中華鍋のような、とても大きな鍋で短時間茶葉を煎《い》ることによって行われていた。だが今では、洗濯物乾燥機のような形の巨大な機械を使っている。

先に述べたように、さまざまな茶の最大の違いは酸化度合いだ。茶葉の収穫時、生の葉にはポリフェノール類をはじめとするファイトケミカルが含まれている。こうしたポリフェノール類には、フラバノール、フラバンジオール、フラボノイドといった化合物がある。ほかにも、カテキン類と呼ばれる化合物も多く含まれている。これはとくに緑茶に豊富だ。カテキンの種類には、エピガロカテキン３-ガレート（ＥＧＣＧ）、エピガロカテキン（ＥＧＣ）、エピカテキン3－ガレート（ECG）、エピカテキン（EC）などがある。茶葉はまた、ケンペロール、ミリセチン、ケルセチンといった天然の抗酸化ポリフェノールも含んでいる。

茶のどの種類に、どんな化合物がどれだけ含まれるかは、酸化の度合いによる。緑茶は酸化の度合いがもっとも低いので、EGCG、EGC、ECG、ECをもっとも多く含む。そのため胃腸には一番刺激が強い。

緑茶のように、ポリフェノール・オキシダーゼなどの酵素を製造過程の初期に不活性化してしまうことの難点は、一部の人に胃のむかつきを生じさせる化合物が多く残ってしまうことだ。では、緑色の茶葉を加熱しないとどうなるのかというと、ポリフェノール・オキシダーゼ酵素が茶葉の酸化を始め、カテキンをキノンに変え、さらにテアフラビンやテアルビジンなどの化合物に変える。

この酸化プロセスをほぼ無制限に放置すると、究極的に、英国式の紅茶として知られるものになる。前に述べたように、紅茶はもっとも酸化の進んだ茶の1つで、この高レベルの酸化は、新たに生じる分子化合物の多くを最終的に伸ばして広げる。この化学プロセスは「オリゴマー化」と呼ばれ、分子はそのあと重合して、テアフラビンとテアルビジンを形成する。こうして紅茶は最終的に、酸化されてこんがらがった分子の寄せ集めをもっとも多く含むことになる。

これが起こると、分子は互いにくっついて、分子がごちゃまぜになった大きな塊をつくる。

さまざまな色と太さを持つ毛糸が丸まってこんがらがった姿を思い浮かべてみるとわかりやすいかもしれない。ここで起きているのも、ちょうどそんな感じだ。このこんがらがった化合物からなる大きな塊が、紅茶をそのままでは飲みにくくさせている正体であり、ミルクや砂糖を入れて飲ませる原因だ。

ウーロン茶は、大部分の製茶業者にとって、もっとも製造が難しいタイプの茶とみなされており、正しくつくるには匠の技や熟練した職人を必要とする。その単純な理由は、単に加熱すればいい緑茶や完全に酸化させればいい紅茶と違って、その中間に位置する微妙な妥協の産物だからだ。そのため、どちらの茶よりも慎重な気配りを要する製造工程が必要になる。

茶の酸化プロセスを途中で止めるとどうなるか。とても嬉しい分子配合が生まれるのだ。EGCG、EGC、ECG、ECはさほど多くはならないし、テアフラビンとテアルビジンの量も少ない。じつのところ、数ある茶の中でウーロン茶が最大量のポリフェノール化合物を含む(緑茶や紅茶より多い)理由は、酸化プロセスが20パーセントから80パーセントに抑えられているからだ。収穫したあと、茶葉に含まれる天然の酵素にポリフェノールの分解を任せることも、これらのユニークな化合物がウーロン茶に存在している理由だ。さらには完全に酸化した紅茶の場合とは異なり、これらのポリフェノールの多くは体にやさしい。なぜなら紅茶の製造過程で生じるような〝こんがらがった状態〟にはならないからだ。

ウーロン茶の製造には職人芸の巧みなバランス能力を必要とする。上質のウーロン茶を製造するには、36時間から48時間ぶっ通しで作業を続けなければならない。この水ももらさぬ完璧な作業という由緒ある伝統に対する尊敬の念は、台湾の格言にも明らかだ――「若葉の加工過程でやったことは、やがて茶碗の中に現れる」

ウーロン茶にユニークな化学物質のポリフェノールと、ほかの茶には見られない特性を与えるのは、この非常に独得な加工処理だ。この過程で、新たなポリフェノール化合物が続々と出現してくる。そして、これらの自然に生成された化合物のなかに、すばらしい健康効果をもたらしてくれるものがあるのだ。

台湾にいるあいだ、わたしは台湾に最後に残る伝統的な小規模経営のウーロン茶焙煎《ばいせん》職人を訪ねた。この尊敬を集める焙煎名人は、何千年も変わらない手法でウーロン茶を焙《ほう》じる。茶葉を古来の伝統的な方法で焙じるために、籐《とう》のカゴにこよなくよい香りのする茶葉を入れ、ゆっくり燃える竹炭の燃えさしにかざして、手作業で焙

DNA再起動のヒント【29】

ウーロン茶を飲むべき7つの理由

1. 食事から摂る脂肪の吸収を阻害する。
2. 腹部の脂肪を直撃する。
3. 代謝をスピードアップする。
4. 炎症を減らす。
5. DNAを守る。
6. クリエイティビティを高める。
7. 不安感を減らす。

煎するのだ。ロマンティックに聞こえるだろう? だが、ウーロン茶の焙煎は骨の折れる重労働だ。

温度の管理を誤ると、甘い香り豊かなウーロン茶は、あっという間に焦げたトーストみたいになってしまう。それを防ぐため、この唯一生存している本物の名人は、18時間ぶっ続けで作業したあと、ようやく弟子と交代する。

焙煎作業をこの目でじかに見るという恩恵に浴したわたしは、この台湾の熱く暗い部屋で、ウーロン茶の焙煎に使われた籐のカゴに白い結晶の粉がついていることに気がついた。これは何か、と訊いたところ、名人は味見してみるといいと勧めた。そこで舐めてみたわけだが——それは頭が麻痺《まひ》しそうになるほど苦かった!

その味はほぼ瞬時に、ずっと以前、有機化学研究所で働いていたころにわたしを連れ戻した。わたしはそこで、カフェインを茶葉から抽出する仕事をしていたのだ。一部のウーロン茶では、焙煎すると、含まれているカフェインが自然に減る。受け継いだDNAのせいでカフェインの刺激に敏感な人は、DNA再起動プログラムを実践するときに、カフェインの含有量が低い、焙煎されたウーロン茶だけを飲むようにしよう。

30

ウーロン茶、ポリフェノール、酸化ストレス

台湾の行政院農業委員会茶業改良場の研究により、チャノキは高地で多くの紫外線を浴びたり干ばつや害虫に襲われたりしてストレスをこうむると、ポリフェノールをより多く生成することが明らかになった。

この発見は、第2のルールで紹介した、ペルーのアルティプラーノ高原への研究旅行を思い出させる。そこでは標高の高い場所で育つジャガイモが、強い紫外線に対する防御策としてファイトケミカルの生成量を増やしていた。こうしたファイトケミカルを人間が取り込むと、酸化ストレスが吸いとられると考えられている。これはまた、夏に育った茶葉からつくられるウーロン茶のほうが、それ以外の時期のものよりも通常苦く感じられる理由だ。夏季にうだるように蒸し暑くなる台湾のような場所では、これがとくに当てはまる。さらに、夏季のあいだチャノキはより多くの虫やカビなどと闘わなければならないため、ポリフェノールの生成量がさらに高まるわけだ。

それでは、あなたがこれからの28日間にわたるDNA再起動プログラムで楽しむことになるウーロン茶の健康効果の一部について、より詳しく見ていくことにしよう。

ウーロン茶と体重の関係

DNA再起動プログラムを行う28日間に毎日ウーロン茶を飲む理由は、この茶がカロリーをまったく増やさずに比類なき健康効果をもたらしてくれることにある。そんなことができる飲み物は、地球広しといえどもウーロン茶のほかにない。

たとえば、ウーロン茶に含まれる無数のポリフェノールやカフェインは基礎代謝を押し上げてくれる。そして体内の中核温〔外部環境の影響を受けない深部の体温〕を上げ、食物から得たエネルギーを体がより多く燃やせるようにしてくれるのだ。さらに、ウーロン茶のカフェインは、交感神経系を〝オン〟にして、体が脂肪を燃やすように促してくれる。だがカフェインを同じように含むコーヒーとは違い、ウーロン茶では、一部の人がコーヒーを摂取したときにこうむるネガティブな症状（たとえば不安感の増大など）を他の化合物が緩和してくれる。DNA再起動プログラムで、コーヒー摂取を1日2カップまでに制限しているのは、このネガティブな症状が出る可能性があるためだ。ただし、コーヒーを飲んでもいいとはいっても、クリームや人工甘味料などは入れないように気をつけてほしい。

ウーロン茶に含まれるカフェインと他の化合物は褐色脂肪細胞を活性化すると考えられている。褐色脂肪細胞は、体内の他の脂肪細胞とは異なり、糖分と脂質を燃やすことによって体重減少を助ける。かつては、褐色脂肪細胞がかなりの量存在するのは、生後間もないころだけだと考えられていた。だが拙著第1作目『迷惑な進化――病気の遺伝子はどこから来たのか』でも説明したように、たとえ大人であっても長いあいだ体を冷やせば、褐色脂肪細胞を活性化して、より多くのカロリーを燃やすことができる。ただし問題がある。低温に体をさらすことをダイエットの手段として使うのは（わたしは自らの体を使ってこのことを実証する研究に参加していたのでよく知っているのだが）、当然のことに、かなり不快なのだ。たとえいくらかの褐色脂肪細胞を手にできるとしても、何時間も凍りつくような寒さに体をさらしたくはないという人には、じつは、ほかの手段がある――もっとウーロン茶を飲めばいい！

ウーロン茶がすんなりした体を保ってくれるというもう1つの根拠は、ウーロン茶にはカテキンが含まれており、これが白色脂肪細胞として知られる脂肪細胞（誰もが減らしたいと思っている脂肪細胞）の生成を阻害すると考えられるためだ。

ウーロン茶を長期間にわたって飲む利点のほんの一部をまとめて紹介すると、こういうことになる。ウーロン茶はＤＮＡを微調整して、基礎代謝率を上げることにより脂肪を燃やし、白色脂肪細胞が増えるのを抑えるので、総合的に見て体内の炎症レベルが低下するのだ。

とはいえ、減量と適正体重の維持について言えば、茶に関する研究のすべてがポジティブな結果を示しているわけではない。それでも、わたしは自分自身についても、ウーロン茶を飲んでいる患者についても、減量と適正体重維持の双方で効果があることを実際にこの目で見てきた。

興味を刺激されたわたしは、台湾やその他の地にいる茶の研究者に会って、この点を検討してきた。その結果、何度も浮上してきたのは、多くの研究は、茶葉を煎《せん》じたものではなく、錠剤やカプセルに入った緑茶のエキスを試料に使っていたという事実だ。こうしたものをわたしが薦めていないことは、すでにご存じだろう。緑茶の錠剤やカプセルに、ウーロン茶にしか含まれていない多くのファイトケミカルが入っていないのは当然だ。さらに言えば、そうした錠剤やカプセルには、煎じた緑茶に天然に含まれている成分さえ欠けているのである。

だからこそ、これからの28日間には、ウーロン茶の茶葉からポリフェノールなどのファイトケミカルを最大限摂ることができるように、DNA再起動方式で淹《い》れたウーロン茶だけを飲んでほしい。

DNA再起動プログラムの目標は、健康維持のために自分の遺伝子が進化してきたやり方で食物を摂ることにある――そのため、本物の茶葉を使って適切に淹れたウーロン茶を飲むべきなのだ。DNAの再起動をしようとする人は、はしょって〝エキス〟を使うようなことはしてはならないのである。

ウーロン茶と食物脂肪

ウーロン茶がもたらすもう1つの興味深い効果は、食物から摂る脂質の吸収が抑えられることだ――それもすぐに。これはすごいことだ。吸収する脂肪が少なくなればなるほど、外部から得るエネルギー、つまりカロリーを体に取り込まなくてすむようになる。脂肪の吸収が減ると、体は溜め込んでいる脂肪を使わなければならなくなる。これは重要な点だ。なぜなら、この過程で、DNAを脂肪吸収から脂肪活用と脂肪燃焼へとシフトさせる方法を体が学ぶことになるからだ。

第1のルール「自分の遺伝子に合わせて食べよう」で見てきたように、あなたのDNAはそもそも、食事から摂るすべての脂質をできる限り吸収するようにインプットされている。あなたの祖先の大部分にとって、脂肪はとても手に入りにくいものだったからだ。野生動物は、それを家畜化して放牧飼育した子孫と同じように、もともと脂肪が少ない。わたしたち人間は、種としての生存を確実にするために、食事からの脂質を吸収するように遺伝子をコードするDNAを進化させたのだ。

脂質を獲得し、消化し、正しく吸収する機能的なDNAがなければ、おそらくあなたの祖先は生き延びることができず、あなたが本書を読むこともなかったろう。生き延びることこそ、あなたのDNAの第1の目的だ。高カロリーに満ちた現代の状況にそぐわなくなったのは、なにもDNAのせいではない。今日の自然界は食の面で逆転してしまい、わたしたちの多くは必要な栄養を適切に摂らない状況に陥ってしまった。欧米式の食生活を送っているほとんどの人には、充分すぎる量の加工された糖分と脂質が簡単に手に入る。

では、ウーロン茶は、脂肪を溜め込むDNAのために、いったい何をしてくれるのだろうか。それは、膵臓《すいぞう》と胃のリパーゼをブロックすることだ。これらの重要な酵素は、食事から摂った脂質を脂肪酸とグリセロールに変えて、体に簡単に吸収されるようにしている。だが、テアシネンシンのようなウーロン茶に含まれるポリフェノール化合物類がこれらの酵素を抑制すると、脂質は体に吸収されなくなる。だからこそ、DNA再起動プログラムでは、しっかりした食事とともにウーロン茶を飲んで、その天然の脂質阻害特性を最大限活用すべきなのだ。ウーロン茶を毎日飲めば、食事から摂る脂質が自然に体に吸収されなくなるため、体は貯蔵脂肪に頼って、それをいっそう使うことを余儀なくされる。これから見ていくことだが、茶の成分にはプレバイオティクスとして働くものがあり、腸内フローラをより健康的な方向にシフトしてくれる。

テアシネンシンは本物だ——ウーロン茶が炎症と闘う方法

第2のルール「エイジングを押し戻そう」で見てきたように、ある種の食物に含まれるさまざまな植物性栄養素には、活性酸素種（ROS）をはじめとする酸化ストレスからDNAと体を守ってくれる大きな力がある。テアシネンシンは厳密に言うと植物性栄養素ではない。なぜなら、この物質は、酸化が少し進んだウーロン茶にしか含まれていないからだ。

だからと言って、テアシネンシンには、抗酸化物質と抗炎症物質がたっぷり詰まっていないというわけではない！ じつは、それ以上のものだ。テアシネンシンには、あなたの体にある、ある種の脂肪の酸化を防ぐ力もあることがわかっている。これは、体全般の老化と炎症プロセスを遅らせるすばらしい戦略となる。

日本で行われた研究で、ウーロン茶に含まれるテアシネンシンAとテアシネンシンBは、DNAからつくられて炎症プロセスに関与しているシクロオキシゲナーゼ2（COX－2）という酵素を阻害することがわかっている。これらはアスピリンが標的にする酵素でもあり、ウーロン茶は本質的にこれらの酵素を破壊し、その結果として炎症を和らげるのだ。

茶に含まれるテアシネンシンや他の化合物はまた、食物から摂取される鉄とも結合する。ウーロン茶に含まれるこれらの化合物は、通常の場合、植物由来の非ヘム鉄分と結合し、体がそれを吸収できないようにする。第1のルール「自分の遺伝子に合わせて食べよう」で見てきたように、食物から鉄分を摂りすぎると体に酸化ストレスが加わる。だからウーロン茶の鉄結合能力は、鉄分を摂りすぎてしまう人にとっては、すばらしい特性なのだ。ただし、もし28日間のDNA再起動プログラムを、ヴィーガンやベジタリアンとして行おうとしているのなら、食事中はウーロン茶を飲むのを避けよう。そうすれば、鉄分は充分に摂れるようになる。

だが、ウーロン茶に牛乳やその代替物（ナッツミルクは第1のルールで見てきたように、製造過程で乳化剤がよく使われているため、そもそも摂取禁止だ）を入れるのは厳禁だ。健康を増進させる多くのポリフェノール類の吸収に影響を与えてしまう可能性があるからだ。それに何より、ウーロン茶はそのままで飲むのが一番おいしい。

腸内フローラとウーロン茶

腸内フローラは自分が経営している農場だと考えてみるといいかもしれない。食べるものによって、腸内フローラはとびきり多様性に富むものにすることができる。腸内フローラは人それぞれ大きく異なるので、一卵性双生児つまり〝そっくりな双子〟も、腸内フローラを調べれば見分けがつくほどだ。しかし農場でとれる野菜の栄養の質に土壌が影響を与えるように、あなたの健康も腸内フローラの状態に大きく左右される。

たとえば、第1のルール「自分の遺伝子に合わせて食べよう」で見てきたように、乳化剤まみれの食品は、腸内フローラにマイナスの影響を与える。悪影響をおよぼすのは乳化剤だけではない。研究者たちが、動物性タンパク質と炭水化物の多い食生活をしているヨーロッパ圏の子供たちの腸内フローラを調べたところ、単一栽培のように多様性に欠けていた。まったく同じトウモロコシ（腸内フローラ）ばかりが延々と連なる農場を想像すれば、どんな感じか想像できるだろう。

研究者たちは、アフリカ・ブルキナファソの子供たちの腸内フローラも調べた。すると、脂肪と動物性タンパク質が少なく食物繊維の多い食生活をしている同地の子供たちの腸内フローラはもっと多様性に富んでおり、バクテロイデス門の微生物がより多く見られた。食物は、腸内フローラを構成する微生物の割合に大きな影響を与える。ヨーロッパ圏の子供たちに年齢が近いブルキナファソの子供たちは、腸の内壁表面にある腸細胞に栄養を与える酪酸と呼ばれる短鎖脂肪酸をより多く生成していた。

ある意味、あなたと腸内フローラは同じものなのだ。悪い知らせについて言えば、食べたものの大部分は腸内フローラによって変えられるため、たとえ体重過多になっていなくても、脂肪と赤い肉の多い食生活をしていると、結腸がんや心血管疾患にかかるリスクが高くなる。そうなる過程で腸内フローラが大きな役割を果たしていることは、ほぼ確実だ。

だがよい知らせもある。腸内フローラを研究する分野はまだ生まれたばかりで現在急成長しているが、今まで行われた研究によると、食生活を改善すれば、あなたの腸に住んでいる微生物も変えられることが示唆されているのだ。

腸内フローラは、肥満についてもとても大きな役割を果たしているようだ。たとえば、肥満した人と痩せた人の腸内フローラは、劇的に異なることが調査研究で判明している。そして、予備的な動物研究の調査が示しているように、腸内フローラは、おそらく体重とも密接にかかわっている可能性が高い。肥満マウスの腸内フローラを痩せたマウスの腸に移すと、痩せたマウスも太ってしまったのだ。

腸内フローラは、エピジェネティックな方法でDNAのふるまいを変える手段になるものと思われる。つまり、どんな腸内フローラを育てるかによって、遺伝子発現の音量レベルが上がったり下がったりするわけだ。たとえば、食物繊維をより多く摂れば、腸壁にバリアを築いて毎日摂取する毒素から腸を守るだけでなく、ファイトケミカルが腸内フローラにより多く提供されることにより、それらが分解されたさいにエピゲノムを変えて、結腸がんのリスクを下げることができるのだ。

だからこそ、ウーロン茶を毎日飲むことが大事になる。ウーロン茶にはカテキンが含まれている。カテキンを豊富に含む高脂肪の餌を与えられたマウスは（カテキンのサプリメントなしに高脂肪の餌を与えられたマウスに比べて）、DNA内の、より効率的に脂肪を燃やすように使われるタイプの遺伝子に改善が見られた。いくつかの研究室での実験でも、お茶から抽出されたカテキンはプレバイオティクスのように働き、腸内フローラをより健康的な方向に変えることが示されている。

腸内フローラとのかかわりを考慮に入れれば、〝あなたは食べるものにつくられる〟どころか、〝何兆個もの腸内細菌につくられる〟のだ。

そろそろ腸内細菌たちにウーロン茶を淹れてあげる時期に来ているのではないだろうか。

31

DNA再起動式ウーロン茶の淹れ方

第4のルール「ウーロン茶を飲もう」の目標は、ウーロン茶を毎日2~4杯飲むことだ。そうすれば、28日間のDNA再起動プログラムから最大の効果を得られるようになる。カフェインに敏感な方は、毎日午後3時ごろまでにウーロン茶を飲み終えるようにするか、抽出時間を短くするといい。

パート4の始めのほうで述べたように、〝焙煎《ばいせん》〟したウーロン茶はカフェインの量が自然に少なくなるため、すばらしい選択肢だ。わたしは台湾で、第3世代の製茶名人たちと多くの時間を過ごし、今日自宅でウーロン茶をもっとも簡単に淹《い》れられるようにする方法を試行錯誤した。その主な目標は、ポリフェノールや他の健康増進化合物をあなたの茶碗に最大限もたらす方法を見つけることだった。

完璧なウーロン茶を淹れるための大原則は、ミルクや砂糖を入れないこと。これについては前にも少し触れたが、重要な点なので、科学的根拠についてここでもう一度説明しておきたい。ミルクはウーロン茶に含まれるテアシネンシンや他の貴重なポリフェノールに結合するため、これらの物質を体が簡単に吸収できなくしてしまうのだ。そうなると、ウーロン茶を飲む意味がなくなってしまう。

2番目の原則は、できる限り最高品質のウーロン茶を買うこと。地元の健康食品店やスーパーで買ってもいいし、オンラインで求めてもいいが、注意しなければならないのは、ウーロン茶と銘打って売られている、ウーロン茶とは似て非なる低品質のティーバッグだ。このことは、第2のルールで説明した、DNA再起動プログラムにエキストラ・バージン・オリーブオイルが必要な理由に似ている。

良質なウーロン茶のティーバッグを手に入れる目安は、湯に浸したときに広がる葉が、完全な形になるかどうかだ。たいていの場合、ウーロン茶を淹れるには、茶葉が開いて広がるためのたっぷりしたスペースが必要だ。そのため、最高品質のウーロン茶のティーバッグは、ほとんど空っぽに見える。ウーロン茶は湯につかると、縮まっていた葉が伸びて大きく開くからだ。

基本の淹れ方

それでは、実際の抽出方法について見ていこう。まずは〝ホット〟バージョンだが、これは

DNA再起動式にウーロン茶を淹れる一番簡単なやり方だ。この方法でウーロン茶を淹れるには、まずウーロン茶のティーバッグをティーポットか耐熱ジョッキに入れる。お湯の量は、ティーバッグ1袋あたり約180ccだ。さて、お湯を沸かし、1~2分待って少し温度を下げる（適温は90~91度）。次に、このやや温度の下がった湯をティーバッグが入っているティーポットか耐熱ジョッキに入れて、ウーロン茶の成分を浸出させるために1~2分待ち、ティーバッグを取り出す。淹れたウーロン茶はすぐに飲んでもいいし、あとで飲むために冷蔵庫に保存してもいい。

わたしがお茶の大家や多くのDNA再起動プログラム実践者と検証した2つ目の方法は〝水出し〟法だ。テクニックは〝ホット〟バージョンと同じだが、お湯のかわりに水を使い、ティーバッグと水を入れた容器を冷蔵庫に2時間から一晩置く。すでに研究で、ホットでも水出し法でも、DNA再起動式で淹れたウーロン茶は、最大の健康増進成分を茶碗にもたらしてくれることがわかっている。楽しんでやってほしい。

もっと凝った淹れ方

より通好みの人には、ティーバッグではなく、ウーロン茶の茶葉を買うことをお勧めする。そうすれば、一煎だけでなく何煎も楽しむことができる。ウーロン茶の茶葉を使った淹れ方を説明するにあたっては、比較的簡単にできるものを紹介しよう。茶葉のウーロン茶は、葉を直接目で見て確かめることができるため、ほぼ常にティーバッグのものより高品質になる。垂涎《すいぜん》の的の最高級ウーロン茶は台湾の外に出ることがないので、まず手に入らない。そうした茶葉は、収穫されるずっと前から噂になっているほどだ。だがそれ以外にも、購入できるすばらしい品質の茶葉はたくさんある。

初心者がおかす失敗のほとんどは、湯の温度が高すぎたり低すぎたりすることだ。また、茶葉の成分を浸出させる時間が長すぎたり短すぎたりすることもよくある。

自宅でウーロン茶を楽しくかつおいしく淹れられるように、これらの問題が簡単に解決できる方法を紹介しよう。

ウーロン茶を熱すぎる湯で淹れると、成分が過剰に抽出されて味に影響が出る。そうなると、ウーロン茶の繊細な味が失われてしまって飲みにくくなる。反対に温度が低すぎると、茶葉に含まれる健康増進効果を持つ化合物が、湯に充分溶け出せなくなる。

ウーロン茶を淹れる湯の適温は90~91度だが、温度計がなくても心配は無用だ。DNA再起動プログラムでは、それについても、簡単なテクニックを用意している。台湾で一緒に作業したお茶の大家は、通常、湯が沸いてくる様子を眺め、〝エビの目〟と呼ぶものが現れたときに、湯をウーロン茶に注いでいた。これは沸騰《ふっとう》直前に2個の小さな丸い泡が現れて互いにくっつきあうもので、マンガチックに描いたエビの目のように見えるため、そう呼ばれている。

とはいえ、あなたがウーロン茶を淹れるときには温度計も必要ないし、エビの目を探す必要もない——どうしてもそうしたければ止めないが。必要なのは、やかんと注ぎやすい形の容器2個だ。容器の1つは熱湯を冷ますために使い、もう1個はウーロン茶を煎じるために使う。湯が沸くのを待つあいだに、ティーポットなど（マグカップでもいい）の2つ目の容器を用意し、そこに正確な量の茶葉を入れよう。だが、金属製の球体のティーボールは使わないように。茶こしを使いたい場合は、マグカップの中身と同サイズの大きな網状のものを使用しよう。というのは、茶葉を充分に広がらせて成分をたっぷり浸出させるにはスペースが必要だからだ。

ティーポットやマグは、あらかじめ計量カップを使って、容量を測っておこう。**ウーロン茶全般に関する基本原則は、約180ccの湯につき、小さじ0・5～1杯のウーロン茶を使うことだ。**やがて茶葉を増減することによって自分好みの味がわかるようになるだろうが、まずは少なめの量から始めることをお勧めする。

湯の準備は次のとおりだ。まず、やかんの水が沸騰するのを待つ。多くのやかんでは、最初に沸かしたときに、93度ほどで温度の上昇が止まる。湯が沸いたら、必要な量の湯を慎重に第1の容器に注ぐ（どれだけ濃く出したいかに応じて、90～180ccのあいだで加減する）。この容器が熱くなりはじめたら、その中身を茶葉の入った第2の容器に慎重に注ぐ（1カップあたり90～180cc）。第1煎の滲出《しんしゅつ》時間は60秒だ。そのため、60秒経ったら、茶葉をこの第

2の容器に残して、ウーロン茶の成分がにじみ出た湯だけを茶碗に注ぐ。これで、ウーロン茶を楽しむ準備は完了だ。

容器を2つ使うことによって（最初の容器を使うのはほんの短時間だが）、自然に湯の温度を下げることができる。今では温度を設定できる電気ケトルもあるので、そうしたものをお使いだったら、温度を90度に設定するといい。そうすれば温度を下げるために湯を最初の容器に入れる手順は省くことができる。

ウーロン茶の茶葉または高品質のティーバッグを使う利点の1つは、同じ葉を使って何煎も飲めることだ。もし正確さを求めてタイマーを使いたいのなら、2煎目以降の滲出時間は次のとおりだ。2煎目は70秒。3煎目は80秒。こうして、淹れるたびに10秒ずつ長くしていけばいい。その都度、茶をすべて茶碗に注ぎきることを忘れずに。ほとんどのタイプの高品質ウーロン茶では、5煎目までには、ウーロン茶の健康効果と独得の風味は出きっている。

わたしは今までDNA再起動を行う多くの人から、ウーロン茶を淹れるのに適した水に関する質問を受けてきた。だがその点について考える前に、まず、湯を沸かす容器に注意を払おう。やかんや電気ケトルに水垢がたまっていないことが肝心だ。水垢はウーロン茶の風味を確実に損なう。わたしが調べた結果にもとづいて言うと、蒸留水も硬水もお薦めできない。その中間が最適だ。さらに、水の水素イオン指数〔溶液の酸性・アルカリ性度を示すpH値〕について言うと、最適なのはpH7～8だった。自分の好みに合う水をいろいろ調べてみるのも楽しいだろう。

さらに高度なウーロン茶の淹れ方もある。その1つが、子供のおもちゃの茶器みたいに見える中国江蘇省宜興窯《ぎこうよう》産の朱泥《しゅでい》の急須を使うものだ。さらには、ひとりで飲むときにも数人で飲むときにも便利な蓋碗《がいわん》〔小さな茶碗にふたが付いたような形の中国茶の茶器で、ふたで茶葉をせき止めて茶を飲む〕がある。あなたの28日間のＤＮＡ再起動プログラムにこうした専用の茶器を使う必要はないが、ひとたびウーロン茶の効果を感じはじめたら、より奥深い煎じ方について知りたくなるに違いない。

ウーロン茶を冷たくして飲みたいなら、煎じた茶が冷えてから、冷蔵庫に保存しよう。わたしがウーロン茶を煎じるときには、一度に飲める量より多い分量をつくり、残りはその日のうちに飲むようにしている。

DNA再起動の要点

第4のルール――ウーロン茶を飲もう

①コーヒーは1日2杯までに抑えよう（クリームや甘味料は禁止）。
②ウーロン茶は、ポリフェノールがもっとも多く含まれている天然のカロリーゼロの飲み物であることを忘れずに。
③緑茶や紅茶に比べて胃腸にやさしいウーロン茶の特性を活用しよう。
④毎日2～4杯のウーロン茶を飲もう。
⑤ウーロン茶には絶対にミルクや砂糖を加えないように。
⑥ウーロン茶はDNAを酸化ストレスから守ってくれる。
⑦ウーロン茶は腸内フローラの改善に役立つ。
⑧ウーロン茶はお腹の脂肪を減らしてくれる。
⑨ウーロン茶に含まれるポリフェノールなどの化合物は炎症を抑える。
⑩ウーロン茶に含まれる化合物は脂肪の吸収を阻害する。

PART 5

DNA再起動

第5のルール

ゆっくり暮らそう

DNA RESTART

39歳のケリーは、最近フルタイムの仕事に戻ったばかりだ。元気いっぱいの3人の男の子がいて、ときどき、結婚初期にまだ子供たちがいなかったころ、キャンドルのもとで夫とふたりでとった穏やかでロマンチックな食事のことを思い出す。そのころはゆっくりと食べ、料理を味わいながらお互いの存在を楽しんだものだった。とはいえ、今が幸せでないというわけではまったくなく、ときにはかなり騒々しくなるにぎやかな家庭生活を大いに楽しんでいる。ただ、あまりにも気が散る出来事が多く、仕事がらみのメールも押し寄せる中、食事は常に片手にフォーク、片手にスマホを持ちながら食べるという状態だった。気づいたときには皿はいつも空っぽ。最初の一口をどんなふうに食べたかも思い出せない。当然のことに、テーブルに載っている大皿の中身が何であれ、何も考えずに2回目、3回目とすくっては食べるようになっていた。しかも、そんなふうに食事をしていたのはケリーだけではなかった。子供たちも夫も、ショートメッセージを送ったり、メールをチェックしたり、スマホの最新アプリを試しながら食べていた。それに、クラブ活動や習い事のために食事を早めに切り上げなければならないこともしょっちゅうだった。わたしと会ったとき、DNA再起動プログラムをやって一番ありがたかったことについて、ケリーは嬉しそうにこう話した。

「メッセージなし！　電話なし！　気を散らされるもの一切なし！　ただ食卓に着いて、おいしい食事を本来のやり方で食べるだけ。同じ部屋にいながら家族がみなバラバラに過ごしていたことに、初めて気づかされました」

本書の最後のルールにあたる第5のルールを実践することで、ケリーは家族の食事習慣を大々的に変え、それまで欠けていた食事の楽しみを家族にもたらすことができたのだった。思いがけないおまけもあった！　第5のルールを生活に当てはめることによって、ケリーと家族は、毎回より少ない量の食事で充分満足できるようになったのである。

「ゆっくり」暮らすことは、ＤＮＡを最大限に働かせるために人生を再調整する最後の秘訣だ。あなたのＤＮＡは変化の可能性を無限に秘めている。いわばオーケストラの団員のように、指揮者のあなたが指揮棒を手に立ち上がり、あなたの人生というシンフォニーを指揮する瞬間を待っている。本書では、最初の4つのルールで、このオーケストラの「総譜《スコア》」を示し、いつどのように食べたり飲んだりすべきか、どうやって遺伝子の老化を止め、それを押し戻すことができるかがわかるように、科学にもとづいた指針を伝えてきた。いよいよ、この指揮棒を手にとるべきときが来たのだ。だが、それを振るときはゆっくりやることを、どうか忘れないでほしい。

わたしたちのＤＮＡが現代の生活にマッチしていない大きな理由は、日々の暮らしのスピードにある。人間は、常に睡眠不足に陥ったり、いつも急いで食べたり、自分が深く愛する人たち、そして自分を深く愛してくれる人たちと離れて暮らしたりするようには進化してこなかったはずだ。現代の暮らしが引き起こすあらゆるストレス要因は、おそらくすでにあなたのＤＮＡに悪影響をおよぼしていることだろう。慢性的なストレスは人々を不健康にし、それが次の世代に受け渡すDNAさえ変えてしまうことは、今やはっきりしている。

内科医になる訓練を受け医師として働いた刺激的でやりがいに満ちた年月は、わたしにとても重要なことを1つ教えてくれた。それは、人間の体が耐えられるストレスの量や期間には限りがあるということだ。睡眠不足、不適切な食事、運動不足という3つの要素の組み合わせは、ほぼ確実に人を太らせて病気にすることが研究で証明されている。

でも、なぜそうなるのだろう？

わたしたちの祖先は、1日の大半を食べ物の入手、調理、共有、食事に費やしていた。現代の生活は、祖先が格闘していた食物の入手と調理の問題の大部分を解決してくれたとはいえ、そのかわりにもっと大きな問題をもたらしてしまった。**わたしたちは、食べ方を忘れてしまったのである。**

わたし自身の生活を振り返ってみても、かつて食事は単なる〝やるべきこと〟の1つで、歩きながら、話しながら、果ては忙しく病院の廊下を走りながら食べる技を磨いたことに誇らしい思いさえ抱いていた。この現象については、患者たち、友人たち、家族からもしょっちゅう聞かされてきたから、わたし以外にも、人間のもっとも基本的な技である「スローイーティング」をしていない人がたくさんいることは、よくわかっているつもりだ。

本書の第5のルールは、わたしたちのユニークなゲノムに宿る知恵のペースに戻るためのガイドだ。現代の食事、仕事、生活のペースは、祖先のペースとは真逆の状態にある。わたしたちはみな、祖先が伝えようとした暮らし方や正しい食べ方に背を向けてしまった。その結果は明らかだ。ただ周りを見回してみればいい。

その結果とは、肥満、糖尿病、心臓病、リーキーガット、猛威を振るう炎症プロセスの大流行だ。今や前糖尿病状態にあるアメリカ人は8000万人近くにのぼると推定されている。しかもその大半は、自分がそんな状態にあることさえ知らない。すぐに何か手を打たなければ、わたしたちの子供は、アメリカの歴史始まって以来、親より早死にする最初の世代になると研究者たちは警告している。

わたしたちが受け継いだゲノムに宿る知恵を最大活用し、この増えつづける不健康な生活スタイルを逆転させるため、あなたに第5の、そして最後のDNA再起動のルールを伝授しよう。今こそ、栄養と生命を維持する力として食物を摂ることに戻るべき時だ。それは、何百万年にもわたってあなたの祖先の体とゲノムの発達を支えてきたのだから。じつのところ現代の暮らし方の多くは、人についても食物についても、満足できる滋養豊かな関係に欠けている。今日わたしたちが暮らす世界は、「豊潤」な世界だ――豊かな選択肢と豊かな供給ばかりの。

第5のルールは、最初の4つのルールで学んできたことを、心底満足でき、維持でき、意味のある方法で1つにまとめるためのものだ。端的に言えば、スローダウンするのだ。わたしたちは今、祖先がくれたもっとも大切な贈り物――DNA――をいたわるべき時に来ている。それこそ、この第5の最後のルール「ゆっくり暮らそう」でやろうとしていることだ。

32

敬意を払って食べる

DNA再起動プログラムを考案する中で、わたしは食べるスピードとマインドフルネスの健康効果の探求に多くの時間を費やしてきた。その理由の1つは、第5のルール「ゆっくり暮らそう」の実行が自分にとって難しいものだったため、ほかの人にもちょっとした支援が必要だと感じたからだ。

自分の体の状態がどうなっているかわからないまま食べていると肥満になり、減量してもリバウンドしてしまうことは研究から明らかだ。気をまぎらわすために食べたり、暴食したり、食欲にまかせて食べたりするのは、自分の体のほんとうのニーズがわかっていないサインであることが多い。空腹感、満腹感の合図、さらには味覚に対しても再び敏感になれるように努めれば、体を整え、DNAのニーズにもっと合わせて食べることができるようになる。

実際、マインドフルなやり方で食べれば、減量して、その体型を維持することができるようになるのだ。だが、それにはある程度努力をしなければならない。食べるスピードを落とすこと、そして、食事中に気を散らすもの（たとえばスマホやタブレット）を排除することは、どちらも理想体重に近づく強力な手段になるだろう。だが、一番大事なのは、敬意を払いながら食べることだ。そうすれば理想体重が維持できるようになる。

ゆっくり食べることについて赤ちゃんが教えてくれること

まだ体の調子に合わせてものを食べることから逸脱していない赤ちゃんや幼い子供たちは、食べ物に出合うたびに、敬意に満ちた本能的な食べ方をする。きっとあなたも、満腹になった赤ちゃんが食べ物を押しやるところを見たことがあるだろう。それこそ、わたしたちが失ってしまったもの――つまり、自分の体との自然な結びつきだ。DNA再起動プログラムのゴールの1つは、赤ちゃんが毎日やっているように、あなたの体とDNAのほんとうのニーズに合わせて食べる方法を取り戻すことだ。あなたはこれからの28日間を通して、自分が選ぶ食物の種類や量が自然に変わっていくのを目の当たりにすることになる。適切な食物を知り、空腹なときにだけ食べるというやり方を学んでいくからだ。

体重を減らし、それを維持するという目標達成を支援するために、わたしは効果が科学的に証明された手法にもとづく「ゆっくり暮らすテクニック」を編み出した。この一連のテクニックの最初のものが「敬意を払って食べる」方法だ。じつは、これは意外なほど簡単で、毎週食べることになる「スローミール」の前にマスターしておくと、とりわけ効果がある。

DNA再起動プログラム中に食事について考えるとき、あるいは実際に食物を食べるときに、よりよく敬意が払えるようになるため、このエクササイズは少なくとも1週間に1度は行おう。

「敬意を払って食べる」エクササイズ

このエクササイズをやるには、5分間、邪魔が入らない時間を確保することが必要だ。また、222ページにある摂取許可ナッツリストから、ブラジルナッツなどを1個用意しよう。ローストされていない、塩味のついていないものにすること。

このナッツを手のひらに置く。その形と重さを感じとろう。次に匂いを嗅いでみる。どんな匂いがするだろうか？　なじみのある匂い？　その匂いによって何か記憶が呼び起こされないだろうか？　この時点ではたっぷり時間をかけ、急がないようにしよう。もしこれが、食物を〝丸呑み〟するように食べる前に、ちゃんと意識して匂いを嗅ぐ久しぶりの機会だったら、そのことを心にとめよう。

さて、ナッツを上と下の歯でそっと挟もう。でも、まだ噛まないように。歯で挟んだとき、どんな感じがするだろうか？　硬い？　それともやわらかい？　嚙まずにはいられなくなるまで、どれだけ待てるだろうか？　次に、ナッツをゆっくりと嚙み砕こう。細かくなったナッツを舌で口蓋《こうがい》〔口の中の上側の部分〕にあてると、どんな感じがするだろうか？

嚙み砕いているときの舌の動きにも注意を向けよう。また、口の中で起きていることの感覚にも注意を払おう。時間が経つにつれて、風味がどう変わっただろうか？　唾液は増えただろうか？　どれぐらいのスピードでナッツを嚙んでいるだろうか？　もっとゆっくり嚙むことはできるだろうか？　飲み込みたくなるまで、どれぐらいかかるだろうか？

さて、「敬意を払って食べる」エクササイズを終えたら、毎週の「スローミール」を味わうときに、口や体の中で起きていることによりよく気づけるようになっているかどうか考えてみてほしい。物を食べるとき体に起こることをよりよく感じとれるようになるにつれ、食べることからより多くの楽しみが得られ、満腹感も早く得られるようになるのがわかるだろう。

33

DNA再起動式スローイーティング

「スローイーティング」は、これから28日間にわたって行うDNA再起動プログラム中、およびそのあともずっと活用できるように考案した「ゆっくり暮らす」テクニックだ。毎日をあくせく駆け抜け、ゆっくり座って栄養豊かなリラックスできる食事を摂る時間がないといった状況には、誰にでも覚えがあるだろう。こうした状況は、人々がより外食（高級レストランで摂る食事は除く）をするようになって、さらに悪化してきた。

食物が生産・消費される猛烈なスピードのせいで、現代の生活は、かつて人間関係を深め、食物を楽しむ機会だった「食事の時間」をバイパスするようになってしまった。食物および日々の生活とのかかわりを取り戻すことこそ、第5の、そして最後のルールの目標だ。

わたしたちが本能的に感じていることが正しいことは研究に裏づけられている。急いで食べることは体によくないのだ。口の中を見ただけで、人類は、他の動物たちのように生で獲物をむさぼるようにはできていないことがわかる。他の動物に比べて人間の歯が小さいことに加え、人間の口は体の大きさに比べて小さすぎるのだ。このことは、栄養素の詰まった食物を食べるように進化してきたことを示唆している。

一口につき少量を食べるようにできているのだ。

さらに、急いで食べれば食べるほど、自然に生じる満腹の合図を見過ごしてしまい、思っていたより、あるいは望んでいたより多い量を食べてしまいがちだ。その結果は「肥満」である。これは人類の歴史では、よくあることではなかった。

わたしたちのさまざまな遺伝的祖先はみな、2個の石のあいだに木の実を挟んで割ったり、石器で骨から髄をこそげとったり、火で食物を調理したりすることなどを学んできた。第3のルール「うま味を摂ろう」で見てきたように、発酵、塩漬け、火による調理はみな、食物の美味な成分を増大させる驚くべき手段だ。手を加えるようになったおかげで、食物は栄養価が高くなっただけでなく、ずっとおいしいものになった。さらにそのおいしさは、その食物が食べても安全であることを示す重要な合図でもあった。

だが、こうした食物はみな、最後にもう1つ大事なことを要求する――時間だ。

満腹になったという事実を脳と体が認識するには15分以上かかる。そのため、見境なく食べつづけてしまうのがあれほど簡単なのだ。そしてもちろん、気持ちが悪くなるほど食べてしまったことに気づくのが少々遅すぎた、ということにもなる。この時間のズレが生じる理由の1つは、体が分泌するコレシストキニン、レプチン、インスリンといったホルモンが受容体に届くのに時間がかかり、満腹だと知らせる通知が遅れるからだ。

ものを食べることは、人間にとって目新しいことではない。だとすれば、なぜこの遅延が起こるのだろう？　わたしはこう考えている。この現象が存在する理由の一部は、人間の脳と体は、単に食べるプロセスだけにではなく、食物を入手し、準備し、調理するプロセスに積極的にかかわるように進化したからだと。そのわけはおそらく、わたしたちはみな多かれ少なかれ「副料理長《スーシェフ》」だったからだと思われる。はるか昔、人々はみな、持てる時間のかなり多くの部分を、食物の加工と調理に費やしていたのだ。

では、食事の準備により手間をかけることによって、このプロセスをスローダウンさせたとしたら、どうなるか？

食べる量が減るのだ。

34

「食事の準備」プラス「スローイーティング」イコール「減量」

あなたもそうかもしれないが、本格的な料理をするとき、わたしはいつもある現象を経験する。食材を洗い、刻み、コンロで調理するのに何時間もかけると、ようやくディナーの席に着いたときには、思ったより空腹感を覚えないのだ。わたしは長いあいだ、この突然やってくる不思議な満腹感は、調理中に味見をするためかもしれないと思ってきた。だが、これは理にかなわない。スパイスの量を調節するために味見する量など、微々たるものだからだ。

この点をさらに詳しく調べるため、わたしは5人の患者に、調理の前と後の空腹感について主観的な評価をしてもらった。条件は、少なくとも30分は調理に時間を割くこと、そして食卓に着くまで、調理中は一切味見しない、ということだけだった。

その結果、わたしの経験は個人的なものではなかったことがわかった。自分の観察から言うと、調理に時間をかければかけるほど、つくった料理を食べる量が減る。そして患者の報告も、自分で料理をつくったときには、たとえ味見やつまみ食いをしなくても、自分で調理しなかったときに比べて食べる量が減り、満腹感が早く得られる、というものだった。

自分やほかの人にも当てはまったこの現象の根拠は、わたしたちは口だけでものを食べているわけではないことにある。実際には五感すべてを使って食べているのだ。消化は、視覚と嗅覚の合図があるだけで始まる。わたしたちの祖先もたいていの場合、食物を手に入れ、準備し、最終的に調理することに多大の時間を費やしていた。それを考えると、体をそうした状態に合わせれば、祖先が食べていたように少ない量しか食べなくなることは納得できるだろう。

そして、気分もずっとよくなる。

「スローイーティング」の食事がどんなものになるか、これからざっと説明しよう。**この第5のルールの条件は、これからやる28日間のDNA再起動プログラムの最中、毎週少なくとも最低1回はこの「スローイーティング」を取り入れた「スローミール」を摂ることだ。**

この目標が達成できるように、簡単な処方箋とチェックリストを用意しておいた。これから伝えることは簡単に思えるかもしれないが、実行するのは案外難しいかもしれない。だから、心してほしい！　1週間に1度「スローミール」を摂るために準備しなければならないのは、次のことだ。

まず、もっとも重要な必要条件は、ひとりでは食べないこと。この食事は、友人や家族や恋人、あるいは近所に住んでいるDNA再起動プログラムの仲間などと摂る計画を立てよう。

2番目に必要なのは、立って食べないこと。一緒に食べる人には、テーブルに着いたり、床に座ったり、レジャーシートの上で食べることになると伝えておこう。それは、体を強制的にリラックスさせるためだ。肩の荷を下ろして、居心地よくしよう。

そして、この食事は、本物の結びつきを見出すためのものであることを思い出してほしい。それには、これから食べようとする食事との結びつきだけではなく、一緒に食べようとしている本物の、三次元の、生きて息をしている人との結びつきも含まれる。そのため、第3のステップとして、この食事に限っては、食べながらほかのことをしたいという誘惑の原因になるものをすべて排除することが必要になる。スマホやタブレットなどは、すべてオフにするか、しまおう。もちろん心配はご無用。あとですぐ使えるようになる。だが少なくとも、1週間に1度のこの「スローミール」のさいには、本気でやることがとても重要だ。新聞や本を含め、気が散るもとになるものはすべて取り除こう。

周囲の環境も、どれだけの量をどれだけのスピードで食べるかを大きく左右する。そのため、追加の手段として照明を暗くすれば、食べる速度と量を自然に減らせる。とりわけ夕食時には、テーブルにキャンドルを置くことも、その食事が重要なものであることを示す合図になるだろう。視覚面で手段を講じたあとは、リラックスできる音楽をバックグラウンドに流すのもいいアイデアだ。

4つ目のステップは、わたしが「真に重要な物事への感謝《エッセンシャル・グラティテュード》」と呼ぶものだ。一緒にいる人たちと数分間、これからしようとしていることが〝とてつもない〟ことであるという事実に感謝の念を抱いてほしい。食事の商品化にともない、わたしたちは、食物の真の重要性から完全に切り離されてしまった。食物の声を聞き、それを感じ、自分の体にどんな影響をもたらすのかがほんとうにわかるようになるには、食物の真の重要性と再び結びつくことが必要だ。あなたの体が求めている満腹感と健全さを得る唯一の方法は、スピードを充分に落とすこと。そうすれば、あなたにとってもっとも大事な物事や人たちと再び結びつけるようになる。

「スローイーティング」エクササイズのこの最初の段階は、食事に感謝する機会、そして味覚を高める呼び水のようなものだと考えよう。これを行う簡単な方法の1つは、あなたの食事を可能にするために払われてきたあらゆる努力に思いを馳せることだ。たとえば、種子が芽を出して育つためには、太陽の光、水、健康な土壌が必要だ。動物も、餌と世話を必要とする。そして、野菜を育て、収穫し、箱に詰め、輸送した人々もいる。実際に会うことはないかもしれないが、そうした人々は、これらの収穫物をあなたの都市、町、近所、そして最終的にあなたの食卓に届けるために努力してきてくれたのだ。

あなたが食べようとしている食事には、たくさんの努力が詰まっている。だから、ちょっと時間を割いて「ありがとう」という言葉を口にするか、もう少し長く時間をとって、あなたが食材を調理してまるで〝魔法〟のように目の前に出現させるまでに払われてきたあらゆる努力について考え、感謝の念を抱こう。

真に重要な物事への感謝を表現することは、DNAの健康にも役に立つ。科学的研究は今や、習慣的に感謝の念を表すと、全体的なストレスレベルが下がることを裏づけはじめている。これは、第2のルールで見てきたように、あなたの遺伝子にとっては朗報だ。消化の面から言うと、このエクササイズはあなたの体に、消化する準備を整えるための時間的余裕を与えることになる。おそらくあなたは1日の大半を、何かを「やること」に費やしてきたことだろう——今は「食べる」ことに時間を割くべきときだ。食卓に小さな子供たちがいる場合は、食べはじめる前に、料理に使われている素材の数を数えさせたり当てさせたりするのも楽しいエクササイズになる。

さて、いよいよ食べる番だ！

だが、急いではいけない。

ゆっくり食べるプロセスを進めるため、簡単な「ゆっくり暮らす」テクニックとして、「最初の一口／最後の一口」と名づけたエクササイズを考案した。ここで実際にやってもらうことになるので、その方法を紹介しよう。まずは、最初の一口を食べる前に30秒待つ。このエクササイズをやることに

DNA再起動のヒント【30】

DNAの健康維持と減量に最適なスローイーティングのやり方

1. スローイーティングは2人以上でやる。
2. スローイーティングをするときは、スクリーンのついた電子デバイスをすべてオフにする——食べているあいだは、ショートメッセージ、電話、インターネットなどはすべて禁止。
3. 新聞や本など、気が散らされるものもすべて排除する。
4. 感謝を表す時間をとる。
5. 「最初の一口／最後の一口」のエクササイズをする——食べはじめの一口と食べ終わりの一口の前に30秒間待つこと。

より、体は自然な休止時間を得て、消化プロセスを本格的に始めることができる。そのため、少ない量で、満腹感が早く得られるようになるのだ。あらかじめ言っておくが、食事を終えるときも、これと同じことをすることになる。このエクササイズは「スローミール」を摂るたびにぜひやってほしい。このテクニックは、スローダウンするのにちょっと手助けが必要なときにも役立つ。

食事には少なくとも30分はかけよう。消化の面から見て、体が口に追いつけるようになるからだ。食事の時間を延ばす手段が必要なら、食事の最中に食卓をいったん離れてウーロン茶の準備をするといい。また、一緒に食べている人と、うま味について話し合おう。料理にうま味が含まれているだろうか？　うま味はほかの味にどう作用しているだろうか？　料理のはおいしいだろうか？　もっとおいしくできるだろうか？　こうした質問は食物の味を確かめることになり、自分の体に注意を向けるのに役立つ。

さて、食事も終わりに近づいてきたので、「最初の一口／最後の一口」エクササイズに戻ろう。食事の最後に一口分の量を皿に残し、最低30秒待ってから、この最後の一口を食べよう。そのあとは、ＤＮＡ再起動プログラム式デザート、つまりフルーツかダークチョコレート1片、またはナッツ、あるいはそれらを組み合わせて食べてもかまわない。このエクササイズによって、あなたは最後の一口を真に味わって食べる時間を自分に与えることになる――最初の一口と同じように。

35

DNAの健康のために眠ろう

ＤＮＡ再起動の最初の４つのルールで見てきたように、ストレスは単に体に悪いだけでなく、ＤＮＡにもひどいダメージをもたらす。精神的なストレスは、自然に体の酸化ストレスのレベルを上げるからだ。これは、わたしたちのさまざまな遺伝的祖先にとっては恩恵だった。酸化ストレスのレベルが上がれば、感染症や寄生虫をよりよく撃退できたからである。

現代の例を１つ紹介しよう。お子さんが病気になって一晩中寝ないで世話をしていたという状況を想像してみてほしい。当然のことに胃は胃酸の生成量を増やしている。これが役に立つのだ。というのも、胃酸が増えれば、子供を看病するうちに無意識に感染してしまったかもしれないウイルスや細菌などの微生物をよりよく殺せるようになるからだ。このように睡眠不足の状態になったときには、胃の調子がやや悪い感じがすることがあるだろう。ふつうより胃酸が逆流しているように感じることもあるかもしれない。だが、あなたが気づかなくても、遺伝子はすべてを把握している。

やがてあなたは一休みし、胃も、胃酸の嵐から回復する。だが、慢性的に睡眠不足とストレスにさらされた場合はどうだろう？　過剰な胃酸は、胃の表面をおおっている細胞にダメージを与え、食道にも侵入するかもしれない。慢性的な炎症は、細胞内のＤＮＡも傷つけることになり、ついにはがんを引き起こしかねない。慢性的な炎症は不運にも、アルツハイマー病をはじめとする数多くの消耗性疾患とも関連づけられている。

だが、ここまで読んできたあなたはもうお気づきだろうが、幸運なことに、こうした生物学的プロセスの奴隷になる必要はないのだ。さらには、シンプルな介入手段でも強力な効果を発揮できることもある。たとえば、積極的にマインドフルになったり、習慣的に瞑想を行ったりすれば、エピジェネティクスを通してＤＮＡのふるまいを実際に変え、体の炎症レベルを下げられることを示唆する証拠が挙がっている。マインドフルな瞑想を実践する人々のあいだで、第２のルールで見てきたＣＯＸ－２酵素の設計図であるＰＴＧＳ２遺伝子のレベルが低下したことがわかったのだ。

すでに言ったように、あなたのＤＮＡは常に聞き耳を立てている。

では、どうすれば酸化ストレスを減らし、慢性的な炎症を抑え、遺伝子に充分な休息を与えて、遺伝子が得意としている修復にとりかかれるようにさせられるだろう――それもすべて一度に。じつは簡単なことだ。瞑想のエキスパートになる必要もない。

眠ればいいのである。

DNAを休ませる

すでに見てきたように、テロメアは、DNAからなる46本の染色体それぞれの端で染色体を保護しているバンパーのようなものだ。この遺伝的バンパーは年齢とともに自然に短くなっていく——これは遺伝子老化の兆候の1つだ。高度の慢性的炎症から心臓血管疾患、そしてもちろん肥満までを含むあらゆることが、短くなったテロメアと何らかの形で関連づけられている。

興味深いことに、テロメアを長く保つ非常に効果的な手段は、集中的な臨床的介入などではなく、安眠であることが、今や科学的に裏づけられはじめている。この新たな研究では、充分な睡眠をとらなかったり、睡眠の質が悪かったりすると、テロメアが短くなるリスクがあると示唆しているのだ。

テロメアを長く保つには、睡眠以外に方法がない。あなたのDNAは、あなたに眠ってもらうことを必要としている。これはDNAが文字どおり休息を必要としているという意味ではなく、あなたの体が、修復を行い、記憶を統合し、免疫系が最適に働くことを確実にするために、静かで邪魔の入らない時間を必要としているということだ。長期間にわたって不規則な睡眠をとらざるをえないシフト制の勤務をしている人たちを調べた研究では、炎症と免疫系にかかわるDNAに有害なエピジェネティックな変化が生じていたことが判明している。

深刻なエピジェネティックな変化はさておき、あなたも睡眠不足のときにどんな状態になるかはよくご存じだろう。調子が悪いはずだ。だが、眠りを削ってもやらなければならないことがあるのが人生である。

では、最適な睡眠時間が得られないと、胴回りはどうなるのだろうか？　カナダのケベックで行われたある研究は、この疑問に答えるべく、睡眠と体重とのあいだに関連性が見出されるかどうかを調べるために、複数の家族を6年間にわたって追跡した。その結果わかったのは、睡眠時間が足りない人や多すぎる人は、6年先の体重増加を正確に予測することができる、ということだった。

その原因が、睡眠時間が短いために食物を摂る時間が増えたためなのか、それともレプチンやグレリンといった食欲に関するホルモンの働きが変わってしまったためなのかについては、まだ定かではない。だがわかっているのは、子供たちに充分な睡眠時間を与えないと、運動不足やテレビの見すぎなどよりも大きな影響を腹部の脂肪に与えてしまうということだ。睡眠のインパクトはテレビや運動より強力なのだ！

これらから学ぶべきことは明らかだ。DNA再起動プログラムで一所懸命に食べ方、運動、生活習慣を変えようとしているときに、体と遺伝子に、それらが生きつづけ活発に働くためにもっとも必要としているものを与えないとどうなる？　今よりもっと睡眠をとらなければならないことは誰でも知っているし、今や科学的にも確固とした証拠がある。では、いったいどうすればそれが可能になるだろう?

28日間のDNA再起動プログラムを進めるさいに、睡眠の質を高め、全般的なストレスレベルも下げられる方法がいくつかある。その最初のものは、もっとも簡単にできるものだが、あなたは、それに充分な時間を割いていないのではないだろうか。つまり、入浴だ。これは、長かった1日を終えるための、すばらしい自然な方法で、全体的な刺激レベルを適切に下げるという重要な役割を果たしてくれる。照明を暗くしたり、キャンドルをともしたり、湯の温度を確実に温かくしたりすれば、より大きな効果が得られる。幼い子供がいる場合は時間がなくてなかなか難しいかもしれないが、DNA再起動プログラムは、自分のDNAに合った生活に戻るために必要な変化を起こすチャンスであることを忘れないでほしい。あなたの前にこのプログラムを行って成功した人たちの中には、子供たちを寝かせたあとに温かい風呂に入ることを考えただけで気分がよくなったと報告してきた人もいる。入浴は、昼間DNA再起動プログラムでポジティブな食物選択を行った「ごほうび」だと考えた人もいた。

温かい湯で心と体をほぐそうとするあなたには、安眠のために、さらに追加できることがいくつかある。それらを「DNA再起動のヒント【31】」にまとめたので参考にしてほしい。これらのヒントはみな、体と遺伝子に休息時間を与えるために欠かせないことばかりだ。

ここで医師として強調したいのは、あなたをオンラインにつなぎとめている電子デバイスを見る時間の制限を厳格に設定すべきだ、ということだ。あなたは大人だから、何時までと命令するようなことはしたくないが、目安として夜10時以降は閲覧禁止にしたほうがいい。

わたし自身もっとも役に立ったのは、眠りにつくための習慣をつくることだ。「スローミール」のようなものだと考えよう。その準備に手をかければかけるほど効果的だ。たとえば、翌日着る服を用意するとか、毎晩行うスキンケアなど、あなたに適切なことなら何でもいい。目標は、眠る準備をしていることを体が察知できるようになることだ。そして、忘れないでもらいたいのは、ベッドから出て新しい1日を始めるための目覚めのルーティンも同じように重要だということだ。これは、自分がぐっすり寝ていたあいだに一所懸命働いてくれたことを体とDNAに感謝するいい機会にもなる。

DNA再起動のヒント【31】

DNAの健康維持と減量に最適なスローリーピングのヒント。毎日実践しよう

1. 長かった1日の終わりに、温かい風呂に浸かろう。就寝の1時間半前に入浴するのが好ましい。
2. 眠りにつく30分前にする就寝前の習慣をつくろう。
3. 夜は、スマホやタブレットの音量を下げるか電源を切ろう。午後10時以降は一切見ないことをお勧めする。
4. 眠りにつく30分前には、テレビ、メール、インターネットの閲覧を終えよう。

DNA再起動の要点

第5のルール——ゆっくり暮らそう

①「ゆっくり暮らす」テクニックは、DNAのポテンシャルを最大に増やすために人生を調節する最後の秘訣だということを覚えておこう。
②少なくとも毎週1回は「敬意を払って食べる」やり方を実践しよう。
③少なくとも1日1回は「最初の一口／最後の一口」エクササイズを実践しよう。
④少なくとも毎週1回は「スローミール」を摂り、そのさい、毎日の「最初の一口／最後の一口」エクササイズを忘れずに実践しよう。
⑤自分で料理をつくり、食べる量が少なくなるように体を慣らそう。
⑥就寝の30分前、または夜10時以降は、電子デバイスの閲覧を禁止しよう。
⑦眠りにつくための習慣をつくり、毎晩実行しよう。
⑧DNAに休息を与えるために、もっと眠るようにしよう（一晩あたり、少なくとも6時間は寝ること。そして10時間以上は寝ないこと）。

PART 6

DNA再起動

最高の健康と長寿を手にするためのロードマップ

DNA RESTART

おめでとう！　ＤＮＡ再起動のための５つのルールをすべて読み終え、必要な情報を手にしたあなたは、ついに理想的な体重と最適な遺伝子の健康を手にする旅に出る準備を整えたわけだ。本書最後のこのパートは、ステップごとにあなたを目標に近づけるようにデザインされている。ここに記載するロードマップは、５つのパートで説明してきた複雑で科学的な根拠にもとづくすべての情報を簡単にたどれるステップにまとめたもので、これに従えば、すぐにでもＤＮＡ再起動プログラムが実践できるはずだ。

本書では多くの情報をカバーしてきたが、ここでは5つのルールの要点だけを抜き出し、わかりやすいロードマップにした。各ルールの最後にある「ＤＮＡ再起動の要点」に立ち戻って読むことも忘れないでほしい。それらのいくつか（たとえば「ＤＮＡ再起動のためのうま味感知実験」や綿棒を使う「ＤＮＡ再起動のためのアルコール適正摂取量テスト」など）は一度行うだけでいい。このロードマップを使えば、これからの28日間でたどる健康増進ステップの進捗状況が把握しやすくなるだろう。

最高の健康と長寿を手にするためのロードマップ

第1のルール

・「DNA再起動のためのクラッカー自己診断テスト」を行って、自分の炭水化物許容摂取カテゴリーを知る。
・綿棒を使う「DNA再起動のためのアルコール適正摂取量テスト」を行い、1週間のアルコール適正摂取量を知る。
・赤い肉の摂取（1サービングは57〜85グラム）は週2回以下にする。
・男性または閉経後の女性は、血液中の鉄濃度検査を行う。
・食生活からすべての加工肉を排除する。
・自分のDNAに合うようであれば、1週間に1回以上発酵乳製品を摂る。
・ソフトドリンク、野菜ジュース、フルーツジュースの摂取は厳禁。
・人工甘味料の摂取は禁止。

第2のルール

・1週間に6回運動して、体に元々そなわっているDNA治癒メカニズムを活性化させる。
・〝モノイーティング〟を避ける。
・1週間に4サービングのナッツ（1サービングは約28グラム）を食べる。
・毎日1個分のレモン汁か2個分のライム汁を飲む。
・1週間に最大4サービングの豆類（1サービングは約57グラム）を食べる。
・食生活からあらゆる乳化剤を排除する。
・有害なファイトケミカルとマイコトキシン（カビ毒）を避ける。

第3のルール

・「DNA再起動のためのうま味感知実験」を行う。
・減量のために朝食にはうま味豊かなタンパク質を摂る。
・1週間にうま味豊かな魚介類を2～3サービング（1サービングは57～113グラム）摂る。
・満腹感を早く長く得るために、さまざまなうま味食品を組み合わせて、うま味の相乗効果を引き出す。

第4のルール

・ウーロン茶を楽しむ。ポリフェノールを多く含む天然の飲み物はウーロン茶だけ。
・DNA再起動方式で淹《い》れたウーロン茶を1日2～4杯飲む。
・緑茶や紅茶とは異なり、ウーロン茶は胃にやさしい。
・ウーロン茶はDNAを酸化ストレスから守る。
・毎日ウーロン茶を飲めば、食物からの脂肪摂取が阻害されるため自然に痩せられる。

第5のルール

・「最初の一口／最後の一口」のエクササイズを1日1回以上やる。
・「敬意を払う食べ方」を練習する。
・DNA再起動方式に沿って自分で料理をつくり、食べる量が少なくなるように体を慣らし、自然に減量できるようにする。
・DNA再起動方式で「スローミール」を1週間に1回以上摂る。
・就寝時間の30分前と夜10時以降は、電子デバイスの閲覧を禁止する。
・眠りにつくための自分独自の習慣をつくり、毎晩実行する。

＊　＊　＊

次からのセクションでは、DNA再起動プログラムを順調に進めるためのツールを提供する。重要なのは、再起動された体、遺伝子、そして人生がもたらす恩恵を楽しむことだ。

DNA再起動プログラムの献立例として、38章の397ページから409ページに、2週間分の献立サンプルとそれに対応する**炭水化物コスト**（CC）を3つの炭水化物許容摂取カテゴリー（最大限、ふつう、要制限）ごとに記載した。さらに、「自分に合わせたDNA再起動式ミックス＆マッチ献立チェックリスト」（410ページ）も用意したので、自分で献立を立てるさいに参考にしてほしい。

本書に載せたすべてのレシピには、炭水化物の摂取量を週ごとの炭水化物コスト手当額内に収められるように、炭水化物コストポイント値が記載されている。本書のレシピは、減量を進め大事なDNAをいたわりながら、うま味とファイトケミカルに満ちた食事を摂ることができるようにDNA再起動の5つのルールを念頭に置いて考案したものだ。

36

DNA再起動・炭水化物コスト手当額の計算方法

ここで必要なのは、遺伝子自己診断テストの結果を振り返ること。献立プランを立てるのに必要になるからだ。次の章に主な炭水化物食品のコストを示すので、1週間ごとの献立プランを立てるときに参考にしてほしい。この「炭水化物コスト手当額の目安」を使えば、コストの値にしたがって1週間あたりの炭水化物摂取量を制限内に収めることができる。

では、復習になるが、1週間ごとの炭水化物コスト手当額の計算方法をもう一度振り返ろう。

①48ページの「DNA再起動のためのクラッカー自己診断テスト」を行う。
②その結果にもとづき、「炭水化物許容摂取カテゴリー」で自分がどのカテゴリーに入るかを見きわめる。
③炭水化物コスト手当額とは、いわば、自分が必要とする炭水化物を〝買う〟ためにもらう

週ごとの手当のようなものだ。毎週この予算額内に収められるように心がけよう！

④フルーツは厳密に言うと炭水化物を含んでいるが、ＤＮＡ再起動プログラムでは楽しんで食べてかまわない。フルーツにはユニークなファイトケミカルがたくさん含まれているからだ。ただし、1日4サービングは超えないこと。そして、さまざまな種類のフルーツを食べ（モノイーティングにならないように！）、ジュースは排除することを忘れずに。

⑤炭水化物コスト手当額システムのリストは、自己診断の結果にもとづき、あなたのＤＮＡに寄りそった方法で炭水化物が食べられるようにするための目安であり、あらゆる炭水化物を含む食物を網羅したリストではないことに注意してほしい。

炭水化物コスト手当額は、次のとおり。

・炭水化物許容摂取カテゴリーが「最大限」の人――1週間あたり炭水化物13～16ポイント。
・炭水化物許容摂取カテゴリーが「ふつう」の人――1週間あたり炭水化物9～12ポイント。
・炭水化物許容摂取カテゴリーが「要制限」の人――1週間あたり炭水化物5～8ポイント。

37 炭水化物コスト手当額の目安

【パン類】

第1のルールに従い、乳化剤がまったく含まれていないことを確認すること。乳化剤のさまざまな呼称については86ページを参照してほしい。

・食パン（米粉、1枚）――1・5ポイント
・食パン（精白小麦粉、1枚）――1・5ポイント
・食パン（全粒粉、1枚）――0・5ポイント
・トルティーヤ（精白小麦粉、小さめ）――2ポイント
・トルティーヤ（全粒粉、小さめ）――1ポイント
・ピタパン――3ポイント
・ピタパン（全粒粉）――2ポイント
・ベーグル――4ポイント

・ベーグル（全粒粉）——3ポイント
・ラップサンド用のパン（精白小麦粉、小さめ）——2ポイント
・ラップサンド用のパン（全粒粉、小さめ）——1ポイント
・ロールパン（精白小麦粉、小さめ）——3ポイント
・ロールパン（全粒粉、小さめ）——2ポイント

【シリアル用穀物／豆類／パスタ／米】

表示量は調理済みのもの。

・アマランサス（全粒粉、2分の1カップ）——2ポイント
・オートミール（2分の1カップ）——0・25ポイント
・キヌア（2分の1カップ）——1ポイント
・小麦クリーム〔ポリッジなどを含む朝食用ホットシリアル〕（2分の1カップ）——2ポイント
・米（野生米、2分の1カップ）——1・5ポイント
・米（玄米、2分の1カップ）——1ポイント
・米（白米、2分の1カップ）——3ポイント
・パスタ（精白小麦粉、あらゆるタイプのもの、2分の1カップ）——3ポイント
・パスタ（全粒粉、あらゆるタイプのもの、2分の1カップ）——1・5ポイント

・ヒヨコ豆（2分の1カップ）――1ポイント
・豆類（2分の1カップ）――0・5ポイント

【乳製品】
・牛乳（全乳・乳脂肪2％・乳脂肪1％・無脂肪、1カップ）――1ポイント
・ケフィア（プレーン、甘味料無添加、1カップ）――0・25ポイント
・ヨーグルト（プレーン、甘味料無添加、1カップ）――0・5ポイント

【フルーツとハチミツ】
フルーツもハチミツも厳密には炭水化物を含むが、このカテゴリーは炭水化物フリーとする。また、できるだけ植物性栄養素が摂れるようにするためポイントも付けない。ただし、ハチミツは1日小さじ2杯まで、そしてフルーツは食べすぎないようにすること（1日4サービングまで）。そしてジュースは禁止だ！

【野菜】
表示量は調理済みのもの。
・カボチャ（オーブンで焼いたもの、2分の1カップ）――1ポイント

・サツマイモ（オーブンで焼いたもの、２分の１カップ）――０・５ポイント
・ジャガイモ（オーブンで焼くか茹《ゆ》でたもの、１カップ）――０・５ポイント
・タマネギ（２分の１カップ）――０・２５ポイント
・トウモロコシ（２分の１カップ）――１ポイント
・ニンジン（中ぐらいのもの２本）――０・５ポイント

38

DNA再起動式　週ごとの献立例

ご自分の好みやアレルギーなどに応じて、米やキヌアおよび他の全粒穀類は、すべて野菜のサイドディッシュに変更してかまわない。

凡例

赤い肉

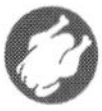
チキン

フィッシュ

CC（carbohydrate cost）：炭水化物コスト

炭水化物許容摂取カテゴリーが「最大限」の人の献立例——第1週

曜日	朝食	昼食	夕食
●日曜日 1日あたり ウーロン茶 2〜4杯摂取	オメガナッツのオートミール（413ページ） CC：0・25	スパイスの効いたレンズ豆スープ（425ページ） CC：0・5	簡単ベイクト・ミソ・フィッシュ（西京焼）（441ページ）と玄米 CC：1・0
●月曜日 1日あたり ウーロン茶 2〜4杯摂取	うま味たっぷりオムレツ（418ページ）	モロッコインゲン、トマト、バジル、モッツァレラチーズのサラダ（436ページ） CC：0・5	セイロンシナモン・ビーフシチュー（444ページ）とゴールデン・サフラン・ライス（428ページ） CC：3・0
●火曜日 1日あたり ウーロン茶 2〜4杯摂取	スパイスの効いたパンプキン・オートミール（416ページ） CC：0・25	おばあちゃんのウーロン卵（431ページ）と地中海風うま味ローストトマト（422ページ）	サフランチキン入り菜園シチュー、アーモンド添え（442ページ）と玄米またはキヌア CC：1・25

●水曜日 1日あたり ウーロン茶 2～4杯摂取	プロテイン強化オートミール（414ページ） CC：0・25	とびきりおいしいDNA再起動式グリーンサラダ（434ページ） CC：0・25	ギリシャ風ラムチョップ（446ページ）と玄米またはキヌア CC：1・0
●木曜日 1日あたり ウーロン茶 2～4杯摂取	おばあちゃんのウーロン卵（431ページ） 地中海風うま味ローストトマト（422ページ）	スパイスの効いたレンズ豆スープ（425ページ） CC：0・5	魚のオーブン焼き、ピスタチオとセージのペーストのせ（439ページ）と玄米 CC：1・0
●金曜日 1日あたり ウーロン茶 2～4杯摂取	オメガナッツのオートミール（413ページ） CC：0・25	地中海風うま味ローストトマト（422ページ）と玄米またはキヌア CC：1・0	サフランチキン入り菜園シチュー、アーモンド添え（442ページ）と玄米またはキヌア CC：1・25
●土曜日 1日あたり ウーロン茶 2～4杯摂取	うま味たっぷりオムレツ（418ページ）と古代レシピにもとづく抗酸化オリーブ・タップナード（423ページ）	野菜のメドレー、クルミ入り（429ページ）とスパイスの効いたローストガーリック・フラワー（427ページ）およびジャガイモ CC：1・0	簡単ベイクト・ミソ・フィッシュ（西京焼）（441ページ）と玄米またはキヌア CC：1・0

＊炭水化物コスト手当額の合計使用額――14・25ポイント

炭水化物許容摂取カテゴリーが「最大限」の人の献立例——第2週

曜日	朝食	昼食	夕食
●日曜日 1日あたり ウーロン茶 2～4杯摂取	プロテイン強化オートミール（414ページ） CC：0・25	とびきりおいしいDNA再起動式グリーンサラダ（434ページ） CC：0・25	ギリシャ風ラムチョップ（446ページ）と玄米またはキヌア CC：1・0 
●月曜日 1日あたり ウーロン茶 2～4杯摂取	オメガナッツのオートミール（413ページ） CC：0・25	地中海風うま味ローストトマト（422ページ）と玄米またはキヌア CC：1・0	簡単ベイクト・ミソ・フィッシュ（西京焼）（441ページ）とジャガイモ CC：0・5 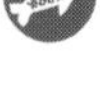
●火曜日 1日あたり ウーロン茶 2～4杯摂取	おばあちゃんのウーロン卵（431ページ）と地中海風うま味ローストトマト（422ページ）	スパイスの効いたレンズ豆スープ（425ページ） CC：0・5	サフランチキン入り菜園シチュー、アーモンド添え（442ページ）と玄米またはキヌア CC：1・25 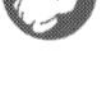

●水曜日 1日あたり ウーロン茶 2～4杯摂取	うま味たっぷりオムレツ（418ページ）	野菜のメドレー、クルミ入り（429ページ）と玄米またはキヌア CC：1・5	セイロンシナモン・ビーフシチュー（444ページ）とゴールデン・サフランライス（428ページ） CC：3・0
●木曜日 1日あたり ウーロン茶 2～4杯摂取	オメガナッツのオートミール（413ページ） CC：0・25	おばあちゃんのウーロン卵（431ページ）と地中海風うま味ローストトマト（422ページ）	魚のオーブン焼き、ピスタチオとセージのペーストのせ（439ページ）と玄米またはキヌア CC：1・0
●金曜日 1日あたり ウーロン茶 2～4杯摂取	スパイスの効いたパンプキン・オートミール（416ページ） CC：0・25	スパイスの効いたレンズ豆スープ（425ページ） CC：0・5	サフランチキン入り菜園シチュー、アーモンド添え（442ページ）と玄米またはキヌア CC：1・25
●土曜日 1日あたり ウーロン茶 2～4杯摂取	うま味たっぷりオムレツ（418ページ）と古代レシピにもとづく抗酸化オリーブ・タップナード（423ページ）	モロッコインゲン、トマト、バジル、モッツァレラチーズのサラダ（436ページ） CC：0・5	簡単ベイクト・ミソ・フィッシュ（西京焼）（441ページ）とジャガイモ CC：0・5

＊炭水化物コスト手当額の合計使用額――13・75ポイント

炭水化物許容摂取カテゴリーが「ふつう」の人の献立例——第1週

曜日	朝食	昼食	夕食
●日曜日 1日あたり ウーロン茶 2〜4杯摂取	オメガナッツのオートミール （413ページ） CC：0・25	とびきりおいしいDNA再起動式グリーンサラダ （434ページ） CC：0・25	ギリシャ風ラムチョップ（446ページ）と玄米またはキヌア CC：1・0
●月曜日 1日あたり ウーロン茶 2〜4杯摂取	うま味たっぷりオムレツ （418ページ）	モロッコインゲン、トマト、バジル、モッツァレラチーズのサラダ（436ページ） CC：0・5	サフランチキン入り菜園シチュー、アーモンド添え（442ページ）とDNA再起動式ローズマリー・マッシュポテト（437ページ） CC：0・75
●火曜日 1日あたり ウーロン茶 2〜4杯摂取	プロテイン強化オートミール（414ページ） CC：0・25	野菜のメドレー、クルミ入り（429ページ）と地中海風うま味ローストトマト（422ページ） CC：0・5	簡単ベイクト・ミソ・フィッシュ（西京焼）（441ページ）とジャガイモ CC：0・5

●水曜日 1日あたり ウーロン茶 2~4杯摂取	おばあちゃんのウーロン卵（431ページ）と古代レシピにもとづく抗酸化オリーブ・タップナード（423ページ）	スパイスの効いたレンズ豆スープ（425ページ） CC：0・5	サフランチキン入り菜園シチュー、アーモンド添え（442ページ）と玄米またはキヌア CC：1・25
●木曜日 1日あたり ウーロン茶 2~4杯摂取	スパイスの効いたパンプキン・オートミール（416ページ） CC：0・25	おばあちゃんのウーロン卵（431ページ）と地中海風うま味ローストトマト（422ページ）	簡単ベイクト・ミソ・フィッシュ（西京焼）（441ページ）と玄米またはキヌア CC：1・0
●金曜日 1日あたり ウーロン茶 2~4杯摂取	ベリー添えうま味ヨーグルト（419ページ） CC：0・25	スパイスの効いたレンズ豆スープ（425ページ） CC：0・5	セイロンシナモン・ビーフシチュー（444ページ）とゴールデン・サフランライス（428ページ） CC：3・0
●土曜日 1日あたり ウーロン茶 2~4杯摂取	うま味たっぷりオムレツ（418ページ）と古代レシピにもとづく抗酸化オリーブ・タップナード（423ページ）	野菜のメドレー、クルミ入り（429ページ）と地中海風うま味ローストトマト（422ページ） CC：0・5	簡単ベイクト・ミソ・フィッシュ（西京焼）（441ページ）とジャガイモ CC：0・5

*炭水化物コスト手当額の合計使用額――11・75ポイント

炭水化物許容摂取カテゴリーが「ふつう」の人の献立例——第２週

曜日	朝食	昼食	夕食
●日曜日 １日あたりウーロン茶２～４杯摂取	ベリー添えうま味ヨーグルト（４１９ページ） CC：０・２５	スパイスの効いたレンズ豆スープ（４２５ページ） CC：０・５	ギリシャ風ラムチョップ（４４６ページ）と玄米またはキヌア CC：１・０
●月曜日 １日あたりウーロン茶２～４杯摂取	オメガナッツのオートミール（４１３ページ） CC：０・２５	野菜のメドレー、クルミ入り（４２９ページ）と玄米またはキヌア CC：１・５	魚のオーブン焼き、ピスタチオとセージのペーストのせ（４３９ページ）とDNA再起動式ローズマリー・マッシュポテト（４３７ページ） CC：０・２５
●火曜日 １日あたりウーロン茶２～４杯摂取	スパイスの効いたパンプキン・オートミール（４１６ページ） CC：０・２５	野菜のメドレー、クルミ入り（４２９ページ）と地中海風うま味ローストトマト（４２２ページ） CC：０・５	サフランチキン入り菜園シチュー、アーモンド添え（４４２ページ）と玄米またはキヌア CC：１・２５

●水曜日 1日あたりウーロン茶2〜4杯摂取	プロテイン強化オートミール（414ページ） CC：0・25	とびきりおいしいDNA再起動式グリーンサラダ（434ページ） CC：0・25	セイロンシナモン・ビーフシチュー（444ページ）と玄米またはキヌア CC：1・25
●木曜日 1日あたりウーロン茶2〜4杯摂取	うま味たっぷりオムレツ（418ページ）と古代レシピにもとづく抗酸化オリーブ・タップナード（423ページ）	モロッコインゲン、トマト、バジル、モッツァレラチーズのサラダ（436ページ） CC：0・5	簡単ベイクト・ミソ・フィッシュ（西京焼）（441ページ）とジャガイモ CC：0・5
●金曜日 1日あたりウーロン茶2〜4杯摂取	スパイスの効いたパンプキン・オートミール（416ページ） CC：0・25	ハーブとスパイスナッツ入りフレッシュ・グリーンサラダ（435ページ）	サフランチキン入り菜園シチュー、アーモンド添え（442ページ）と玄米またはキヌア CC：1・25
●土曜日 1日あたりウーロン茶2〜4杯摂取	おばあちゃんのウーロン卵（431ページ）と地中海風うま味ローストトマト（422ページ）	スパイスの効いたレンズ豆スープ（425ページ） CC：0・5	魚のオーブン焼き、ピスタチオとセージのペーストのせ（439ページ）と玄米 CC：1・0

＊炭水化物コスト手当額の合計使用額——11・50ポイント

炭水化物許容摂取カテゴリーが「要制限」の人の献立例——第1週

曜日	朝食	昼食	夕食
●日曜日 1日あたりウーロン茶2〜4杯摂取	ベリー添えうま味ヨーグルト（419ページ） CC：0・25	スパイスの効いたレンズ豆スープ（425ページ） CC：0・5	ギリシャ風ラムチョップ（446ページ）と玄米またはキヌア CC：1・0
●月曜日 1日あたりウーロン茶2〜4杯摂取	うま味たっぷりオムレツ（418ページ）と古代レシピにもとづく抗酸化オリーブ・タップナード（423ページ）	野菜のメドレー、クルミ入り（429ページ）と地中海風うま味ローストトマト（422ページ） CC：0・5	簡単ベイクト・ミソ・フィッシュ（西京焼）（441ページ）ととびきりおいしいDNA再起動式グリーンサラダ（434ページ） CC：0・25
●火曜日 1日あたりウーロン茶2〜4杯摂取	プロテイン強化オートミール（414ページ） CC：0・25	ハーブとスパイスナッツ入りフレッシュ・グリーンサラダ（435ページ）	サフランチキン入り菜園シチュー、アーモンド添え（442ページ）とDNA再起動式ローズマリー・マッシュポテト（437ページ） CC：0・75

●水曜日 1日あたりウーロン茶2〜4杯摂取	おばあちゃんのウーロン卵（431ページ）と地中海風うま味ローストトマト（422ページ）	スパイスの効いたレンズ豆スープ（425ページ） CC：0・5	魚のオーブン焼き、ピスタチオとセージのペーストのせ（439ページ）と玄米またはキヌア CC：1・0
●木曜日 1日あたりウーロン茶2〜4杯摂取	ベリー添えうま味ヨーグルト（419ページ） CC：0・25	うま味たっぷりオムレツ（418ページ）と地中海風うま味ローストトマト（422ページ）	セイロンシナモン・ビーフシチュー（444ページ）と野菜のメドレー、クルミ入り（429ページ） CC：0・75
●金曜日 1日あたりウーロン茶2〜4杯摂取	プロテイン強化オートミール（414ページ） CC：0・25	モロッコインゲン、トマト、バジル、モッツァレラチーズのサラダ（436ページ） CC：0・5	簡単ベイクト・ミソ・フィッシュ（西京焼）（441ページ）とDNA再起動式ローズマリー・マッシュポテト（437ページ） CC：0・25
●土曜日 1日あたりウーロン茶2〜4杯摂取	ベリー添えうま味ヨーグルト（419ページ） CC：0・25	野菜のメドレー、クルミ入り（429ページ）と地中海風うま味ローストトマト（422ページ） CC：0・5	サフランチキン入り菜園シチュー、アーモンド添え（442ページ） CC：0・25

＊炭水化物コスト手当額の合計使用額――8ポイント

炭水化物許容摂取カテゴリーが「要制限」の人の献立例——第2週

曜日	朝食	昼食	夕食
●日曜日 1日あたり ウーロン茶 2～4杯摂取	うま味たっぷりオムレツ（418ページ）と古代レシピにもとづく抗酸化オリーブ・タップナード（423ページ）	野菜のメドレー、クルミ入り（429ページ）と地中海風うま味ローストトマト（422ページ） CC：0・5	ギリシャ風ラムチョップ（446ページ）と玄米またはキヌア CC：1・0
●月曜日 1日あたり ウーロン茶 2～4杯摂取	プロテイン強化オートミール（414ページ） CC：0・25	スパイスの効いたレンズ豆スープ（425ページ） CC：0・5	簡単ベイクト・ミソ・フィッシュ（西京焼）（441ページ）とジャガイモ CC：0・5
●火曜日 1日あたり ウーロン茶 2～4杯摂取	おばあちゃんのウーロン卵（431ページ）と地中海風うま味ローストトマト（422ページ）	モロッコインゲン、トマト、バジル、モッツァレラチーズのサラダ（436ページ） CC：0・5	サフランチキン入り菜園シチュー、アーモンド添え（442ページ）とDNA再起動式ローズマリー・マッシュポテト（437ページ） CC：0・75

●水曜日 1日あたり ウーロン茶 2〜4杯摂取	プロテイン強化オートミール（４１４ページ） CC：０・２５	ハーブとスパイスナッツ入りフレッシュ・グリーンサラダ（４３５ページ）	セイロンシナモン・ビーフシチュー（４４４ページ）と野菜のメドレー、クルミ入り（４２９ページ） CC：０・７５
●木曜日 1日あたり ウーロン茶 2〜4杯摂取	スパイスの効いたパンプキン・オートミール（４１６ページ） CC：０・２５	野菜のメドレー、クルミ入り（４２９ページ） CC：０・５	サフランチキン入り菜園シチュー、アーモンド添え（４４２ページ） CC：０・２５
●金曜日 1日あたり ウーロン茶 2〜4杯摂取	ベリー添えうま味ヨーグルト（４１９ページ） CC：０・２５	うま味たっぷりオムレツ（４１８ページ）と地中海風うま味ローストトマト（４２２ページ）	簡単ベイクト・ミソ・フィッシュ（西京焼）（４４１ページ）と野菜のメドレー、クルミ入り（４２９ページ） CC：０・５
●土曜日 1日あたり ウーロン茶 2〜4杯摂取	プロテイン強化オートミール（４１４ページ） CC：０・２５	スパイスの効いたレンズ豆スープ（４２５ページ） CC：０・５	魚のオーブン焼き、ピスタチオとセージのペーストのせ（４３９ページ）とハーブとスパイスナッツ入りフレッシュ・グリーンサラダ（４３５ページ）

＊炭水化物コスト手当額の合計使用額——７・５ポイント

自分に合わせたDNA再起動式ミックス&マッチ献立チェックリスト☑

□自分が「炭水化物許容摂取カテゴリー」のどれに当てはまるかを見きわめる(50ページ)。

□毎週の献立を立てるときには、自分に合った炭水化物コスト手当額を念頭に置く(レシピの「1サービングあたりの炭水化物コスト」に照らして計画する)。

□自分の遺伝子に合うようであれば、毎週少なくとも1回、発酵乳製品を摂る。

□早く減量が進むようにするため、うま味の詰まったタンパク質豊かな朝食を摂る。

□毎日2~4杯、できれば食事とともにウーロン茶を飲む。

□コーヒーは1日2杯までに抑える(牛乳を1~2%入れてもいいが、クリームと砂糖は禁止)。

□許可ナッツリスト(222ページ)にあるナッツを、1週間に4サービング(1サービングは約28グラム)まで摂る。DNA再起動プログラムをヴィーガンまたはベジタリアンとして行う場合は、毎週のナッツ摂取を最大8サービングまで増やすことができる。

□夕食後に必ずデザートを食べる。これは、1サービング分のフルーツとナッツまたはダークチョコレート(カカオ含有量72%のダークチョコレート約28グラム分を1週間あたり2回まで)にする。それらを組み合わせてもよい。

□DNA再起動プログラムの期間中にアルコールを飲みたい場合は、遺伝子自己診断テスト（113ページ）の結果にもとづき、自分に合った週あたりのアルコール適正摂取量（116ページ）を守る。必ず食事とともに飲むこと。
□1週間あたりの赤い肉摂取量は2サービング（1サービングは57〜85グラム）までに抑える。
□DNA再起動の摂取許可リストにある魚介類を毎週2〜3サービング（1サービングは57〜113グラム）食べる（211ページ）。
□「うま味の相乗効果」の表（316ページ）に照らし、減量のために、うま味食品を組み合わせて摂る。
□1週間に2回3〜4個のオリーブを食べるか、1週間に1度「古代レシピにもとづく抗酸化オリーブ・タップナード」（423ページ）を食べる。
□1週間に豆類を4サービングまで（1サービングは約57グラム）食べる。
□1週間に食べる卵（できれば放し飼いの鶏の卵）は7〜8個以内に抑える。
□1週間に1度「スローミール」を摂る予定を立て、「最初の一口／最後の一口」のエクササイズを毎日行う。

39

DNA再起動プログラムのレシピとヒント

凡例
（DF）乳製品フリー　（GF）グルテンフリー
（VG）ベジタリアン　（VN）ヴィーガン
（VN＊）ヴィーガン食応用可

＊このマークの付いたレシピの多くはベジタリアン食にもヴィーガン食にも応用可能で、できる限り代替食材が提案されている。

［注］ここに掲載するレシピに沿って調理するさいには、ご自身のアレルギーの状況に照らし、アレルゲンとなる食材は必ず除去するように注意してほしい。

〔アメリカの1カップは日本の1カップ（200cc）より多く、約237cc。小さじは約5cc、大さじは約15cc〕

◆オメガナッツのオートミール

（DF）（GF）（VN）*

◎2サービング分（1サービングあたりの炭水化物コスト――0・25）

【材料】

・インスタントのグルテンフリー押しオート麦（オーツ）……2分の1カップ
・熱湯……1〜1・5カップ
・粉末アマニ（フラックスシード）……大さじ1
・低温殺菌されていないハチミツ*……小さじ2分の1
・バナナ（薄切り）……2分の1本
・セイロンシナモン（粉末）……1つまみ
・生のピスタチオ（皮つきのもの）……小さじ1
・生のクルミ（皮つきのもの）……小さじ1

【作り方】

①小ぶりのボウルに、オート麦と熱湯2分の1カップを入れる。好みのやわらかさになるまで、湯を足して調節する。
②さらに粉末アマニ、ハチミツ、バナナ、シナモンを入れて、よく混ぜる。最後にピスタチオとク

ルミを載せる。

＊このレシピをヴィーガン食にしたい場合は、ハチミツを除こう。

●DNA再起動メモ

第2のルール「エイジングを押し戻そう」で見てきたように、ある種のナッツ（このレシピではピスタチオとクルミ）は、DNAを守る強力な手段になる。

◆プロテイン強化オートミール

（GF）（VN）＊

◎2サービング分（1サービングあたりの炭水化物コスト――0・25）

【材料】

・インスタントのグルテンフリー押しオート麦（オーツ）……2分の1カップ
・熱湯……1〜1・5カップ
・ハチミツ（低温殺菌されていないもの）……小さじ2分の1
・バナナ（薄切り）……2分の1本
・粉末ココア（アルカリ処理されていない、甘味料無添加のもの）……小さじ4分の1
・濃縮ホエー＊〔ホエイ、乳清とも呼ばれる〕（オーガニック、グラスフェッドの牛の乳からつくられた

もの）……………………………………60グラム弱

【作り方】

①小ぶりのボウルに、オート麦と熱湯2分の1カップを入れる。好みのやわらかさになるまで、湯を足して調節する。

②①のボウルにハチミツ、バナナ、粉末ココアを入れてよく混ぜる。さらに濃縮ホエーを加えて混ぜる。もっとやわらかくしたい場合は湯を足す。

＊このレシピをヴィーガン食にしたい場合は、濃縮ホエーを、エンドウ豆などの植物由来のプロテインパウダーに替えよう。

●DNA再起動メモ

第3のルール「うま味を摂ろう」で見てきたように、減量には、1日をタンパク質とうま味に満ちた朝食で始めるのが最良の手段だ。このタンパク質に満ちたオートミールのレシピは、朝食を抜いてはいけないことをおいしく思い出させてくれるだろう。

◆〝失敗なし〟のキヌア

（DF）（GF）（VN）

◎4サービング分（1サービングあたりの炭水化物コスト――1）

【材料】

・水……1・25カップ

・乾燥キヌア（白、赤、または黒色のもの）……1カップ

・シーソルト（海塩）……小さじ4分の1

【作り方】

中ぐらいの片手鍋に水とキヌアと海塩を入れ、ふたをして中火にかける。沸騰《ふっとう》したら弱火にして、ふたをしたまま水分がなくなるまで20分くらい炊く。鍋を火からおろし、ふたをしたまま、10分間蒸らす。ふたを取り、フォークやしゃもじでキヌアをほぐして皿に盛る。

◆スパイスの効いたパンプキン・オートミール

（DF）（GF）（VN）*

◎2サービング分（1サービングあたりの炭水化物コスト――0・25）

【材料】

・インスタントのグルテンフリー押しオート麦（オーツ）……2分の1カップ

・熱湯……1〜1・5カップ

・甘味のついていない有機栽培カボチャのピュレー（缶詰）……4分の1カップ

・低温殺菌されていないハチミツ*……小さじ2分の1
・オールスパイス（粉末）……1つまみ
・セイロンシナモン（粉末）……1つまみ
・クローブ（粉末）……1つまみ
・ジンジャー（粉末）……1つまみ
・ナツメグ（粉末）……1つまみ

【作り方】

①小ぶりのボウルにオート麦と熱湯2分の1カップを入れる。好みのやわらかさになるまで、湯を足して調節する。
②①のボウルにカボチャとハチミツを入れてよく混ぜる。さらにオールスパイス、シナモン、クローブ、ジンジャー、ナツメグを振り入れてよく混ぜる。もっとやわらかくしたい場合は湯を加える。

＊このレシピをヴィーガン食にしたい場合は、ハチミツを除こう。

●DNA再起動メモ

第2のルール「エイジングを押し戻そう」で見てきたように、クローブ、ジンジャー、ナツメグのようなスパイスはみな、すばらしい抗酸化物質の摂取源であることが研究で判明している。1日の始まりからDNAを守ることができるこれ以上の方法はない！

◆うま味たっぷりオムレツ

（DF）（VG）　◎2サービング分

【材料】

- ・乾燥キノコ（干し椎茸かポルチーニ）……大さじ3
- ・熱湯……3分の1カップ
- ・卵……4個
- ・アンチョビペースト……エンドウ豆大
- ・ウスターソース〔いわゆる日本の〝ソース〟ではなく、アンチョビの入っている「リーペリン・ウスターソース」など〕……2滴
- ・水……大さじ1
- ・ココナッツオイルまたはその他のMCTオイル（中鎖脂肪酸油）……小さじ1
- ・パルメザンチーズ……大さじ1
- ・挽き立ての胡椒……適量

【作り方】

①計量カップに刻んだ乾燥キノコを入れ、熱湯を注いで5分間置く。そのあいだに卵をボウルに割り入れ、黄身が白身とよく混ざるまで泡立て器でほぐし混ぜる。

②キノコが入った計量カップにアンチョビペーストとウスターソースを入れ、完全に混ざりあうまで混ぜたあと、卵のボウルに入れて混ぜる。

③中ぐらいのフライパンを中火にかけ、分量の水と油を入れて熱する。卵液をフライパンに入れ、固まりはじめるまで待つ。表面半分にパルメザンチーズをかける。オムレツを半分にたたみ、火を通してから、ひっくり返して反対側にも火を通す。最後に、塩と挽き立ての胡椒を適量振りかける。

●DNA再起動メモ

第3のルール「うま味を摂ろう」で見てきたように、うま味が満腹感をもたらしてくれることは、すでに研究で証明されている。このオムレツに含まれているのは4種類のうま味のもと――キノコ、アンチョビペースト、ウスターソース、パルメザンチーズだ。この組み合わせは、何時間も満腹感を保ってくれるだろう。

◆ベリー添えうま味ヨーグルト

（GF）（VG）

◎2サービング分（1サービングあたりの炭水化物コスト――0・25）

【材料】

・ヨーグルト（プレーン、甘味料無添加、フルファットまたは低脂肪のもの。あるいはギリシャ

ヨーグルト）……………………………………………………………………………………1カップ
・濃縮ホエー（オーガニック、グラスフェッドの牛の乳からつくられたもの）………約60グラム
・MCTオイル（中鎖脂肪酸油）……………………………………………………………小さじ2分の1
・スパイスを効かせたミックスナッツ（432ページ）……………………………………大さじ2
・ベリー（旬のもの）………………………………………………………………………4分の1カップ

【作り方】

小ぶりのボウルにヨーグルトと濃縮ホエーを入れ、なめらかになるまでよく混ぜる。オイルを入れて、なじむまで混ぜる。最後にナッツとベリーを載せる。

●DNA再起動メモ

このレシピのように、MCTオイルをヨーグルトの朝食に加えることは、ベリーやスパイスナッツに含まれる脂溶性の植物性栄養素を体に直接届けるすばらしい手段になる。オイルによって、植物性栄養素が体に吸収される率が高まるからだ。

◆お手軽発芽豆

（DF）（GF）（VN）

◎4サービング分（1サービングあたりの炭水化物コスト――0・25）

【材料】

・豆（挽き割りではない完全な形のもの。ヒヨコ豆やレンズ豆など）……………… 1カップ

【作り方】

①豆をザルに入れ、流水でさっと洗ったあと、ボウルか計量カップに移す。豆がかぶるほどの水を注ぐ。室温のもとで一晩浸けておく。

②朝になったら、豆をザルに戻して流水でさっと洗い、水を切る。トレーか皿に、ペーパータオルを2枚重ねて敷く。豆をこのトレーか皿（豆が2～3個以上重ならない底の広いもの）に移す。

③1日1回、豆をチェックする。触れてみて乾いていたら、湿らせたペーパータオルを5分間かぶせたあと、ペーパータオルを捨てる。豆を濡らしすぎるとカビが生えてくるので注意すること。

室温と豆の種類にもよるが、3～4日すると芽が出てくる。そうなれば収穫OKだ。

●DNA再起動メモ

第2のルール「エイジングを押し戻そう」で見てきたように、豆類はDNAをいたわるすばらしい手段になる。だが、それを効率的にやるには、フィチン酸を減らさなければならない。その最良の方法が豆を発芽させることだ。ただし、フィチン酸は、少量なら摂取してもかまわないことを思い出そう。フィチン酸は、DNAに有害なカドミウムやヒ素といった重金属に結合して、体外に排出してくれる。

◆地中海風うま味ローストトマト

（DF）（GF）（VN）　◎2サービング分

【材料】

・ニンニク……1片
・中ぐらいの大きさのトマト……4個
・エキストラ・バージン・オリーブオイル（2回に分けて使う）……小さじ2
・バルサミコ酢……小さじ1
・生のオレガノ（刻む）……大さじ2

【作り方】

①ニンニクを潰してから、みじん切りにする。そのあと少なくとも5分間置いておく。
②オーブンを120度に予熱する。無漂白のベーキングシートを天板に敷く。
③トマトを半分に切り、ベーキングシートの上に切り口を上にして並べる。その上に小さじ1杯分のオリーブオイルとバルサミコ酢をたらし、刻んだニンニクとオレガノを散らす。
④やわらかくなるまで1時間ほどオーブンで焼く。オーブンから取り出して10分間冷まし、残りの小さじ1杯分のオリーブオイルをたらす。

●DNA再起動メモ

第3のルール「うま味を摂ろう」で見てきたように、種をとらずにローストしたトマトは、うま味の割合を大幅に増やし、満腹感を早くもたらしてくれる。

◆古代レシピにもとづく抗酸化オリーブ・タップナード

（DF）（GF）（VN）* ◎6〜8サービング分

【材料】

・塩漬けのカラマタ・オリーブ〔ギリシャ・カラマタ産の大粒の黒いオリーブ〕（種つき）……1カップ
・ニンニク……2分の1片
・小ぶりのアンチョビ*（またはエンドウ豆大のアンチョビペースト）……2尾
・エキストラ・バージン・オリーブオイル……大さじ1
・生のレモン汁……大さじ1杯半
・クミン……1つまみ

【作り方】

①塩漬けオリーブの塩分をできるだけ抜くために、オリーブを大きなボウルに入れて水に浸す。そのあとオリーブをザルに入れ、流水で30秒間ゆすぐ。そのさい、ザルを少し振って、完全にオリーブの塩分を洗い流す。

②あなたのDNAにこのタップナードの効果をできるだけもたらすには、種つきのオリーブを使うことが必要だ。種抜きの方法は2つある。1つは、サクランボかオリーブの種抜き器を使うというもの。だが、わたしの経験から言うと、このテクニックではオリーブの実が大幅に削られてしまう。もう1つの方法は、まな板の上にタオルを2枚置いて、その間にオリーブを挟み（タオルにはシミがついてしまうが）、重いフライパンの底かハンマーで、タオルの下のオリーブの実を叩き割るというもの。終わったら、かぶせたタオルをとって、実から種を外そう。

③ニンニクを潰し、5分間置いておく。種を抜いたオリーブとアンチョビまたはアンチョビペーストをフードプロセッサーにかけ、なめらかな質感にする。次にオリーブオイルを加えて、再度フードプロセッサーにかける。さらに、レモン汁、クミン、置いておいたニンニクを入れ、よく混ざるまでフードプロセッサーを回す。風味をなじませるために1時間置いてから食卓に出す。

＊このレシピをヴィーガン食にしたい場合は、アンチョビ（またはアンチョビペースト）を除けばいい。

●DNA再起動メモ

第2のルール「エイジングを押し戻そう」で見てきたように、オリーブの実と油は、DNAをいたわってくれるすばらしい食材だ。残念なことに、製造工場の種抜き工程を経ると、オリーブの植物性栄養素が最大80パーセントまで失われてしまう。このレシピで手を使って種を抜くよう勧めているのもそのためだ。この手間をかければ、あなたのDNAは大いに感謝することになるだろう！

◆スパイスの効いたレンズ豆スープ

（DF）（GF）（VN）*

◎4サービング分（1サービングあたりの炭水化物コスト――0・5）

【材料】

・ニンニク……2片
・エキストラ・バージン・オリーブオイル……大さじ1
・タマネギ（みじん切り）……2個
・発芽レンズ豆（420ページ）……1カップ
・アンチョビまたはアンチョビペースト*……小ぶりのもの2尾（ペーストの場合は、エンドウ豆大）
・2倍濃縮トマトペースト（BPA〔ビスフェノールA〕が使われてない容器に入ったもの）……大さじ2
・生のレモン汁（2回に分けて使う）……大さじ3
・クミン（粉末）……小さじ2分の1
・水……4カップ
・シーソルト（海塩）と挽き立ての黒胡椒……適量

・イタリアンパセリ……………………………3〜5枚

【作り方】

①ニンニクをみじん切りにして、わきに置いておく。

②鍋を中火にかけ、水大さじ1杯とオリーブオイルを入れて熱する。タマネギを入れ、焦げないように頻繁にかき混ぜながら、透き通るまで3〜4分間炒める。発芽レンズ豆、アンチョビまたはアンチョビペースト、トマトペースト、レモン汁大さじ1・5杯、クミン、水、置いておいたニンニクを加える。火を強火にして沸騰《ふっとう》させる。そのあと弱火にして、レンズ豆が完全に開くまで40分ほど煮る。

③スープを味見して、レンズ豆が完全にやわらかくなったかどうか確認する。完全に煮えていたら火を止め、残りのレモン汁大さじ1・5杯を入れ、海塩と胡椒を適宜加えて味を調える。イタリアンパセリを載せて供する。

＊このレシピをヴィーガン食にしたい場合は、アンチョビまたはアンチョビペーストを除けばいい。

●DNA再起動メモ

今や、豆類の摂取が心血管疾患と冠動脈心疾患のリスクを引き下げ、コレステロールのレベルまで下げてくれることは科学研究で証明済みだ。より楽に消化できるようにするには、冷めてからハンドミキサーを使ってなめらかにするといい。これは、豆類摂取につきものの厄介なガスの発生も減らしてくれる。

◆スパイスの効いたローストガーリック・フラワー

（DF）（GF）（VN）　◎6サービング分

【材料】

・ニンニク……塊3個
・エキストラ・バージン・オリーブオイル……大さじ1
・クミン*（粉末）……3つまみ
・セイロンシナモン（粉末）……3つまみ
・パプリカ（粉末）……3つまみ
・シーソルト（海塩）と挽き立ての黒胡椒……適量

【作り方】

①大きめのナイフでニンニクの塊の上部を0・5〜2・5センチぐらい切り落とし、5分間置いておく。

②オーブンを175度に予熱する。無漂白のベーキングシートを天板に敷き、ニンニクの塊を、切った面を上にして並べる。各ニンニクの切断面にオリーブオイルをたらす。さらに、クミン、シナモン、パプリカ、海塩、黒胡椒も振りかける。

③押したときにやわらかく感じられるまで15〜20分間オーブンで焼く。オーブンから取り出したあ

と15分ぐらい置き、熱を冷ましてから食べる。

＊スパイスはオプションだが、大いにお勧めだ！

●DNA再起動メモ

第2のルール「エイジングを押し戻そう」で見てきたように、ニンニクに含まれる「アリイン」というファイトケミカルは、「アリイナーゼ」と呼ばれる酵素によって「アリニン」に変換されることが必要だが、この酵素は熱に弱い。そのため、ニンニクの健康効果を最大にするには、潰すか切るかしたあとに必ず5分間待ってから調理するようにしよう。

◆ゴールデン・サフラン・ライス

（DF）（GF）（VN）

◎4サービング分（1サービングあたりの炭水化物コスト――3）

【材料】

・サフラン……1つまみ（めしべ25本ほど）

・熱湯……2カップ

・塩……小さじ2分の1～4分の3

・リーキ〔ポロネギ、ポアロネギとも呼ばれる長ネギに似た西洋ネギ。ねっとりとした食感と上品な風味がある〕

…………………………………………………………………………………………2本
・MCTオイル（中鎖脂肪酸油）……………………………………大さじ1
・ジャスミンライス（タイ米）………………………………………1カップ

【作り方】

①サフランを大きめのボウルに入れ、熱湯をかけて1時間浸す。このボウルに塩を入れる。
②その間にリーキをよく洗い、堅い繊維質の緑色の尖端部を切り落として除く。リーキを半分に切り、流水で泥や砂を完全に洗い流す。層のあいだも、汚れが残っていないかどうかよく調べる。そのあと粗みじんに切る。
③大きな鍋を中火にかけ、油を入れて熱する。リーキを入れて、やわらかく透明になるまで3分ほど炒める。米を入れ、よく混ぜながら、火が通るまで1分間炒める。サフランを浸していた液を入れ、鍋にふたをして火を弱め、水分がなくなるまで20分ほど弱火で炊く。火を止め、20分間蒸らしてから供する。

◆野菜のメドレー、クルミ入り

（DF）（GF）（VN）
◎4サービング分（1サービングあたりの炭水化物コスト――0・5）

【材料】
・ニンニク……3片
・生のオレガノ……大さじ1〜2
・赤ピーマン……2個
・ニンジン……中2本
・赤タマネギ……中1個
・ズッキーニ……中1本
・クルミ（皮つきのもの）……大さじ3
・エキストラ・バージン・オリーブオイル……大さじ1
・シーソルト（海塩）……1つまみ

【作り方】
①オーブンを120度に予熱する。無漂白のベーキングシートを天板に敷く。ニンニクを潰してみじん切りにしたあと、少なくとも5分間置いておく。
②その間に、オレガノをみじん切りにする。赤ピーマンを縦半分に切ったあと、横に2分する。ニンジンの皮をむき、1センチ強の幅で輪切りにする。赤タマネギも1センチ強の幅で輪切りにする。ズッキーニは縦半分に切ったあと、3分の1に切る。
③野菜、クルミ、ニンニクをベーキングシートの上に載せる。具材の上にオリーブオイルをたらし、具材を転がしてからませる。さらにオレガノと海塩を振り、もう一度具材を混ぜて味をから

ませる。

④オーブンの温度を150度に上げ、野菜がやわらかくなるまで1〜2時間ロートストする。オーブンを止めて10分置いてから供する。

●DNA再起動メモ

クルミに含まれている植物性栄養素はDNAの健康に役立つ。炎症を引き起こす遺伝シグナルの転写と翻訳のカスケードを止めて、遺伝子の老化を押しとどめてくれるからだ。

◆おばあちゃんのウーロン卵

(DF)(GF)(VG) ◎3サービング分

【材料】

- 卵……6個
- ウーロン茶……ティーバッグ1〜2個または茶葉約0・25グラム
- シーソルト(海塩)……小さじ2分の1
- たまり……大さじ3
- 八角……2個
- シナモンスティック……1本

・潰した黒胡椒……………………………………小さじ1

【作り方】

①卵を深鍋に入れ、半分浸かるくらいまで水を入れる。ウーロン茶のティーバッグまたは茶葉と海塩を入れる。強火で沸騰させ、8分間茹《ゆ》でる。

②卵をそっとボウルに移し、スプーンの背で叩いて、殻にひびを入れる。たまり、八角、シナモンスティック、黒胡椒を深鍋に入れる。卵を深鍋に戻し、弱火で2時間煮る。その後卵を取り出して、冷めたら殻をむく。

●DNA再起動メモ

卵はコリンのすばらしい摂取源だが、コリンの99パーセントは黄身に含まれている。コリンは脳の神経伝達物質をつくるのに使われ、足りなくなるとがんにかかるリスクが高まる。さらに、コリンは、DNAの鎖が物理的にバラバラにならないようにするうえで重要な役割を果たしている。男性は女性より多くのコリンが必要だ。だから男性諸君、減量のために黄身抜きオムレツを食べるようなことはやめよう！

◆スパイスを効かせたミックスナッツ

（DF）（GF）（VG）　◎4サービング分

【材料】

・ピスタチオ（皮つき）……4分の1カップ
・クルミ（皮つき）……4分の1カップ
・アーモンド（皮つき）……4分の1カップ
・ピーカンナッツ（皮つき）……4分の1カップ
・セイロンシナモン（粉末）……小さじ4分の1
・クミン（粉末）……小さじ4分の1
・ターメリック（粉末）……小さじ4分の1
・ハチミツ……小さじ4

【作り方】

①オーブンを135度に予熱する。無漂白のベーキングシートを天板に敷く。
②中ぐらいのボウルにナッツを入れ、シナモン、クミン、ターメリックを入れて混ぜる。ハチミツをたらし入れ、よくからまるようにナッツを転がす。これをベーキングシートの上に移し、ナッツが重ならないように広げる。ナッツに色がつき香ばしい匂いがしてくるまで20～25分焼く。15分くらい冷ましてから供する。

●DNA再起動メモ

ナッツはフェノール酸のもっとも豊かな摂取源の1つだ。ナッツ以上にフェノール酸を含む食材は、一部のスパイスとフルーツしかない。栗、ピーカンナッツ、ピスタチオ、クルミは、とくに優れたフェノール酸摂取源だ。

◆とびきりおいしいDNA再起動式グリーンサラダ

（DF）（GF）（VN）　◎2サービング分

【材料】

・サラダ菜（洗って水を切り、手で一口サイズにちぎる）……1束
・レインボーキャロット（「カラフルニンジン」とも呼ばれる、紫、白、黄などさまざまな色をした細身のニンジン）（皮をむいたあと、ピーラーでリボン状にそぐ）……3本
・プチトマト（半分に切る）……4分の1リットル
・マカダミアナッツ（生またはローストしたもの。みじん切り）……4分の1カップ
・わけぎ（みじん切り）（オプション）……2本
・生のレモン汁……大さじ3
・エキストラ・バージン・オリーブオイル……大さじ2
・シーソルト（海塩）……適量

【作り方】

大きなボウルに、サラダ菜、ニンジン、トマト、ナッツ、わけぎを入れる。レモン汁とオリーブ

オイルをかけ、海塩を加えて味を調節する。軽く混ぜて野菜に味をなじませ、すぐに食卓に出す。

◆ハーブとスパイスナッツ入りフレッシュ・グリーンサラダ

（DF）（GF）（VN）　◎2サービング分

【材料】

〈ドレッシング〉

・生のレモン汁……大さじ3
・クルミオイル……大さじ1
・ピスタチオオイル……大さじ1
・エキストラ・バージン・オリーブオイル……大さじ2

〈サラダ〉

・チコリ……1カップ
・ロメインレタス……1カップ
・タンポポの葉……1カップ
・ほうれん草……1カップ
・パセリ（茎は除く）……小束1

・ディル（茎を除く）……小束1
・トマト……中1個
・シーソルト（海塩）と挽き立ての黒胡椒……適量
・スパイスを効かせたミックスナッツ（432ページ）……4分の1カップ

【作り方】

①ドレッシングの作り方――中ぐらいのカップか小さなボウルに、レモン汁、クルミオイル、ピスタチオオイル、エキストラ・バージン・オリーブオイルを入れ、よく混ざるまで泡だて器でかき混ぜる。

②サラダの作り方――材料を洗って手でちぎり、サラダボウルに入れる。トマトを8つに切って加える。ドレッシングをサラダにかけ、海塩と胡椒を振って味を調える。軽く具材を混ぜてドレッシングを行きわたらせる。最後にナッツを上に散らす。

◆モロッコインゲン、トマト、バジル、モッツァレラチーズのサラダ

（DF）（VG）

◎4サービング分（1サービングあたりの炭水化物コスト――0・5）

【材料】

・オーガニック・モロッコインゲンの缶詰（洗って水を切る）……1缶
・熟したトマト（大きめのザク切り）……2個
・生のバジル（手で一口大にちぎる）……1束
・生のボッコンチーニ〔一口大のモッツァレラチーズ〕……450グラム
・エキストラ・バージン・オリーブオイル……4分の1カップ
・生のレモン汁……大さじ3
・シーソルト（海塩、粉状）……適量

【作り方】

中ぐらいのボウルに、モロッコインゲン、トマト、バジル、ボッコンチーニを入れる。エキストラ・バージン・オリーブオイルとレモン汁をかけ、海塩を加えて味を調節する。具材を混ぜてドレッシングを行きわたらせ、すぐに供する。

◆DNA再起動式ローズマリー・マッシュポテト

（DF）（GF）（VN）

◎4サービング分（1サービングあたりの炭水化物コスト——0・25）

【材料】

・中身が濃い色のジャガイモ（インカのめざめ、とうや、シャドークイーンなど）……450グラム
・シーソルト（海塩、2回分に分ける）……小さじ2
・MCTオイル（中鎖脂肪酸油）……小さじ1
・エキストラ・バージン・オリーブオイル……小さじ1
・ローズマリー（みじん切り）……大さじ1

【作り方】

①ジャガイモをやさしくこすって洗う。皮はむかない。中ぐらいの塊になるように大きさをそろえて切る。大きな深鍋に入れて水をはり、海塩を小さじ1杯入れる。ふたをして中火で沸騰させ、フォークがすっと通るまで20分ほど茹でる。

②鍋の湯を捨て、茹だったジャガイモを大きなボウルに移す。MCTオイル、オリーブオイル、ローズマリー、残りの小さじ1杯の塩を入れる。ポテトマッシャーを使い、好みの質感になるまでジャガイモを潰す。好みに応じて塩味を調節する。

◆タンパク質用抗酸化マリネ液

（DF）（GF）（VN）　◎約2分の1カップ分

【材料】

・赤ワイン……4分の1カップ
・生のレモン汁……4分の1カップ
・エキストラ・バージン・オリーブオイル……大さじ2
・オレガノ（乾燥）……小さじ2分の1
・タイム（乾燥）……小さじ2分の1
・シーソルト（海塩）……小さじ4分の1

【作り方】

メイソンジャー〔広口密閉式ガラス瓶〕に、赤ワイン、レモン汁、オリーブオイルを入れてふたをし、上下に振ってよく混ぜる。次に、オレガノ、タイム、海塩を加えて、再びよく振る。このマリネ液は冷蔵庫で2〜3日保存できるが、すぐに使うのがベストだ。

●DNA再起動メモ

このマリネ液は、タンパク質を多く含むあらゆる食材の調理に使える。ワインに漬けてから調理すると、ある種のヘテロサイクリックアミンを最大88パーセントまで減らせることが研究で判明している。さらにレモン汁も、調理中に生成される糖化最終産物を減らせることがわかっている。

◆魚のオーブン焼き、ピスタチオとセージのペーストのせ

（DF）（GF）　◎4サービング分

【材料】

・冷凍または生の魚の切身（各110グラムほど。魚の種類については、211ページにあるDNA再起動のヒント【17】を参照）……4枚
・生のレモン汁……大さじ3
・ピスタチオ（殻を除いた生のもの。みじん切り）……2分の1カップ
・生のセージ（みじん切り）……大さじ2
・パルメザンチーズ（少なくとも18か月間熟成させたものをすりおろす）……大さじ2
・レモン（有機栽培されたもの）の皮（すりおろす）……1個分
・ニンニク（潰す）……1片
・エキストラ・バージン・オリーブオイル……大さじ2
・シーソルト（海塩）……小さじ2分の1

【作り方】

①魚の切身を浅い皿に置き、レモン汁を振りかける。少なくとも30分、できれば一晩置く。
②オーブンを200度に予熱する。無漂白のベーキングシートを天板に敷く。魚の汁気を切り、ペーパータオルで水分をとる。魚を天板の上に並べる。
③フードプロセッサーに、ピスタチオ、セージ、チーズ、レモンの皮、ニンニク、オリーブオイル、海塩を入れ、なめらかになるまで混ぜる。このペーストを魚の上に均等に塗る。魚の身がほ

ぐれやすくなるまで10分ぐらい焼く。すぐに食べてもいいし、あとで室温にして食べてもいい。

◆簡単ベイクト・ミソ・フィッシュ（西京焼）

（DF）（GF）　◎2サービング分

【材料】

・玄米酢……大さじ1
・有機白味噌……大さじ1
・たまり……小さじ2
・ハチミツ……小さじ2
・魚の切身（各110グラムほど。魚の種類については、211ページにあるDNA再起動のヒント【17】を参照）……2枚

【作り方】

①小ぶりのボウルに、玄米酢、味噌、たまり、ハチミツを入れ、泡だて器でよく混ぜる。その半分を浅い焼き型に入れる。魚の切身を、皮を下にして焼き型に入れる。残りの液を魚の上にかけて冷蔵庫で一晩寝かせる。
②調理する1時間前に魚を冷蔵庫から取り出して室温に戻す。オーブンを120度に予熱する。無

漂白のベーキングシートを天板に敷き、魚を並べる。魚の身がほぐれるようになるまで25～30分焼く。

●DNA再起動メモ

DNA再起動プログラムで許可されている魚は、酸化ストレスからDNAを守るマンガンや亜鉛といったミネラルの良好な摂取源であるだけでなく、海産物由来のオメガ3脂肪酸に富み、メチル水銀のような汚染物質の含有量が低い。このレシピで使う味噌は、すばらしいうま味パンチをもたらして、より早く、より長く満腹感が得られるようにしてくれる。

◆サフランチキン入り菜園シチュー、アーモンド添え

（DF）（GF）

◎4サービング分（1サービングあたりの炭水化物コスト――0・25）

【材料】

・鶏の胸肉（細切り）……中2枚
・タンパク質用抗酸化マリネ液（438ページ）……2分の1カップ
・サフラン（粉ではないもの）……1つまみ（めしべ25本ほど）
・熱湯……4分の1カップ

・ニンニク……………………………………………………………4片
・エキストラ・バージン・オリーブオイル（2回分に分ける）……大さじ1・5
・タマネギ（みじん切り）……………中1個
・ジャガイモ（一口大に切る）……………中2個
・トマト（ざく切り）……………2個
・赤パプリカ（一口大に切る）……………2個
・ニンジン（一口大に切る）……………2本
・水……………………………………………1カップ
・2倍濃縮トマトペースト……………大さじ1
・シーソルト（海塩）と挽き立ての黒胡椒……………適量
・アーモンド（皮つきのものを粗みじんに切る）……………小さじ4

【作り方】

①鶏肉とマリネ液を浅いボウルに入れ、皿でふたをするかラップをかけるかして冷蔵庫に2時間以上、できれば一晩置いておく。

②サフランのめしべを小さなボウルかカップに入れ、熱湯を注いで30分置く。その間に、ニンニクを潰して粗みじんに切り、5分以上置く。

③シチュー鍋を中火にかけ、水大さじ1杯とオリーブオイル大さじ1杯を入れて熱する。鶏肉をマリネ液から取り出し、鍋が熱いうちに入れて焼き目をつける。次にニンニクとタマネギを加え、

3分間炒める。火をやや弱めて、ジャガイモ、トマト、パプリカ、ニンジン、水、トマトペーストを加え、浸していた湯ごとサフランを入れる。野菜がやわらかくなり、鶏肉に火が通るまで1時間ほど煮る。海塩と黒胡椒で味を調節する。残りのオリーブオイル大さじ2分の1杯をたらし、アーモンドを散らして食卓に出す。

●DNA再起動メモ

サフランには、抗腫瘍作用と抗酸化作用を持つカロテノイド系植物性栄養素のクロシンとクロセチンが含まれている。これらの化合物は、鬱《うつ》、月経前症候群の症状緩和に加え、過度の間食行動を抑えてくれる。

◆セイロンシナモン・ビーフシチュー

（DF）（GF）　◎8サービング分

【材料】

・牛肉（放牧されたオーガニックのシチュー用ビーフ、角切り）……900グラム
・タンパク質用抗酸化マリネ液（438ページ）……2分の1カップ
・水……2カップ
・ニンジン（一口大に切る）……2本

・タマネギ（一口大に切る）……………………………………2個
・ニンニク（潰して5分間置く）………………………………5片
・トマト（ざく切り）……………………………………………中1個
・セイロンシナモン（粉末）……………………………………小さじ1
・シーソルト（海塩）と挽き立ての黒胡椒……………………適量
・パセリ（茎を除いて、みじん切り）……………………小さめの束を1束

【作り方】

①中ぐらいのボウルに牛肉とマリネ液を入れ、一晩冷蔵庫で寝かす。
②マリネ液を捨てる。大きめのシチュー鍋に牛肉と水を入れ、中火で沸騰させる。あくが浮いてくるので、丁寧にすくいとる。ふたをして弱火で1時間コトコト煮る。水分が減ったら、牛肉全体がおおわれるまで水を足して煮る。
③ニンジン、タマネギ、ニンニク、トマト、シナモンを鍋に加える。ふたをして、牛肉がとろけるようにやわらかくなるまで、さらに1時間ほど煮込む。最後に海塩と胡椒を加えて味を調節する。風味をもっともよく引き出すには、シチューを冷蔵庫で一晩寝かせ、食卓に出す前に温め直すといい。パセリを散らして供する。

◆ギリシャ風ラムチョップ

（DF）（GF）　◎4サービング分

【材料】

・生のレモン汁……………………大さじ6
・ニンニク（潰して5分置く）……………………2片
・オレガノ（乾燥）……………………大さじ2
・エキストラ・バージン・オリーブオイル……………………大さじ2
・シーソルト（海塩）……………………小さじ1
・挽き立ての黒胡椒……………………小さじ2分の1
・グラスフェッドまたは放牧されたラムのロイン・チョップ〔あばら骨のついた背肉〕（1人前85グラム。脂肪と結合組織は取り除いておく）……………………4本

【作り方】

①フードプロセッサーにレモン汁、ニンニク、オレガノ、オリーブオイル、海塩と胡椒を入れ、なめらかなマリネ液をつくる。ラムチョップを浅い皿に入れ、マリネ液をかけてラップをかけて、一晩冷蔵庫で寝かせる。

②オーブンを180度に予熱する。無漂白のベーキングシートを天板に敷く。皿からラムチョップ

をとり出し、マリネ液は捨てる。ラムチョップを天板に載せ、1度ひっくり返して、焼き色がつくまで20分ほど焼く。ラムチョップに温度計を突き刺し、63度になれば、ミディアム・レアのラムチョップの完成だ。

謝辞

このプロジェクトを行うにあたっては、数多くの方から多大なご支援とご助力をたまわった。この謝辞に名前を載せられなかった方については、あらかじめお詫びしておきたい。これほど膨大な分野にまたがる本書『ＤＮＡ再起動 人生を変える最高の食事法』を世に出せたのも、世界中にいる膨大な数の方々が、過去20年間にわたってわたしを支援してくださったおかげだ。

まずは、科学研究、リサーチ、そして医療分野においてともに仕事をしてきたすべての同僚たちに感謝を捧げたい。みな長年にわたってわたしの科学的発見と研究を励ましてくれ、遺伝学、栄養学、文化の相互関係を探求するという、わたしの人生のプロジェクトを支えてくれた。すべてのきっかけは *Apis mellifera ligustica*（イタリアミツバチ）だった。いみじくもグレゴール・メンデルが言っていたように、彼らはまさに「わたしのいとしい小さな生き物」である。

ウールームールー〔オーストラリア、シドニー郊外の港町〕は、わたしにとって西太平洋にある単なる避難港ではなく、アジア太平洋地域で長年研究を行うための便利な拠点となり、その地の人々はわたしの第二の家族になった。とりわけジミー、ミニョン、ジュリー、レイチェル、ジャッキー、マイケルが見せてくれたプロ意識、勤勉さと努力に感謝したい。

台湾の「行政院農業委員会茶業改良場」を訪れたさいにお世話になった邱垂豊（Chiu Chui-Feng）博士とそのスタッフにも謝意を表したい。また、「スリランカ紅茶局」のスタッフには、セイロン茶の製造方法とセイロン島で栽培される *Camellia sinensis L.*（チャノキ）の歴史についての貴重なご教示をたまわった。

「国際ポテトセンター」（CIP: Centro Internacional de la Papa）のマリア・エレナ・ラナッタは、スタッフとの度重なる面談をスムーズに手配してくれた。また、ガブリエラ・ブルゴス博士、オスカー・オリッツ博士、ゴードン・プライン博士、ジーヴェリン・ポルライヒ博士、ライナー・フォルマー博士、トマス・ツーム・フェルデ博士はみな、農業と遺伝学との関わりにおける最新研究について詳しく語ってくれ、優れた視点を多々与えてくれた。博士らが研究しているジャガイモ、サツマイモ、オキザリスなどのアンデスの根菜に関するディスカッションは心躍る機会だった。とりわけ、病害に侵されていない栽培品種を原産国である同地に戻すことで固有種のジャガイモを守り増やし、アンデスの生物多様性を保全するだけでなく、すべての人類に食の安全保障をもたらそうと努力している姿には感銘を受けた。世界のすみずみの小規模農家を支援して貧困を緩和しようとする彼らの立派な努力を目にすると、ほんとうに勇気がわいてくる。アレハンドロ・アルグメドは、ペルーのポテトパークと「聖なる谷」を旅するさいに非常に知識豊富な案内人となってくれた。聖なる谷とポテトパークで行われている、遺伝的資源および食、健康、農業に関する伝統的な知識を保全管理するための作業を見るのは、真にわくわくする体験だった。

「ジャガイモの守護者」たちにも、温かいもてなしと気前のよさに感謝したい。アルティプラーノで客人としてもてなされたこと、そしてもちろん、標高の高い場所で育てられたジャガイモを味わえたことは、忘れえぬすばらしい体験だった。アンデス協会（Asociación ANDES）にも、スケジュール調整をはじめ、さまざまな手配を行ってくれたことに感謝している。

次に名を挙げる世界中の才能豊かなすばらしいシェフにも謝辞を捧げたい。

まず、「イレヴン・マディソン・パーク」のダニエル・ハム氏。彼の美食への情熱、およびすばらしい食物を楽しむためにスローダウンする重要性に対する真に積極的な姿勢は、わたしに多くのことを考えさせてくれた。

「マンレーサ」のデイヴィッド・キンチ氏。際立った風味の使い方、および栄養的な観点から健康的な食品を融合するという倫理的義務に関する彼の話は、表現の正確さと雄弁さがとても印象に残った。

「ベヌー」のコリー・リー氏は、アジアの精進料理の伝統に関するすばらしい洞察を分け与えてくれた。

「マラバー」のペドロ・ミゲル・スキアフィーノ氏は、斬新な風味と、より健康的な方法で食べて暮らすことに関する情熱を通して、いつもわたしにヒントを与えてくれる。

「エル・セニョーリオ・デ・サルコ」のフラヴィオ・ソロサーノ氏は、活気溢れるペルーのキヌアの世界に案内してくれたうえ、セヴィーチェの秘密を教えてくれた。

そして、「菊乃井」の村田吉弘氏。懐石料理の伝統におけるその比類ない知識は、氏を別格の存在にしている。菊乃井では、すべてのシェフが貴重な時間を割いて、彼らの創造的な才気溢れる料理を賞味させてくれただけでなく、料亭の厨房内の作業についても話を聞かせてくれた。それらすべての人に、大音量で感謝の言葉を伝えたい。

松久信幸氏には特別な謝意を表したい。わたしも「ノブ・トーキョー」で初めて出会ったときのことを決して忘れないだろう――それはほんとうに楽しい時間だったから！　幼いころの思い出、日本料理に間違いなく存する美味に関する広範な知識、そしてもちろん、ご自身の美食への愛情をわたしに分け与えてくれたことに感謝している。

東京にあるNPO法人「うま味インフォメーションセンター」の二宮くみ子博士にも、科学的複雑さとともにうま味の実質的な世界にわたしをどっぷり浸してくれたことに大いに感謝している――クミコさん、ノブが言ったことは正しかった。あなたはほんとうに「ウマミ・ママ」だ。そして、アナ・サン・ガブリエル博士にも、ダイナミックなうま味認識の遺伝的根拠に関するさらに興味深いディスカッションの時間を割いてくれたことに感謝する。

シェフ転じてチーズ職人になった「モンフォート・デアリー」のルース・クラーセン氏にも、その経歴と、おいしい技をわたしに分け与えてくれたことに感謝したい。職人芸としてのチーズ作りにあれほどの情熱と技術を持つ人物と知り合えたのは、ほんとうに嬉しいことだった。「スピリット・ツリー・エステート・サイダーリー」のトマス・ウィルソン氏は、リンゴ酒の歴史における博識と自らつくっているすばらしいリンゴ酒への喜びと信念について明かしてくれた。

ブルース・エイムズ博士とターノポルスキー博士には、貴重な時間を割いて科学的知識を分け与えてくれたこと、さらには、すばらしい研究プログラムとキャリアについて率直な話を聞かせてくれたことに謝意を表したい。アレグザンダー・コッキノス博士は、アテネで、ゆっくり暮らすことの生理学的および代謝的重要性について、医学的見地からだけではなく、文化的見地からもわくわくする話を聞かせてくれた。

そしてわたしのすばらしい出版社、ロデール・ブックスに謝意を表したい。

まず、もっとも初期の段階から、本書を熱烈に支援してくれたメアリー・アン・ネイプルス氏に。ロデール社での最初のミーティングのときから、彼女がこのプロジェクトをはるかな高みに押し上げてくれることがすぐにわかった。ロデール社の才能溢れるわたしの編集者、ジェニファー・レヴェスク氏にも特別の感謝を。彼女の忍耐強さ、示唆、努力、徹底的な質問は、本書の現在の姿を形作ってくれた――ジェニファー、夢のチームを集めてくれ、本書を美しい形で印刷に回されるように最後の仕上げをしてくれてありがとう。それからジーン・リー氏は、チームが足並みをそろえて、本筋から逸脱しないように助けてくれた。マネジメント、原稿整理、サポートチームにも感謝したい。ホープ・クラーク氏とエイミー・コヴァルスキー氏のカミソリの刃のように鋭い精密さは、原稿をはるかにグレードの高いものにしてくれた。クリスティーナ・ガウグラー氏は、本書にすばらしいイラストを描いてくれた。シンディ・バーナー氏、メリッサ・ミセリ氏、エレーナ・ネスビット氏を含むロデール社のマーケティングおよびパブリシティーチームは、本書の情報が耳をつんざくほど飛び交うように、すばらしい仕事をしてくれた。

3ARTS社のスタッフとタッグを組むのはこれが2度目だが、仕事をするたびに、さらによいものに仕上がっていると思う。本書の制作過程では、いつも笑わせてくれてありがとう。また同社のメリッサ・カーン氏とレイチェル・キム氏には、わたしとリチャードの通信ラインがいつもオープンかつ同期状態にあるように取り計らってくれたことに感謝したい。

献身的で仕事熱心なわたしのスタッフ全員にも感謝を。わたしが本書の取材研究旅行で留守にしているあいだ、より一層の努力を払って、研究と発見の進捗状況を常に把握できるように計らってくれた。わたしの上級アシスタントのクレア・マシュー氏は、過去2年間にわたって、世界の複数のタイムゾーンに散らばる数十の都市を駆けめぐるわたしのスケジュールを管理し、すべての飛行機の手配を完璧にこなしたうえ、旅の途中にいるときもストレスなく常に最新情報が手に入るようにしてくれた。

研究コーディネーターのセアラ・マクダーミット氏は、DNA再起動プログラムの志願者を募り、彼らが28日間のプログラムをこなしているあいだ、およびその後も、経過を把握しつづけてくれた。決して忘れてならないのは、すべてのＤＮＡ再起動プログラム実践者たちだ。これらの人々は、減量の過程で常にフィードバックを寄せてくれ、経験しつつあるさまざまな変化に関する綿密なメモをとって情報を与えつづけてくれた。

最後に、幼いころから家庭料理の価値を教えてくれ、毎週必ずすばらしいスローミールを食べさせてくれた両親に感謝を捧げたい。長年にわたってわたしを支援しつづけてくれた家族全員と友人たちにも感謝を。旅行や研究で時間が限られているとはいえ、一緒に過ごせる時間をいつも楽しみにしている。わたしの兄弟ナンズには、彼の愛と忠誠心とゆるぎない支援への感謝を。そしてシーラ、きみには、すべてについて感謝している。

［著者］

シャロン・モアレム（Sharon Moalem, MD, PhD）

受賞歴のある科学者、内科医、そしてノンフィクション作家で、研究と著作を通じ、医学、遺伝学、歴史、生物学をブレンドするという新しく魅力的な方法によって、人間の身体が機能する仕組みを説いている。ニューヨークのマウント・サイナイ医科大学大学院にて医学を修め、神経遺伝学、進化医学、人間生理学において博士号を取得。その科学的な研究は、「スーパーバグ」すなわち薬が効かない多剤耐性微生物に対する画期的な抗生物質「シデロシリン」の発見につながった。また、バイオテクノロジーやヒトの健康に関する特許を世界中で 25件以上取得していて、バイオテクノロジー企業2社の共同創設者でもある。もともとはアルツハイマー病による祖父の死と遺伝病の関係を疑ったことをきっかけに医学研究の道に進んだ人物で、同病の遺伝的関係の新発見で知られるようになった。食文化にも造詣が深く、食物と遺伝子の関わりにおける科学的知見を一般の人々がすぐに役立てられるように著したのが本書だ。

他の著書に、『ニューヨーク・タイムズ』紙のベストセラーリストに列せられた『迷惑な進化』（共著、NHK出版）、『人はなぜSEXをするのか？』（アスペクト）、『遺伝子は、変えられる。』（ダイヤモンド社）があり、35を超える言語に翻訳されている。また、医学誌『ジャーナル・オブ・アルツハイマーズ・ディジーズ』のアソシエート・エディターも務めた。

手がけている研究は広く一般でも注目されており、『ニューヨーク・タイムズ』紙、『ニュー・サイエンティスト』誌、『タイム』誌などに掲載されたほか、テレビ番組の『ザ・デイリー・ショウ・ウィズ・ジョン・スチュワート』『ザ・トゥデイ・ショウ』などでも取り上げられている。最近では、新型コロナウイルスについて『CNN』や『BBC』などで解説を行っている。

http://sharonmoalem.com/

［訳者］

中里京子（なかざと・きょうこ）

翻訳家。訳書に『遺伝子は、変えられる。』『依存症ビジネス』『勝手に選別される世界』『果糖中毒』（以上、ダイヤモンド社）、『ハチはなぜ大量死したのか』（文藝春秋）、『不死細胞ヒーラ』（講談社）、『食べられないために』『第一印象の科学』（以上、みすず書房）、『おいしさの人類史』『描かれた病』『言論の不自由』（以上、河出書房新社）、『チャップリン自伝』（新潮社）など。

＊本書の参考文献は、以下のURLよりPDFファイルをダウンロードできます。
https://www.diamond.co.jp/go/pb/DNA_RESTART_notes.pdf

DNA再起動 人生を変える最高の食事法

2020年10月6日　第1刷発行
2021年6月30日　第3刷発行

著　者――シャロン・モアレム
訳　者――中里京子
発行所――ダイヤモンド社
〒150-8409　東京都渋谷区神宮前6-12-17
https://www.diamond.co.jp/
電話／03･5778･7233（編集）　03･5778･7240（販売）

編集協力――片桐克博
装丁――松昭教（bookwall）
本文デザイン、DTP――matt's work
校正――鷗来堂
製作進行――ダイヤモンド・グラフィック社
印刷――勇進印刷（本文）・加藤文明社（カバー）
製本――ブックアート
編集担当――廣畑達也

ISBN 978-4-478-10173-5